KB275037

# 천금방

楊上善·孫思邈 共篇

汝雪霞 譯解

단돈 만원으로 만드는 보약과 비방
『**천금방(千金方)**』/ 목차

### 제3장 정력을 증강시키는 술

## 제4장 강정비약(强精秘藥)

# 책을 열면서

  중국에서 처음으로 완비된 최고의 의학전서인 『천금방(千金方)』은 30권으로 짜여져 있는 의가보전(醫家寶典)이다. 수(隋)나라 때에 어의였던 양상선(楊上善)이 지은 『황제내경태소』의 영향을 크게 받은 것으로 생각될만큼, 『천금방』에는 18갑자에 해당하는 수효의 질환, 즉 18×60=1080이라는 공식에 따라 의학개론에서부터 시작하여 여성과 질환·약물요법과 식이요법 등을 상세히 진술하고 침구법(鍼灸法)으로 끝을 맺고 있다.

  산서성 사람 손사막(孫思邈)은 어릴 때부터 독서를 즐겼으며 노장사상에 조예가 깊었다. 그러므로 선도 일파가 주장하는 여타의 금단법이나 연단술에도 능했으며, 그 폐해가 어느 정도였는지를 능히 짐작하고도 남았다.

  그는 육조시대(六朝時代) 때부터 불로장수약으로 알려져 온 오석산(五石散)의 해독을 해설할 만큼 실증적(實證的)인 연구와 집필에 몰두하였다. 그는 양상선이 만든 공학부(控鶴府)에서 쓰여진 『황제내경태소』가 오노(小野妹子)의 손에 의해 왜국(倭國)으로 건너가자 초지 일부만을 거둬들여 깊은 산에 칩거하여 『천금방』을 저술하였다. 이 책의 모본이 된 『황제내경태소』는 왜국에서 『의심방(醫心方)』이라고 개명되어 황실의 보고에 감추어진 체 수백년의 세월이 흐른 뒤에야 일반에 공개되었다.

그러나 일본에서는 이 책에 대해 완전히 해독을 못한 상태였다. 즉 한학에 조예가 깊지를 못하여 '어(魚)'와 '노(魯)'를 분별하지 못하였다는 웃지 못할 기록도 전해지고 있다.

본서에서는 남성에게 일어나는 질환, 특히 '칠손(七損)'이라 불리는 질환에 대한 처방을 단돈 1만원을 투자하여 보약과 비방을 만드는 법을 소개하고자 한다.

밤을 두려워하는 많은 남성들에게 큰 도움이 되기를 바라는 바이다.


2003년 4월 25일

汝雪霞 識

# 천금방

楊上善·孫思邈 共篇

汝雪霞 譯解

제1장
# 천금방과 음양건강술

## 1. 음양건강술의 기본 스텝

우리들은 주변에서 음양이란 말을 귀따갑도록 들어왔다. 그런데도 솔직히 음양에 대해 체계적으로 설명해 내는 것은 만만치가 않다. 다만 어디선가 귀동냥한 기억으로는 '양은 사내이며 음은 여자'라는 지극히 초보적인 단상(斷想)만을 지니고 있을 뿐이다. 그렇다면 음양이란 무엇인가?

음양이 만물을 이루는 본체가 된다는 관념은 전국 시대에 이르러 '음양이 하나의 기(氣)가 된다'는 관념이 형성되었다.

『설문(說文)』에 의하면 음(陰)에 해당하는 '회(會)는 구름이 가려 해[日]를 볼 수 없는 것을 뜻하였고, 양(陽)에 해당하는 이(易)는 구름이 걷혀 해를 볼 수 있는 것을 의미할 따름이었다.

한(漢)나라 평제(平帝) 이후 왕망(王莽)이 정권을 잡은 지 두 해가 지난 후부터 음양·오행 사상이 중국에서 크게 유행한 것은 일관(日官)들이 방위와 시간에 대해 점(占)을 치면서부터였다.

이러한 측면에서 음양 사상은 대략 네 가지 측면에서 다뤄져 왔다. 첫째는 음양과 자연현상, 둘째는 음양과 도(道), 셋째는 음양의 성격, 넷째는 음양과 오행 등이다.

『순자(荀子)』의 「천론편(天論篇)」에는 '별들이 따라 돌고 해와 달이 번갈아 비추며 네 계절이 교체하는 것 등의 모든 것이 음양의 변화'라 했다. 이것은 봄·여름·가을·겨울의 사계절이 서로 순환하며 비가 내리고 천둥이 치며 곡식이 열매를 맺는 것 등을 포괄적으로 설명하고 있는 것이다. 그런가 하면 『관자(管子)』의 「사시편(四時篇)」에는 '음양은 천지의 대리(大理)이며 사시(四時)는 음양의 대경(大經)'이라는 주장을 폈다. 『내경(內經)』의 「음양응상대론편(陰陽應象大論篇)」에서는 '음양이란 천지의 도이며 만물의 근본이고, 변화의 모체이며 생살의 본시(本始)다. 또한 신명의 부(府)이 질병을 고치는 데에도 치료의 기초를 음양에 두어야 한다'고 씌어 있다.

『주역(周易)』의 「계사전(繫辭傳)」에는 '일음 일양을 도라 한다. 그것을 이은 자는 선(善)하고 이룬 자는 성(性)이라 한다'고 표현했다. 여기에서 선이라는 것은 도덕적인 의미이고 성은 도덕적인 의미의 바탕이다. 그러므로 도덕과 음양은 뗄 수 없는 관계를 유지하고 있는 셈이다.

송나라의 주희(朱熹) 역시 『주자문집(朱子文集)』에서 '…천지 변화는 음이 없이 되는 것은 아니다. 물(物)이 형태를 갖추지 못한 것은 양에 속하고, 물이 그 성을 바르게 하는 데엔 양이 없이 되는 것은 아니지만 형기(形器)가 이미 정해지면 음에 속한다'고 하였다. 이를테면 천지 변화와 도덕적인 것은 음양의 도리에 의해 이루어진다는 뜻이다.

송나라 때 역학에 뛰어난 강절(康節) 소선생은 『황극경세서(皇極經世書)』 「관물편」에 '양은 홀로 설 수 없고 반드시 음을 얻은 후 설 수 있다. 그러므로 양은 음을 기(基)로 삼고 음은 스스로 나타날 수 없어 반드시 양을 얻은 후 나타나기 때문에 음은 양으로 창(唱)을 삼는다'고 하였다.

위의 말을 구름에 비유하여 설명하면 이해가 쉽다. 구름은 모여서 뭉치면 비가 되어 땅에 내린다. 그러나 양을 만나면 그 기운은 흩어져 올라간다. 그렇다면 천둥과 번개는 무엇인가? 음이 모여 뭉쳐 있는 상태에서, 그 음 안에 있는 양이 나갈 구멍을 잃고 막혀 있다가 갑자기 음을 뚫고 밖으로 분출하는 현상이다. 이것을 반대로 유추하면 바람이 일어나는 현상이 된다. 밖에 있는 양이 응취·응결된 음을 뚫고 들어가지 못하면 큰바람이 일어나게 된다. 이처럼 자연 현상은 음양의 상호작용에 의해 일어나게 된다.

앞에서 설명한 것처럼 음양은 성격에 따라 여러 형태로 나타난다. 크고 작은 여러 변화, 그것들은 대부분 다음의 다섯 유형으로 드러나기 마련이다. 바로 오행(五行)이다.

중국에서 오행이 최초로 나타나는 문헌은 『서경(書經)』의 「홍범구주(洪範九疇)」이다. 「홍범구주」의 대강(大綱;큰 원리)은 『서전(書傳)』을 비롯하여 『예문지(藝文志)』에도 있지만 아홉 개로 나뉘어진 큰 원리의 첫째를 오행으로 다루고 있다. 즉, 천지 대자연은 수(水)·화(火)·목(木)·금(金)·토(土)의 다섯으로 이루어졌다는 것을 말한다.

중국의 통치 방법은 형이상학이지만 통치가 들에게 인용된 것은 『주역』이다. 공자가 『주역』을 해설할 때 '건곤(乾坤)'을 음양이라 한 것은 바로 홍범의 오행인 것이다.

홍범의 오행을 꼽을 때 어느 것을 앞자리에 놓는가엔 의견이 구구하다. 동방을 목(木)이라 하고, 목은 봄이라 했다. 봄은 만물이 소생하는 계절이므로 '목'을 앞자리에 놓을 수 있다. 그러나 「홍범구주」에서 북쪽을 상징하는 수(水)를 첫머리로 뽑은 것은 군왕의 치도가 백성들에게 고루 은혜를 내릴 수 있다는 입장을 취하여 오행의 첫머리에 놓았다. 물은 항상 낮은 곳으로 스며드는 기질이 있기 때문이다. 그러는가하면 물은 변화 무쌍하여 원(圓)·방(方)·각(角) 등의 어떤 형태로도 조화한다. 물은 풍운 조화를 일으켜 하늘에 오를 수도 있으며, 때에 따라서는 농부들이 메마른 땅을 일굴 때에 기쁨을 주기도 한다. 형태는 없지만 소리만큼은 각양각색인 점도 변화를 내포하고 있다. 그런 점에서 오행의 첫머리에 놓고 순음(純陰)의 상태라 하였다. 오행의 두 번째인 화(火)는 불과 상반되게 위로 타오르는 기질이 있다. 그런 연유로 햇빛을 잘 받는 남쪽을 가리켰다. 고대에서는 달을 물의 본궁(本宮) 해를 열의 본궁이라 하였으며, 화의 직제를 사마(司馬)에 귀속시켰다. 이것은 나라를 위해 의로운 일을 하는 군사들을 불에 비유했기 때문이다.

불은 풍운을 일으키는 근원이 된다. 아무리 고요한 곳에 불을 피웠다 해도 약간 바람이 불어 주면 불길은 거칠게 일어난다. 이렇게 함으로써 흩어졌던 구름이 바람의 이동으로 모이게 되어 비를 내리므로 높은 봉우리에 올라가 불을 피워 기우제(祈雨祭)를 지낸다. 남녀가 혼인하면 '화촉동방'이라 하여 첫날밤을 치르는 예식이 있는데, 이것은 '촛불을 태워 광명을 얻어 온다'는 뜻이다. 남녀가 스스로 몸을 태워 삶의 빛, 세상의 빛이 될 수 있도록 예절과 정성을 다하라는 뜻이 함축되어 있다. 이러한 화(火)는 양(陽)이 자랄 대로 자라 순양(純陽)인 상태가 되는 것을 뜻했다.

세 번째에 해당하는 목(木)은 동방을 가리키며 계절은 봄이다. 나무는 곧게 자라는 것과 굽게 자라는 것을 뜻하며, 인간의 행위 중 인(仁)을 나타낸다. 항상 자비하고 인자한 마음을 가지라는 뜻이다. 그런 점에서 옛조상들은 동방을 소중히 여겨 왔다. 동쪽에 있는 집을 동궁이라 하여 다음 보위에 앉을 태자의 거처로 삼았다.

특히 동방을 군왕의 도에 비유하여 청룡이라 한 것은, 용은 아무리 높은 곳이나 낮은 곳에 있더라도 못 보는 곳이 없기 때문이며 그것을 군왕이 밝은 지혜와 치도로 천하 만민을 살피는 것에 비유했다. 또한 초목 중에는 곧은 나무(충신)와 굽은 나무(간신)가 있다는 격조 높은 비유도 포함되어 있다. 그러므로 목(木)은 순음 가운데서 최초로 태어난 양을 뜻한다.

네 번째에 해당하는 금(金)은 쇠를 뜻하며 절기로는 가을이며 인간 행위는 의(義)다. 쇠는 무한히 강하지만 불과 대장장이의 노련함에 따라 그 기능이 여러 형태로 바뀐다.

인간 행위를 '의'로 잡은 것은 처음에 뜻을 세워 일로 정진하여야만 의로운 일을 할 수 있다는 착상 때문이었다. 또한 절기상 가을에 해당하는 것은 천하의 법도가 문란해질 때 그 기강을 '첫서리가 내릴 무렵'으로 잡았기 때문이다. 거역할 수 없는 왕명을 '추상(秋霜)'이라 한 것은 이에 연유하는 것이다. 이러한 금(金)은 순양 가운데에서 최초로 태어난 음을 뜻한다.

다섯째에 해당하는 토(土)는 동서남북을 가리는데 근본이 되는 중심이다. 흙은 곡식이나 나무를 자라게 할 수 있다. 그것이 곧은 나무든 굽은 나무든 구별을 두지 않고 자애롭게 자랄 수 있는 터전을 마련한다. 인간들은 아침저녁으로 땅을 밟고 다니기 때문에 가장 의지했으며 그것을 인간 행위 가운데 믿음(信)으로 나타냈다. 이러한 토(土)는 음도 아니고 양도 아닌 상태를 나타냈다.

다시 말해, 수는 순음의 상태이고 목은 순음 가운데 최초로 태어난 양이다. 화는 양이 자랄 대로 자라나 순양인 상태를 말하고 금은 순양 가운데 최초로 태어난 음이다. 새로 태어난 음은 점차 자라 순음이 되고 음이 극하여 양을 낳는다. 그 양은 차츰 자라 순양이 되고 양이 극하면 음을 낳고 그 음이 자라 순음이 된다. 이것을 순서대로 나타내면 수→목→화→금→(수)로 되풀이된다.

오행설의 기원은 서기전 4세기초로 알려져 있다. 이것은 오행설의 최초 기록이라 할 수 있는 옥검(玉劍) 손잡이 새김 글에 '오행의 기가 가라앉으면 응축을 발생시킨다'는 기록 때문으로 보인다. 이로 볼 때 전국시대엔 여러 모양의 설명 글이 나타났으며 제(齊)나라의 추연(騶衍)이 체계적으로 결합시켰다는 주장이 있으나 믿음이 가는 것은 아니다.

五行所屬一覽

| 五　行 | 木 | 火 | 土 | 金 | 水 |
|---|---|---|---|---|---|
| 數 | 3 · 8 | 2 · 7 | 5 · 10 | 4 · 9 | 1 · 6 |
| 天干 | 甲乙 | 丙丁 | 戊己 | 庚辛 | 壬癸 |
| 地支 | 寅卯 | 巳午 | 辰戌 | 申酉 | 子亥 |
|  |  |  | 丑未 |  |  |
| 八卦 | 震巽 | 離 | 艮坤 | 乾兌 | 坎 |
| 五方 | 東 | 南 | 中央 | 西 | 北 |
| 節氣 | 春 | 夏 | 四季 | 秋 | 東 |
| 五氣 | 風 | 熱 | 濕 | 燥 | 寒 |
| 五色 | 靑 | 赤 | 黃 | 白 | 黑 |
| 五味 | 酸 | 苦 | 甘 | 辛 | 鹹 |
| 五常 | 仁 | 禮 | 信 | 義 | 智 |
| 氣象 | 仁愛 | 綱猛 | 寬弘 | 殺伐 | 柔和 |
| 五臟 | 肝 | 心 | 脾 | 肺 | 腎 |
| 六腑 | 膽 | 小腸 | 胃 | 大腸 | 膀胱 |
|  | 命門三焦 |  |  |  |  |
| 五官 | 眼 | 舌 | 口 | 鼻 | 耳 |
| 五音 | 角 | 徵 | 宮 | 商 | 羽 |

　어원적으로 '음양'이란 문자는 어둠과 밝음으로 나타낸다. 음(陰)이란 글자는 언덕(丘)과 구름(雲)의 상형으로 조합되어 있으며, 양(陽)은 빛의 원천인 해(日;하늘)가 상징되어 있다.

　음의 성격은 여성적이며 수동성이고, 추위와 어둠 그리고 습기와 부드러움을 나타낸다. 또한 양은 남성적이며 능동적이고 더위와 밝음 · 굳셈을 뜻한다.

　두 마리의 뱀이 있다고 가정해 본다. 모양과 길이가 똑같은 암수한 쌍이다. 이 뱀을 한눈에 암수를 구별하려면 어떻게 해야 할까? 문제를 보는 각도에 따라 다소 어렵게 생각할 지 모르지만 원리를 알면 답변이 싱거워진다.

『내경』에 '음(陰)은 정(靜)하고 양(陽)은 조(躁)한다'고 했다. 다시 말해 암컷은 조용히 있지만 수놈은 바스락거리며 움직인다는 뜻이다. 이런 기준에 의해 '움직이는 쪽이 수놈'이라는 답변을 어렵지 않게 찾아낼 수 있다. 이러한 음양의 논리는 동양 의학의 등줄기를 타고 흐르는 척수(脊髓)와 같다. 천지 사이에 있어서 양(陽)은 맑은 것으로 하늘(天)이며, 음(陰)은 탁한 것으로 땅(地)이다. 그러므로 열을 띈 땅의 기(氣)는 위로 올라가 구름이 되고, 냉기를 띈 하늘의 기는 하강하여 비가 된다. 이처럼 자연계에서는 음양냉열(陰陽冷熱)의 순환을 되풀이하고 있는 것이다.

명의 화타(華佗)가 업군(鄴郡;하남성 임장현)을 여행할 때였다. 그곳 어느 부호 집에 잠시 머물게 되었는데 집안 분위기가 썩 좋지 않았다. 이유는 부부가 혼인한 지 십여 년이 되었는데 슬하에 자식이 없다는 게 그 이유였다. 화타는 부인에게 1백일 동안 이슬을 받아먹으라고 하였다. 그렇게 하여 부인은 아들을 낳았다. 소문은 급기야 업군 일대를 휘돌았다. 아이 낳지 못하는 많은 여인들이 이슬을 받아먹는 소동이 벌어졌다. 그런데도 임신이 되지 않은 어느 부부가 화타를 찾아와 그 연유를 따져물었다.

"나는 백일 동안 이슬을 받아먹었는데도 임신하지 못했습니다. 도대체 그 이유가 무엇인지요?"

화타가 물었다.

"이슬은 새벽 이슬도 있고, 초저녁에도 내립니다. 부인께선 어느 걸 먹었습니까?"

"마음이 급해 둘 다 먹었답니다."

화타는 임신이 되지 않는 것이 당연하다고 했다. 아침 이슬은 햇살을 받으면 사라진다. 임신이 되기 위해서는 음의 기운이 뭉쳐 안으로 응집되어야 하므로 당연히 저녁 이슬을 먹어야 한다는 설명이 있다. 정신을 맑게 하는 자정수(子正水) 역시 마찬가지다.

약수나 샘은 저녁 12시가 되면 끓어오른다. 그것은 낮동안에 태양열이 가해져 땅 속의 열이 태양열에 흡수되어, 태양의 기는 신(神)으로 변하고 땅 속의 정(精)은 자정에 태양의 신과 만나 영(靈)으로 바뀌어 감로수(甘露水)를 만들어 낸다. 단맛은 흙이 가지고 있는 본래의 맛이며 이슬은 물의 순수한 응집체이다.

인간 사회와 마찬가지로 오행은 각기 도와주는 것 · 도움을 받는 것 · 타격을 주는 것 · 타격을 받는 것 등의 관계로 나뉘어진다. 나무와 나무는 서로 비비면 불이 일어나 타게 된다. 불에 나무를 넣으면 더욱 기세 좋게 타오른다. 불은 타고나면 재가 되고 그것은 다시 흙으로 변한다. 흙속에서 금을 캘 수 있으며, 금이 나오는 장소는 반드시 물이 있어야 하고, 당연히 금속의 표면에는 물기가 생긴다. 또한 나무는 물이 없으면 성장할 수 없다. 오행의 요소는 서로 돕게 되는데, 이러한 관계를 상생(相生)이라 하고, 반대로 타격을 받는다든지 타격을 주는 관계가 상극(相剋)이다. 이러한 생각은 음양 사상과 함께 중국 고대인들에 의해 일상생활에까지 적용되어 중요하게 취급되었다. 이것은 동양 점술과 함께 한방의학에 채용되어 아주 절묘한 효능을 나타나게 된 것이다. 다음은 오행의 상생 · 상극관계를 한눈에 볼 수 있게 도표로 나타낸 것이다.

오행의 상생 · 상극관계

| 五 行 數 | 一 六 水 | 二 七 火 | 三 八 木 | 四 九 金 | 五 十 土 |
|---|---|---|---|---|---|
| 相　　生 | 水 生 木 | 水 生 火 | 火 生 土 | 土 生 金 | 金 生 水 |
| 相　　剋 | 水 剋 火 | 火 剋 金 | 金 剋 土 | 木 剋 土 | 土 剋 水 |

위의 기준에 의해 예를 들어보자. 지금처럼 의학이 고도로 발전하지 못한 옛날에는 대부분 민간 요법의 처방은 오행의 상생·상극 작용에 의해 판단하는 게 대부분이었다. 갑자기 맹장염(충양돌기염)이 발생하였을 때엔「복룡간(伏龍肝)」이라는 처방을 내렸다.

본디 소장(小腸)은 위(胃)에서 초보적으로 소화된 음식물을 더욱 소화시켜 영양이 되는 물질과 찌꺼기로 갈라놓고, 영양 물질은 흡수하고 그 나머지는 대장으로 내려보낸다.

대장(大腸)은 소장에서 소화·흡수되고 내려온 음식물의 찌꺼기에서 수분과 일부 물질을 흡수하고 나머지는 대변으로 만들어 밖으로 내보내는 기능을 담당한다. 그렇기에 전도지관이라는 명칭을 사용한다. 맹장염은 바로 이 소장과 대장이 불화할 때에 생기는 것으로, 감정적인 충돌이 생길 때 잘못하면 목숨을 잃는 경우가 생긴다. 일반적으로 충양돌기염의 경우는 경외기혈인 맹장에 1.2치 깊이로 침을 놓고 27~50장의 뜸을 놓아 증세를 잡는다. 그러나 상황이 화급할 경우엔「복룡간」이라는 처방을 쓰게 된다.

육부(六腑)에 속하는 대장과 소장은 오행으로 보아 화(소장)와 금(대장)이다. 오행으로 보아 소장과 대장은「화극금」의 상극 관계임을 알 수 있다. 그렇다면 이 두 관계는 항상 나쁜 것인가? 그것은 아니다. 엄밀히 따진다면 여자와 남자도 음과 양의 상극 관계다. 그런데도 남녀는 훌륭한 치적을 만들어 낸다. 어떻게 하여 이러한 답안 작성이 가능해 지는가. 그것은 불화(不和)하지 않은 데에서 연유를 찾을 수 있다.

맹장염도 마찬가지다. 소장과 대장이 불화 하지 않으면 결코 몸에 이상이 오지 않는다. 그러나 티걱태걱 싸우다 보면 뜻밖에 큰문제로 발전하게 되는 것이다. 부부 싸움이 일어나면 어느 누군가가 말려야 하듯,「화극금」의 상극 관계도 누군가 중간에 끼어 원만하게 중재하지 않으면 안된다. 즉「화극금」의 상극 관계를「화생토」의 상생 관계로 뒤바꾸어 주는 일이다. 이때 사용되는 촉매 역할을 하는 것이 흙이다. 부엌 아궁이의 솥 아래에 해당하는 흙을 걸러 내어 한 사발씩 마시면 증세는 씻은 듯이 사라진다. 이른바 음양의 상생 작용인 「화생토」로 뒤바뀌었기 때문이다.

남녀가 섹스를 하는 도중 이같은 증세가 나타날 때엔 참으로 위험하다. 이런 상황은 남자의 기력이 약하여 허양(虛陽)인 경우에 일어난다. 이른바 양기 부족이다. 허양이 되면 화기에 의해 소장이 충동되고 혈기가 발동하여 물기가 부족해진다. 이렇게 되면 대장이 허약해져 신경질적인 반응을 나타내 충돌이 일어난다. 이렇듯 위험한 상태에서도 오행의 상생·상극 원리를 알게 되면 위험한 고비를 어렵지 않게 넘길 수가 있는 것이다.

## 2. 네 가지 음양건강법

아주 오래전부터 중국인들은 네 가지 음양 건강법에 주목해왔다. 첫째는 음식물(식이요법)에 의한 것이고, 둘째는 체조나 운동을 통한 것, 셋째는 경락(經絡;마찰이나 쑥뜸 등) 요법을 이용한 것이며, 넷째는 한방 요법에 의한 것이다.

현대인들은 경제 발전과 더불어 물질적인 풍요를 누려왔다. 그러다 보니 예전과는 달리 식생활의 잘못된 습관으로 예기치 않은 질병을 가져오기도 하였다. 어른·아이 할 것없이 주식은 쌀만을 사용하여 잡곡이 섞이는 것을 좋아하지 않는 것도 잔병을 불러들이는 원인(遠因)이 되었다. 이런 점이야말로 잘못된 식습관(食習慣)이다. 올바른 식생활을 통해 건강을 유지하는 방법은 결코 간단한 문제가 아닌 것이다. 먼저 「영란비전(靈蘭秘典)」에 의해 오장육부(五臟六腑)의 기능을 궁안의 문무백관으로 비유하여 십이장생사(十二臟生使)라 하였는데 주요 내용은 다음 같다.

심장(心臟)은 군주에 해당하는 기관이므로 인간의 생명을 운영하는 정신 활동의 근본을 담당하는 곳이다.

폐(肺)는 군주를 도와 정치를 하는 보좌역으로 생명 현상인 맥(脈)의 흐름을 규제하는 호흡을 영위하고 있다.

간(肝)은 장군에 필적하는 기관으로 외사(外邪)와의 싸움에 계략과 전략을 맡는다.

담(膽)은 중정관이다. 옳고 그름을 분별하여 옳은 것은 취하고 그른 것은 내쫓는 단안을 내리는 곳이다.

전중(膻中;젖가슴의 중심 부위)은 심포락(心包絡)에 해당하는 곳으로 벼슬로 말하면 시종직에 해당한다. 심장을 대신하여 희로애락의 정신작용을 맡아본다.

비(脾)와 위(胃)는 식량 공급역이다. 오장에 영양을 주는 오미(五味)를 음식물 가운데 소화 · 흡수하는 작용을 가지고 있다.

대장(大腸)은 몸안에 흡수된 음식물을 소화 · 흡수하여 몸밖으로 배설시키는 수송 기능을 가지고 있다.

소장(小腸)은 영양분을 흡수하여 여러 가지로 변화하는 곳이다.

신(腎)은 힘을 세게 하는 기관이다. 간이 꾀하는 계략에 협조하여 방위(防衛)의 중심이 되는 곳이다.

삼초(三焦)는 수리(水利) 유통을 다루는 곳이다. 혈기(血氣)를 만들어 온몸에 고루 통하게 하는 역할을 한다.

방광(膀胱)은 지방 장관에 해당한다. 몸의 아래쪽에 위치하여 필요 없는 체액을 몸밖으로 배출시킨다.

이러한 열두 관직은 모두 필수적인 것으로, 그 어느 것 하나라도 기능이 상실되어서는 안된다. 군주에 해당하는 심장이 명확하게 신기(神氣)를 작용하고 있을 때엔, 다른 관직들도 업무에 충실한다는 사실에 주목해야 한다.

오장(五臟)의 생성(生成)관계

| 오장(五臟) | 영(榮) | 주(主) |
|---|---|---|
| 심장의 합은 맥(脈) | 안색(顔色) | 신(腎) |
| 폐의 합은 피(皮) | 체모(體毛) | 심(心) |
| 간의 합은 근(筋) | 손톱 | 폐(肺) |
| 비의 합은 육(肉) | 입술(脣) | 간(肝) |
| 신의 합은 골(骨) | 머리카락(髮) | 비(脾) |

위의 사실에 기초하면 다음 같은 현상으로 증상(건강)을 체크할 수 있다.

첫째, 지나치게 짠 음식을 많이 먹으면 피가 점조(粘稠;차지고 밀도가 조밀함)되어 맥의 움직임이 지체되고 안색이 빛을 잃는다.

둘째, 쓴 음식을 많이 먹으면 피부가 까칠까칠하여 체모(體毛)가 빠진다.

셋째, 단 음식을 과식하면 뼈가 아프고 모발이 빠진다.

넷째, 매운 음식을 많이 먹으면 근육이 땅기고 손톱이 시든다.

다섯째, 신 음식을 많이 먹으면 살이 위축되고 입술이 말려든다.

이렇듯 음식물을 규제치 못하면 몸을 손상시키는 원인이 된다. 그러므로 심장은 쓴 음식, 폐는 매운 음식, 간장은 신 음식, 비장은 단 음식, 신장은 짠 음식물에 의해 영양 된다.

몸에 이상이 있거나 또는 항상 건강한 몸을 유지하기 위해서는 식이요법(食餌療法)이 필요하다. 이것은 사계절의 변화에 따라 먹는 음식에 구분을 두어 체력을 보강시키는 방법이다.

봄에는 의이인(薏苡仁;율무쌀)을 상식하는 것이 좋다. 흔히 율무쌀이라 부르는 것으로 단맛이 있는 약간 한성(寒性) 식품이다. 비경·폐경 작용을 한다. 비위를 보하고 오줌을 누게 하며 열을 내리고 고름을 빼낸다. 의이인을 오랫동안 복용할 경우 호흡 계통(肺經)과 배설 계통(大腸經)을 비롯하여 오행의 금(金)에 해당하는 기관을 강화시켜 준다. 즉, 머리·늑골·왼쪽 폐·늑막(肋膜) 종기·혈압 작용·뼈 등이 금에 해당하는 생리다.

율무쌀죽은 율무쌀 가루를 30~60그램으로 하고 멥쌀을 60그램으로 하거나, 율무쌀 가루 50그램에 감초를 6그램으로 하여 물을 붓고 탕약처럼 달여 하루 두 번 복용하는 방법도 있다. 아침에는 식사하기 30분전에 복용하고 저녁에는 잠자리에 들기 30전 복용하는 것이 좋다.

여름에는 녹두(綠豆)를 상식하는 것이 좋다. 녹두는 성질상 달고 차다. 심경과 위경에 작용하며 열을 내리고 독을 풀며 오줌을 잘 누게 한다. 이런 증상에는 녹두로 죽을 쑤어 먹는다. 더위를 먹었거나, 갈증이 심할 때, 늙은이의 부종이나 당뇨병 또는 뾰드락지가 났을 때 등이다. 동의학(東醫學)에서는 녹두 50그램에 멥쌀 60그램을 섞어 죽을 쑤어 먹는 것을 권하는데, 중국에서는 선식(仙食)이라 하여 녹두에 붉은 팥(小豆)을 넣어 낙안(落雁)이라 부르는 녹두고(綠豆餻)를 만들어 먹는다.

가을 식품에는 연육(蓮肉)이 좋다. 연육은 맛이 달고 성질은 평하다. 연육은 자양강장제·강정제 등의 작용이 있고 위장염과 정력 감퇴 증세·신경쇠약 증세에 효과가 있다. 연육의 속껍질을 벗기고 말려 가루로 낸 다음 15~20그램에 멥쌀(또는 찹쌀) 80그램으로 죽을 쑤어 복용한다.

겨울에는 낙화생(落花生;땅콩)을 음용하는 것이 좋다. 콩과에 속하는 땅콩(*Arachis hypogaea*)의 여문 씨로, 맛은 달고 성질은 평하여 비경이나 폐경에 작용한다. 또한 낙화생피(落花生皮;땅콩 속껍질 말린 것)는 수술 후의 출혈이나 혈우병 등의 질환에 사용한다.

현대인들은 편리한 기기들을 사용하기 때문에 아무래도 운동 반경이 좁아질 수밖에 없다. 편리해진 기구들은 사람으로 하여금 더욱 운동 시간을 빼앗아 버린다. 그러므로 예전에 비해 성인병이 많아지는 등 체질 변화에 대한 문제가 따른다.

확실히 최근에는 테니스·수영·요가·에어로빅 등의 취미 활동을 통해 미용 효과를 노리는 스포츠 건강법이 유행이다. 그러나 주의할 것은 어느 운동이든 그것이 자신의 체력에 부담이 가서는 안된다는 점이다. 그래서 중국인들은 오래 전부터 도인술(導引術)이라는 운동을 효과적으로 사용해 왔다.

이 운동은 중국 수천 년의 역사를 통하여 많은 사람의 경험과 지혜를 결집시킨 체조였다. 도인술은 일종의 의료 체조라 할 수 있다. 호흡법과 체조 운동을 결합시킨 의료 체조인 셈이다. 장삼봉이 창안한「태극권(太極拳)」이 여기에 해당된다.

의료 백서(醫療帛書)와 의료 체조를 도해(圖解)한 도인술(導引術)은 1973년 중국의 장사시(長沙市) 교외에서 2400년전 마상퇴(馬上堆)의 3호 한묘(漢墓)에서 발굴되었다. 이로서 중국인들이 도인술을 이용하여 얼마나 장수에 힘썼는지를 알 수 있게 되었다.

이러한 도인술은 노자 시대(老子時代) 이전부터 있었던 것인데 선도의 여러 문파에 따라 운동하는 방법에 약간의 차이를 보여 온 것은 사실이다. 한가지 흥미로운 사실은 이러한 도인술은 대부분 제자들에게 구술해 주었기 때문에 문자적으로는 몇 줄밖에 되지 않는다는 점이다. 이를테면 술(術)이라는 뜻은 '행(行)하면서 구(求)한다는 의미기 때문에 자신이 직접 제자들에게 시범을 보임으로써 특별한 기술을 전해 준 것이다. 중국에서 가장 유명한 명의 화타는,

"인간도 동물의 움직임을 본따 움직이고 호흡을 함으로써 수명을 연장할 수 있음을 염두에 두지 않으면 안된다."고 주장하며 오금희(五禽戱)를 적극 권장했다. 즉, 호랑이·사슴·곰·원숭이·학 등의 다섯 동물의 자세에서 움직임을 본따 건강을 증진시킨 것이다.

첫째, 호랑이가 움직이는 자세는 체력을 증진시키는데 절대적으

로 기여하며

둘째, 사슴의 포즈는 근골(筋骨)을 신장시키는 효과가 크다.

셋째, 곰이 움직이는 자세는 내장 기관을 증진시키며

넷째, 원숭이 움직임을 본뜨는 것은 민첩성을 기르기에 안성맞춤이다.

다섯째, 학의 포즈는 호흡 기능 강화에 절대적으로 기여하며 피의 순행에 큰 도움을 준다.

중국인들의 아침 시간은 항상 이 「오금희」를 통해 장소에 구애받지 않고 건강을 증진시킨다. 특히 태극권의 오금희는 실제적인 건강 운동법(건강체조)라 할 수 있다.


경락이란 우리의 몸 안에서 기혈(氣血)이 순환하는 통로를 말한다. 경맥(經脈)은 곧게 가는 줄기이며, 낙맥(絡脈)은 경맥에서 갈라져나와 우리의 몸을 그물처럼 얽은 가지를 뜻한다. 이를테면 '경'은 종(縱)의 흐름이며 '낙'은 횡(橫)의 흐름을 의미한다.

경락에는 십이경맥(十二經脈), 기경팔맥(奇經八脈), 십오낙맥(十五絡脈), 십일경별(十一經別), 십이맥근(十二脈筋) 등 무수하게 많은 낙맥(絡脈)과 손락(孫絡)이 있다.

경락 요법에 대해서는 항목을 별도로 만들어 부분별로 해설할 터이지만, 그 치료 요령만은 잠시 짚어 보고자 한다. 「내경」의 「논요경락론(論要經絡論)」엔 자연과의 관계를 다음과 같이 기술되어 있다. 이것은 진찰과 치료의 요령인 셈이다.

첫째, 정월과 2월에는 하늘의 양기(陽氣)가 퍼지기 시작하고 땅의 양기가 움트는 시기다. 사람에게 있어서는 양기가 간(肝)에 있다.

둘째, 3월과 4월에는 하늘의 양기가 충분히 퍼지고, 땅의 양기도 갖추어지는 시기다. 그러므로 사람의 양기는 비(脾)에 있다.

셋째, 5월과 6월에는 하늘의 양기가 왕성하고 땅의 양기도 가장 높다. 당연히 사람의 양기는 머리(頭)로 올라간다.

넷째, 7월과 8월에는 하늘의 음기(陰氣)가 생겨 점차 숙살(肅殺)의 기가 싹트기 시작한다. 사람에겐 양기가 폐(肺)에 있다.

다섯째, 9월과 10월에는 음기가 강해져 물이 언다. 땅의 양기가 점차 가라앉는 시기이므로 사람에겐 양기가 심장(心臟)에 있다.

여섯째, 11월과 12월은 음기가 강렬하므로 얼음이 두꺼워진다. 땅은 양기가 완전히 잠복하는 시기이므로 사람의 양기는 가장 아래쪽인 신(腎)에 있다.

이에 근거하여 병기(病氣)에 따라 경락의 조정 작용을 필요로 한다. 방법으로는 침(鍼)을 비롯하여 뜸(灸) · 지압(指壓) · 마사지 등의 요법이 필요하다. 증상에 따라 일정한 경락을 마찰하거나 경락 스스로의 기능을 유도하여 기혈을 조정하고 경락의 흐름을 원만히 함으로써 병기(病氣)를 잡아내 완전히 건강을 회복하는 것이다.

중국인들은 아주 오래 전엔 스스로의 병을 치료하기 위해 초근목피를 사용해 왔다. 점차 시간이 지나면서 체험을 통해 독자적인 처방과 치료법을 만들어 냈다. 특히 일상 식사에 한방약을 재료로 사용하여 복용하는 습관을 가지고 있다.

예를 들면 건강을 증진시키기 위해 사신탕(四神湯)으로 스스로 건강을 지키는 방법이다. 즉, 돼지의 소장(小腸)에 산약(山藥) · 율무 · 연자(蓮子) · 복령(茯苓)을 넣어 삶아 요리를 만들어 먹는다. 물론 먹을 때의 한방 약재는 계절이나 연령, 남녀노소에 따라 어느 정도 조건이 달라진다.

# 제2장
# 칠손(七損)의 비방

의학의 보전(寶典)으로 알려진 『황제내경(黃帝內經)』에는 성생활에서 오는 여러 가지 언발란스적인 상태의 증상에 대해 다루고 있음을 볼 수 있다. 그로 인하여 성의 쇠약·조루·불능·위축·과로한 상태에서의 무리한 교합으로 인하여 고통을 받고 있는 남성들의 고민을 해결하는 것이 「칠손(七損)」에 대한 해결책이다.

첫째가 절기(絶氣)다. 이것은 정기(精氣)가 고갈됐다는 의미다. 성의학적인 입장에서 보면 이 증세는 기분이 내키지 않은 상태에서 무리하게(억지로) 교합을 강행하여 생기는 질환이다. 이로인하여 성행위 시에 흥분이 되면 머리가 어찔하거나 현깃증으로 인하여 눈앞이 어찔해 지는 것을 의미한다.

손사막(孫思邈)은 『천금방(千金方)』을 집필할 때에 선도(仙道)에서 주장하는 바를 많이 침작하였다. 왜냐하면 중국의 의철학(醫哲學)이나 한방의 의철학을 한 뿌리로 생각하기 때문이다.

즉, 선도에서 인체의 세 가지 보물은 정기신(精氣神)인데 이 세 가지는 한마디로 우주의 정기에서 오는 것이라고 보는 관점이다. 신기(神氣)라는 것은 음정(陰精)에서 나오고, 그 신기가 유정화

(有精化)한 것이 의념(意念)이며, 의념은 원기를 돕고 그 원기가 유감화한 것이 양기(陽氣)이며, 그것이 유형화된 정액이 바로 정액이 된다. 이것은 간단하게 풀이하면 다음과 같은 공식이 성립한다. 지나치게 정액을 방출시키면 영능(靈能)이 손상되므로 당연히 머리는 맑지 못하고 정신이 흐릿하게 되어 매사에 의욕을 잃게 된다. 이른바 기부족증(氣不足症)이다. 이것이 절기(絶氣)다.

둘째는 일정(溢精)이다. 이것은 성급하게 욕망에 타올라 마음이 급해져 서로가 조화를 이루지 못한 상태에서 우격다짐식 행위를 감행하는 경우다. 그러므로 자신의 의지와는 상관없이 도중에 정액이 흘러나와 버리는 것을 의미한다.

이러한 일정의 상태는 이것 뿐이 아니다. 술에 만취하였거나 음식을 먹은 지 30분이 안된 상태에서 진입을 서두르면 당연히 숨이 차고 호흡이 흐트러진다. 이렇게 되면 폐를 손상시키게 되어 기침이나 상기(上氣)·소갈(목이 바짝 타고 소변이 잘 나오지 않거나 또는 당뇨병) 증에 빠져 감정이 예민해져 화를 잘 내는 등의 변덕스러운 히스테리증세를 일으키게 된다.

이밖에도 일정은 조루증·몽설 등을 의미한다. 여성과 관계를 갖지 않아도 생각만으로 절로 정액이 흘러나오는 것으로 손사막은 이런 사람을 한마디로 '심폐비위지 부족자(心肺脾胃之 不足者)'로 나타낸다.

셋째는 탈맥(奪脈)이다. 이것은 남성 자신이 발기되어 딱딱해지기 전에 무리하게 진입하여 도중에 억지로 정액이 흘러나오는 것을 의미한다. 그러므로 당연히 정기는 고갈되어 간다. 또한 음식을 많이 먹은 상태에서 억지로 행위를 감행했을 때에는 비장(脾臟)을 해치게 되어 점점 성행위에 자신을 잃고 나중에는 성교불능증에 빠지게 된다. 사내의 음경이 완전히 딱딱해지지 않은 상태란 이르나 '골기(骨氣)가 완전한 상태'가 아니라는 점이다. 이러한 상태에서 무리하게 진입을 서두르게 되면 인체의 바란스가 깨지므로 나중에는 음위증(陰萎症;조루)을 유발시키게 된다.

넷째는 기설(氣泄)이다. 이것은 피로하여 땀을 많이 흘리고 그것이 마르기 전에 관계를 가진 것을 의미한다. 이렇게 되면 복부는 열기가 차서 뜨거워지고 입술은 까슬까슬해 진다.『의학전서(醫學全書)』에 의하면, '먹고 마시고 또는 힘겨운 노동을 하고 난 후에 몸을 나른하게 하는 행동을 하면 비장을 해친다(飮食勞倦則傷脾)'라고 하였다. 이렇게 해서 얻은 병을 한방에서는 '노권상(勞倦傷)'이라 한다. 즉, 이른바 기설이다. 참고로 한방에서는 땀에 대해서 다음과 같이 구분하고 있다.

1) 음식을 많이 먹고 흘리는 땀은 위장에서 나온다.

2) 깜짝 놀라 탈정(奪精)하여 흘리는 땀은 심장에서 나온다.

3) 무거운 짐을 들고 멀리 갔던 탓으로 인하여 나오는 땀은 신장에서 나온다.

4) 달리거나 공포에 휩싸여 흘리는 땀은 간장에서 나온다.

5) 몸을 지나치게 흔들며(섹스) 흘리는 땀은 비장에서 나온다.

이것을 종합적으로 분석하면 지나치게 섹스를 하게 되면 위장의 종기(宗氣)가 밖으로 빠져나가므로 나중에는 위장의 기능이 끊어지게 되어 목숨이 위태로워진다.

다섯째는 기관궐상(機關厥傷)을 가리킨다. 이 증세는 소변을 보고 난 후에 정기가 미처 가득 차기 전에 무리하게 성행위를 하면 간(肝)이 손상당한다. 또한 적당하게 분위기가 무르익지 않은 상태에서 관계를 하거나, 난폭하게 진입하면 결과적으로 몸에 종양 등의 질환을 일으키게 된다. 이것은 점차 혈맥(血脈)이 마르게 되어 나중에는 발기불능의 상태에 빠진다.

여섯째는 백하(百閉)다. 이것은 황음한 여인으로 인하여 스스로 자제를 하지 못하고 무리하게 관계를 끌어나가 나중에는 정기와 용력이 탈진되어 버리는 것을 의미한다.

정기가 고갈되면 당연히 허양(虛陽) 증세가 발동되어 나중에는 더욱더 색(色)을 바치게 된다. 그러므로 여인과의 하룻밤을 보내고 나면 하늘이 노랗고 어찔어찔해 진다.

일곱째는 혈갈(血竭)이다. 몹시 힘겨운 일을 하였거나 먼 거리를 달리기를 하여 땀을 흠씬 흘린 직후에 관계를 가지면 비록 사정(射精)을 하였어도 또 하고 싶은 욕망에 사로잡힌다. 이러한 증상이 깊어지면 결국은 정기가 끊어지는 등의 어려움에 빠지게 된다. 피부는 거칠어지고 요도에 통증이 오며 음낭은 냉습해지며 정액이 피오줌으로 바뀐다.

『황제내경』에 의하면, ‘간(肝)은 눈의 주인이며 눈물 구멍은 간의 구멍이며 오장육부의 정(精)과 심이경맥(十二經脈)은 모두 위로는 눈에 모여있다’고 하였다. 따라서 눈은 내장이 장애를 일으키면 한눈에 살필 수 있는 ‘창(窓)’과 같음을 알 수 있다. 이런 이유로 한의사들은 환자의 눈을 보면 어느 정도 건강상태를 예측할 수 있는 것이다. 여기에서 섹스에 관해 지적해보면,

1) 눈알의 흰자위 부분에 분홍빛이 어려 있는 여성이라면 섹스에 지나치게 열정적이다.

2) 눈꼬리 부분에 많은 주름살이 있으면 이것은 성(性)에 대한 적신호이다. 그 이유는 눈꼬리가 심장과 대응되기 때문으로, 이러한 심장을 조종하는 주인이 신장이기 때문이다.

3) 눈꺼풀이 실룩거리는 여성도 섹스에 위험대상이다. 눈꺼풀은 비장과 대응되기 때문에 그것이 마음의 불안으로 이어져 분비장애를 일으키기 때문이다. 이러한 일곱 가지 증상을 다스리기

위해서는 무엇보다 내장을 강화시켜야 한다. 본 장은 그에 대한
처방이다.


## 제1절 고정(固精)


중국 여인들은 공맹의 학리에 따라 무조건 순종하는 것을 미덕
으로 가르친다. 특히 첩실들은 어떤 체벌이나 불이익이 따라도
항변하지 못한다. 그만큼 소실(첩)에 대한 지위는 조금도 보장받
을 수 없었다. 그런 점에서 여염집 여인들은 제 스스로 몸 가꾸기
에 열심을 보였고 그로 인해 정실 부인으로서 손색없이 자리를
지켜 나간다. 그러나 사내들은 다른 생각이다. 『여논어(女論語)』
를 읽고 근엄한 표정을 짓는 것도 좋지만, 『천금방』을 읽고 규방
의 비희가 뛰어나면 금상첨화가 아니겠는가 싶은 관점이다. 그렇
게 볼 때 어떤 기준에서 여인을 구했을까.


### 1. 장삼봉의 『삼봉단결(三峯丹訣)』


장삼봉은 자신이 창안한 태극권(太極拳)이라는 무예를 여인의
몸에 접목시켜 『단결』을 만들고, 그 안에 「선택 정기(選擇鼎器)」
라는 항목을 안배했다. 바로 이런 여인이 사내에게 이로움을 준
다는 구분이었다. 여기에 뜻밖의 단어가 등장한다. '정기'라는 말
이다. 정(鼎)은 연금술을 만드는 솥이고, 기는 그릇이다. 다시 말
해 여인의 몸은 사내에게 이로움을 주는 그릇이라는 시각이다.
진(晉)의 후주 숙보(叔寶)는 보위에 오른 초창기와는 달리 정
사는 도자에게 맡기고 자신은 영춘각(迎春閣)에 살며 황음한 놀

이를 일삼았다. 하루는 1천 7백여명의 궁녀 가운데 단 세 사람을 뽑아 결기각(結綺閣)과 망선각(望仙閣)에 머무르게 하였는데, 당시 사용된 미인 선발 기준이『삼봉단결』이었고 심사 위원은 호색한인 도자(道子)였다. 미인 선발 기준을 살펴보면 다음 같았다.

첫째, 홍상미판(鴻瀁未判) 한 명.

둘째, 수경이촌(首經已忖) 한 명.

셋째, 미경산육(未經産育) 한 명.

1천 7백대 1의 관문을 뚫고 홍상미판에 당선된 미인은 장씨였다. 그녀는 곧 귀비로 책봉되어 결기각에 거처를 마련하였다. 그렇다면 홍상미판이란 어떤 기준인가? 홍이란 기러기를 뜻한다. 『설문(說文)』에 의하면 기러기는 '수양조, 안지대자(隨陽鳥雁之大者)'라 적고 있다. 이른바 양(陽)을 따르는 새란 의미다. 또한 상(瀁)은 질펀하거나 물이 흐른다는 뜻이다. 미판이란 아직 그럴 단계가 아니라는 것이니, 전체적인 의미는 '바로 월경이 시작되기 전의 처녀'가 이에 해당된다. 도자는 그런 미인으로 장귀비를 선택했다.

다음으로 수경(首經)은 '비로소 길이 열렸다'는 의미다. 여기에서 수는 '머리'를 나타내는 것이 아니고 '정해진 곳에 이르다' 또는 '비롯하다'는 의미를 품고 있다. 또한 이촌(已忖)은 '헤아릴 수 있는 곳' '정해진 곳'이므로 「수경이촌」은 비로소 월경이 시작되었음을 말한다. 다만, 월경이 시작되었지만 그 기간이 결코 짧지 않다는 것이다. 이러 기준에 의해 공(鞏)여인이 뽑혀 귀비가 되었다. 공귀비는 망선각의 동쪽 누각에 살게 되었다.

마지막으로 미경산육(未經産育)이다. 길이 뚫렸지만 완벽한 것은 아니고, 설령 사내를 접했다 해도 출산 경험이 없어야 한다. 이 기준에 의해 공(孔)여인이 뽑혀 귀비로 책봉되었고 망선각 서쪽 누각에 살게 되었다. 진후주는 날마다 세 여인과 함께 은근하고 끈끈한 놀이에 빠져들었다고 사서는 전한다. 이른바 「옥수후정화(玉樹後庭花)」였다.

요희(妖姫)의 얼굴
꽃과 같아
이슬을 머금고
옥수(玉樹)의 유광(流光)이
후정(後庭)을 비추네

그럴듯한 시구 같지만 사실은 그렇지 않다. 이 곡은 사내가 여인의 뒤쪽에서 급습하는 방사의 노래다. 후대의 사가들은 공통적으로 지적한다. 후주의 이런 놀이는 고상하기보다는 음탕한 면에서 걸주를 능가하였다는 것이다.

## 비방. 교맥유탕(蕎麥乳湯)
### ─ 자양강장(滋養强壯)에 특효 ─

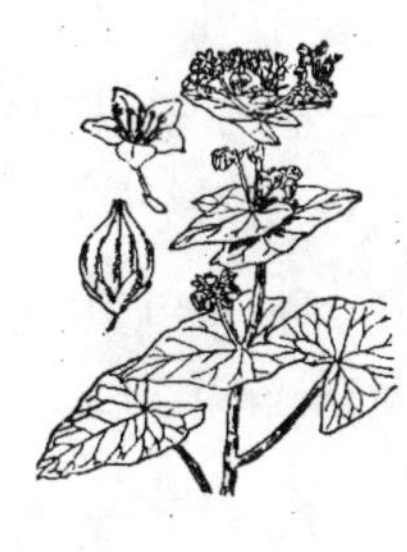

메밀은 교맥(蕎麥)으로 불린다.『천금방』에는 메밀의 효능을 이렇게 설명한다.
<메밀은 시(酸)고 미한(微寒)하다. 먹으면 소화 시키기가 어렵고 오래 먹으면 풍을 동하며. 사람으로 하여금 머리를 어지럽게 한다. 가루를 만들어 돼지·양고기와 익혀먹으면 8~9번에 열풍병을 앓고 수염과 눈썹이 빠진다. 메밀은 황어(黃魚;조기)와 함께 먹는 것은 좋지 않다>

옛날부터 메밀은 통변을 잘시키는 것으로 알려져 있다. 고혈압 환자에게 메밀이 좋다고 하는 것은 바로 통리성(通利性)이 있기 때문이다. 고방(古方)에서는 오줌이 뿌옇고 걸쭉한 백탁(白濁)이라는 질환에 경험방으로 처방한다. 즉, 메밀을 심히 볶아 분말로 만든다. 그것을 달걀 흰자위에 개어 오동나무 열매 만큼의 크기로 환을 만들어 매회 50알씩 소금탕으로 복용한다. 하루에 세 번 복용한다. 자양강장에 좋은 「교맥유탕(蕎麥乳湯)」은 먼저 메밀묵 2근, 닭고기 한 마리(중닭), 달걀 3개, 고명·된장 약간이다. 먼저 된장물에 닭고기를 푹 삶는다. 그 다음엔 메밀묵을 넣고 몇분 끓이다가 달걀을 깨뜨려 넣는다. 적당히 고명을 넣어 고기와 국물을 먹는다.

## 비방. 맥부모려식(麥麩牡蠣食)
### ― 허한(虛汗)과 도한(盜汗)을 다스림 ―

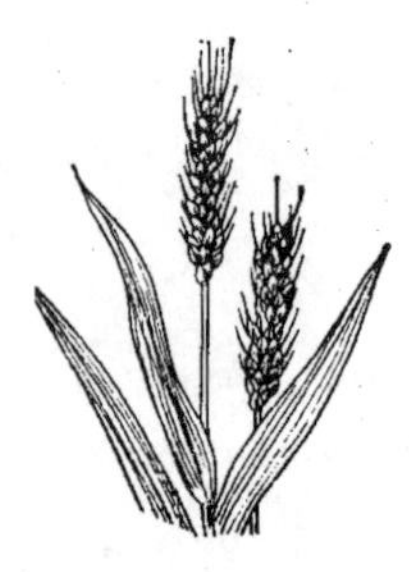

침밀은 기미가 달고 미한(微寒;약간 참)하며 독이 거의 없으며, 소음(小陰)과 태양(太陽)의 경에 들어간다.

『본초강목』에는 '묵은 참밀을 달여 마시면 허한을 잡을 수 있다'고 하였으며, 불에 볶아 분말하여 기름에 개어 모든 종기나 탕화상(湯火傷)에 바른다. 밀기울(麥麩)을 초에 쪄서 수족의 마비, 한습(寒濕)으로 인한 각기병에 찜질을 하면 땀이 나오고 좋아진다. 이것을 분말 하여 먹으면 허한을 잡는다.

또한 쭉정이는 기를 늘리고 열을 제거하며 자한(自寒)·도한(盜寒)·허열(虛熱) 등을 그치게 한다. 그런가하면 밀가루는 종기와 상한 곳에 붙이면 통증을 그치게 한다.

　『호씨방(胡氏方)』의 처방에 「맥부모려식(麥麩牡蠣食)」이 있다. 효능은 허한(虛汗)과 도한(盜汗)·산후 허약이나 신경쇠약 등을 다스린다. 재료는 밀기울 3홉과 굴 조개(牡蠣) 3개, 돼지고기 즙을 약간 준비한다. 먼저 밀기울과 굴 조개를 말린다. 다음으로는 가루로 만들어 한군데 섞는다. 돼지 고기 삶은 즙으로 개어 섞는다. 매회 복용할 때마다 2돈씩을 식후에 먹는다. 하루에 두 번 복용한다.


## 비방. 의이인반(薏苡仁飯)
### — 신경통과 폐병·고혈압을 다스림 —

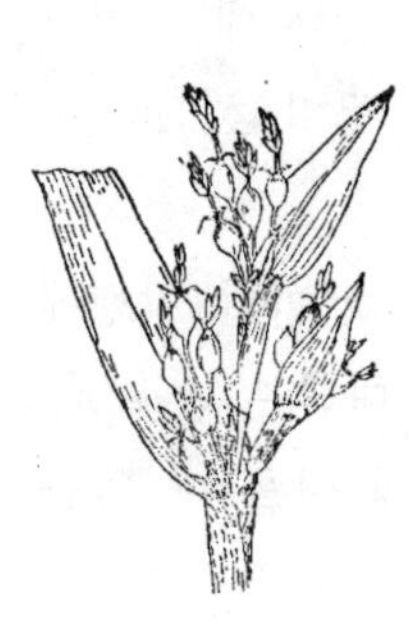

율무의 원산은 인도다. 중국에 들어온 것은 후한의 광무제가 남방을 침공할 때 들여온 것으로 알려져 있다. 교지(交趾)라는 지역에까지 원정을 간 70세의 노장 마원(馬援)이 더운 지방에서 역병에 걸리지 않고 공을 세운 것은 모두 그 지방 특산물인 '율무쌀'이라고 밝혔다. 그러므로 마원이 개선할 때 그 종자를 거마에 가득 싣고 들여온 것을 시초로 잡고 있다.

　『소송(蘇頌)』에 의하면, 율무쌀은 심폐(心肺)의 약으로서 많이 쓴다고 했다.

　그러므로 「제생방(濟生方)」에는 폐가 손상되어 피를 토할 때에는 돼지 허파를 익힌 후 썰어서 부추와 율무쌀을 분말하여 한데 버물어 공복에 먹으면 효과가 있다고 소개한다.

　『경험방(經驗方)』에는 「의이인반(薏苡仁飯)」이 있다. 폐병과 신경통·수종(水腫)에 효험이 있다. 재료는 율무쌀 1되, 대추(大棗) 30개이다.

먼저 율무쌀을 깨끗이 씻어 대추와 함께 밥을 짓는다. 밥을 지을 때엔 쌀보다는 물을 배 이상으로 붓고, 끓이는 시간도 배 이상이 걸린다.

율무쌀을 하룻밤 물에 담갔다가 짓는 것이 좋다. 이것을 밥 대신에 먹는다.

## 2. 『황제내경』의 입상(入相) 여인

입상(入相)이라 할 때의 '상'은 『역경(易經)』에 나오는 보상천지지의(補相天地之宜)의 뜻과 일맥상통한다. 하늘이 땅을 돕듯 '돕는다'는 의미다. 또한 입(入)은 넣는다는 뜻이다. 사내가 넣을 때에 도움을 주는 여인. 이렇게 말한다면 본래의 뜻이 호도될 수도 있지만, 쉽게 풀면 그런 대로 아귀가 맞다.

한나라 때의 허광한은 나라에 죄를 얻어 목이 달아날 지경에 처하였다. 그는 급히 황제에게 자신의 목을 치는 대신 부형(腐刑)에 처해 달라는 청을 넣었다. 부형이란, 사내에게 씻을 수 없는 오명을 남기는 것으로 일종의 거세였다.

그가 스스로 심벌을 자르자 황제는 액정승(掖庭丞)이라 부르는 황궁의 부총관에 임명하였다. 그에게는 열 다섯 살 난 딸이 하나 있었는데 이름이 허평군(許平君)이었다. 허리가 가늘고 자색이 고운 이 아가씨는 궁중 시위장인 구양씨의 아들과 혼인키로 내약(內約)되어 있었다. 혼인을 앞둔 전날 허평군은 이상한 꿈을 꾸었다. 태고 시절 선산에 살았다는 서왕모라는 여선인이 나타나 그녀에게 세 개의 목밀(木蜜)을 주고 사라져 버린 것이다. 꿈에서 깨어난 그녀에게 유모가 나쁜 소식을 가져왔다. 구양씨의 아들이 급사했다는 내용이었다.

다음날 허광한은 직속 상관인 장하의 초청을 받았는데 뜻밖에 그곳에서 유순이라는 공자의 청혼을 받게 되었다. 거절할 명분이 없어 혼약을 승낙했지만 내심 좋은 기분은 아니었다. 유순은 흔한 말로 꽁지 빠진 황족이었다. 어쨌거나 두 사람은 기원전 75년에 혼인했고, 이듬해에 아들 유석(劉奭)을 낳았다.

이 당시 궁안엔 묘한 기류가 형성되고 있었다. 기원전 74년에 보위에 오른 유불릉이 21살의 나이로 요절했으나 황제에게 혈육이 없었다. 장창과 곽광이라는 재상은 유하(劉賀)를 보위에 올렸으나 유하가 한달 만에 장안에서 쫓겨나자 유순이 다음 보위를 잇게 되었다. 그러나 복잡한 문제가 있었다. 그것은 허평군의 부친이 부형에 처해진 죄 때문에 황후 책봉이 어려워진 것이다. 때마침 허평군은 두 번째 임신 중이었다. 곽현은 자신의 딸을 황후로 삼기 위해 순우연으로 하여금 허평군을 살해케 하였다.

허평군이 독살된 것은 기원전 71년이다. 어의가 허평군이 독살되었다고 보고할 때, 때마침 순우연이 자신의 집에서 불평을 터뜨리는 일이 발생했다. 명을 받아 큰일을 도모했는데, 그 대가가 너무 작다는 것이었다. 소식은 황궁으로 날아들었다. 황제는 즉시 그녀를 잡아들여 관련자를 색출해 일문(一門)의 9족을 참수해 버렸다. 허평군에 대한 기록은 많지 않다. 그러나 그녀가 어느 누구보다도 빼어난 미모였으며, 훌륭한 몸을 지니고 있었다는 점은 여러 서책들이 친절한 설명을 아끼지 않는다.

입상 여인(入相女人) 허평군. 그녀가 유순에게 시집간 것은 16세였고, 순우연에게 독살 당한 것은 19세 때였다. 황제 유순과는 고작 3년간의 부부 생활을 한 셈이다. '3'이라는 숫자. 그녀의 꿈

에 나타난 서왕모가 준 세 개의 목밀은 어떤 의미를 그녀에게 남
겼을까?


## 비방. 대마인양지식(大麻仁羊脂食)
### ― 허로(虛勞)와 신경통에 이롭다 ―

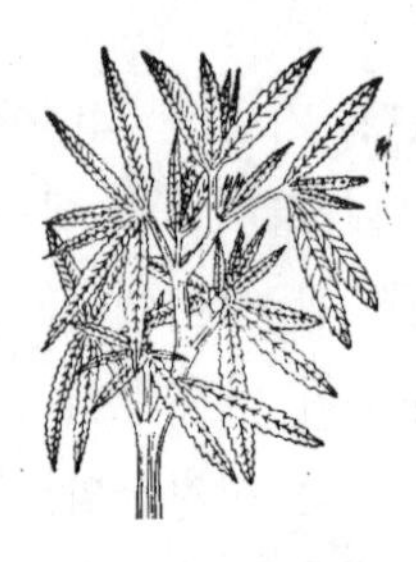

본초학에서 대마(大麻)는 곡류편에 수록되어
있다. 옛날에는 마인(麻仁)은 기름을 짜서 식
용하는 것 외에 곡식으로 애용했던 기록이
있으며, 대마식은 불로장생의 식(食)으로 많
이 음용되어 왔다. 즉, 삼의 어린 잎은 데쳐
서 식물로 애용되었으며 씨는 볶아요리의 향
료로 쓰이며 짠 기름은 식용이 된다고 하였
다. 손사막은 『천금방』에서 삼씨를 분말하여 물에 개어 붙이면
단독(丹毒)을 물리칠 수 있다고 하였다. 그런가하면 『본초강목』
에는 이렇게 기술하고 있다.

　<삼꽃은 건망증을 다스린다. 삼씨는 여인의 경맥을 이롭게 하
고, 대장의 하리(下痢)를 고르게 한다. 모든 창(瘡)에 바르면 벌레
가 죽는다>

　이러한 삼이 주재료로 사용되는 비방에 「대마인양지식」이 있
다. 재료는 삼씨 1되, 양기름(白羊脂) 7냥, 밀렵 5냥, 산꿀 1홉 등
이다. 여기에 사용되는 밀(蜜)은 벌똥을 말하는 것으로 꿀찌꺼기
를 끓인 것을 가리킨다.

　위의 재료를 함께 고루 버무려 시루에 찐다. 이것을 하루에 두
서너 차례 이틀간에 복용한다. 「대마인양지식」은 오래 먹으면 늙
지 않고 기력이 왕성해진다. 허약체질이나 신경통을 앓는 사람에

게 이롭다.

## 비방. 신령환(神靈丸)
### ― 정력을 강화시키고 뼈를 강하게 함 ―

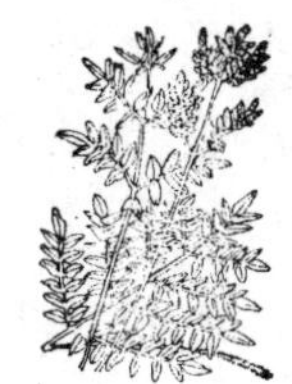 고비(狗脊)에는 두 종류가 있다. 하나는 뿌리가 흑색이고 개등뼈(狗脊骨)와 같고, 다른 하나는 금황모(金黃毛)가 있는데 역시 개 모양과 같다. 두 가지다 약재로 사용된다. 큰 잎은 고사리와 흡사하다. 옛날부터 고비와 고사리는 남자가 먹으면 음경(陰莖)이 무력해 진다는 말이 있으나 사실 여부는 밝혀지지 않고 있다. 다만『천금방』에는 '고비를 많이 먹으면 남자의 양기가 쇠약해 진다'고 쓰여 있다.

『약성본초(藥性本草)』에 의하면 고비는 독풍(毒風)과 다리의 연약한 것과 신기(腎氣)가 허약한 것을 다스리며 근골을 이어주므로 남자에게 보익하다고 하였다.

우리의 옛선조들은 이러한 고비를 민간요법으로 애용해왔다. 즉, 목과 등이 무겁고 허리와 무릎이 저리고 아프며 다리가 무력하고 오줌이 잦을 때 달여 마셨다. 고방에는「신령환」이 전한다. 고비를 비롯하여 원지·육종용·복신·당귀신(當歸身)을 등분하여 분말로 만들어, 먼저 끓여놓은 꿀로 오동나무 열매만큼 크기의 환을 만들어 한번에 50알씩을 복용한다. 이러한「신령환」은 남자의 정(精)을 맑게 하여 정력을 강화시킨다. 한편으로는 뼈를 강하게 하는 데 효과가 크다.

## 비방. 구활환(救活丸)

### — 신허(腎虛)로 인한 소갈증을 다스림 —

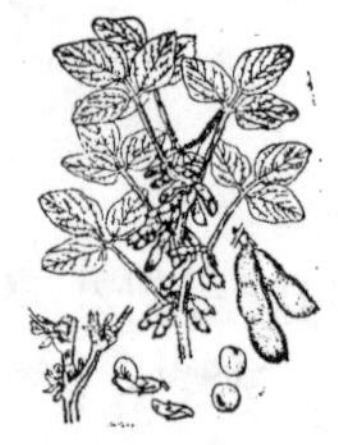

콩(大豆)은 곳곳에 심기 때문에 흔히 구할 수 있는 식품이다. 콩에는 양질의 단백질이 있으므로 옛서적에는 '밭에서 나는 고기'라는 뜻으로 전육(田肉)이라 불린다. 그래서 예로부터 콩을 이용한 음식이 개발되어 왔다. 두유(豆乳)를 비롯하여 콩나물이나 냉콩국 등이 그것이다.

콩 가운데 흑두(黑豆)에는 불가사의한 약효가 있다고 하였다. 겨울에 기침이 심할 때에는 흑두를 물에 삶아 그 즙에다 흑설탕을 곁들여 큰 병에 넣어두고 차를 대신하여 수시로 마시면 기침이 그친다.

이러한 콩은 신장병(腎臟病)에도 큰 효험이 있다. 『양로서(養老書)』에 이런 기록이 있다. 이수우(李守愚)라는 이는 매일 새벽이면 흑두를 27알씩 물로 먹었다. 그래서인지 그는 늙어서도 결코 쇠하지 않았다는 것이다.

콩을 이용한 처방 가운데 「구활환」이 있다. 흑두를 볶아 가루로 낸 다음 천화분(天花粉;하눌타리 뿌리의 가루)과 등분한다. 꿀로 오동나무 열매 크기의 환을 만들어 한번 복용할 때 70알씩을 흑두탕(黑豆湯)으로 복용한다. 1일 2회 복용하는 데, 신허로 인한 소갈(消渴)을 다스린다.


### 3. 악녀(惡女)를 골라내고

『천금방』에는 이런 얘기가 있다. 선도나 음양도에서 말하는 악녀는 무기를 들고 살인을 저지르지 않는다. 천성적으로 타고난 몸안 구조가 남자에게 해로움을 끼치는 여인이라는 뜻이다. 장삼봉은 『상봉단결』에서 그런 여인을 오병(五病)이라 하였다.

첫째, 치골이 이상하게 발달되어 있는 여인.

둘째, 몸에서 냄새가 나는 여인.

셋째, 월경이 없는 여인.

넷째, 피부가 거칠고 남자 목소리가 나는 여인.

다섯째, 자주 경련을 일으키는 여인.

그러나 위의 다섯 가지는 겉으로 보아서 판단이 서질 않는다. 그렇기 때문에 외견상으로는 다음같이 구분한다.

첫째, 몸에서 냄새가 난다.

둘째, 여성적인 목소리가 아니다.

셋째, 살결이 거칠다.

넷째, 색깔이 검다.

다섯째, 머리칼에 윤기가 없다.

그런데 『현미심인』이라는 책에는 약간 다른 시각으로 조명하고 있다.

첫째, 항상 음도 내부가 벌레처럼 꿈틀거리는 여인.

둘째, 음도 안이 돌덩이처럼 딱딱한 여인.

셋째, 음문(陰貝)이 이상하게 발달되어 있는 여인.

넷째, 겨드랑이 등에서 지나치게 냄새가 나는 여인.

다섯째, 월경 시기가 일정치 않은 여인.

이런 류의 여인을 『대청경(大淸經)』에서는 반음양 등과 함께 사내가 가까이 해서는 안되는 타입이라고 구분 짓는다.


비방. 생강밀삼탕(生薑蜜蔘湯)
　— 피로회복과 허약을 다스림 —

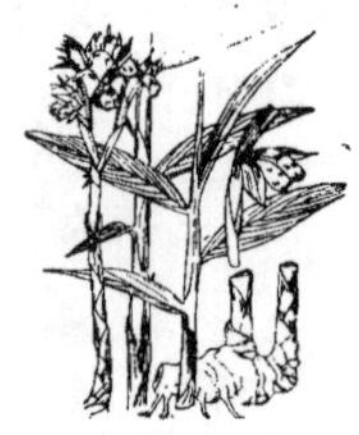

생강(生薑)의 약용은 폐를 돕고 위를 고르게 한다. 상한을 비롯하여 두통·상풍(傷風)·비색(鼻塞)·해역(咳逆)·구토 등을 다스린다. 종기가 난 사람은 먹지 않는 것이 좋다.

고방에 이르기를 생강은 네 가지 쓰임새가 있다고 하였다. 반하(半夏)·후박(厚朴)의 독을 억제하는 것이 그 하나요, 풍한(風寒)을 발산시키는 것이 그 둘이며, 대추와 함께 쓰면 비위의 원기를 늘리고 속을 덥게 하며 습을 없애고, 작약과 함께 쓰면 경맥을 온하게 하고 한을 흩어버린다고 하였다. 『집험방(集驗方)』에는 생강차로 이질을 다스리는 방법이 소개되어 있다. 생강을 잘게 썰어 좋은 차(好茶) 1냥을 넣고 달여 아무 때나 마시면 된다는 것이다.

그런가하면 『약용도해(藥用圖解)』에는 이런 방법도 소개하고 있다. 백발을 검게 하는 방법으로 생강 껍질을 참기름에 끓여 고약처럼 되면 그것을 손가락 끝에 묻혀 여러 번 심하게 문지르라고 하였다. 병후 회복에 효험이 있는 「생강밀삼탕」은 생강즙 반 되에 꿀 10냥, 인삼 4냥을 준비한다.

먼저 생강을 물로 씻어 즙을 낸다. 그 다음엔 인삼을 가루로 만든다. 꿀과 인삼을 생강즙에 넣고 연한 불로 공복에 달여 1일 3회 공복에 먹는다.


## 비방. 제수초(藘水草)
### ― 비위(脾胃)를 고르게 함 ―


배추는 어디서든 쉽게 구할 수 있는 식물이다. 우리 생활에서는 한시라도 떼어놓고 생각할 수 없는 것이 배추라고 할 수 있다.

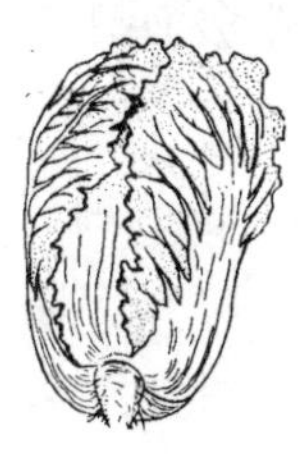

『맹선』에 '배추는 풍랭을 발한다'고 하였다. 그러므로 내장이 허한 사람은 먹는 것이 불가하다는 꼬리표가 붙어 있다. 배추는 약용으로 이용하는 것은 그리 많지 않다. 옛날부터 배추를 많이 먹으면 담(痰; 가래)이 성한다고 경고했다. 그래서 한국 사람들은 담이 많다.

『명의별록』에는 배추가 장과 위를 통리(通利)하고 가슴이 답답한 것을 없앤다고 하였다. 그런가하면 주갈(酒渴)을 풀어준다고 하였다. 배추씨는 기름을 짜서 머리에 바르면 머리털이 길어진다. 또한 칼에 바르면 녹이 슬지 않는다. 『사성본초』에도 배추는 음식을 소화시키고 기를 내린다고 하였다. 고방에서 비위(脾胃)를 고르게 하는 비방으로 배추를 사용하는 방법이 나와 있다.

배추를 약간 말려 그릇에 넣고 뜨거운 물을 부어 3일이 지나면 초(醋)맛이 생긴다. 이것이 제수(虀水)다. 이 물로 나물을 묻혀 먹으면 담을 잡을 수 있고, 국을 끓여 먹으면 비위를 고르게 할 수 있다. 이른바「제수초」비방이다.

## 비방. 겨자욕(白芥浴)
### ― 요통과 음낭의 부기를 가라앉힘 ―

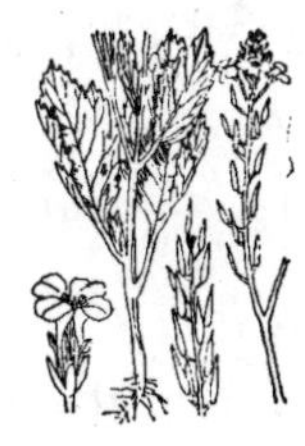

겨자(白芥)는 맵고 향기로운 맛을 낸다. 반죽을 한 겨자는 맵고 향기로워 비릿한 육류의 냄새를 없애주는 역할을 한다. 또한 우리들이 먹는 재래의 음식에는 겨자깍두기를 비롯하여 겨자선과 겨자채가 있다.

겨자 가루를 온탕에 갠 것을 겨자니(芥子泥)라

하는데 이것을 겨자유와 함께 피부에 붙이면 발포제(發泡劑)의 효험이 있다고 하였다.

겨자는 약이 되는 식물이다. 겨자의 맵고 향기로운 성분 때문에 약용으로 이용하는 것이 '겨자탕'이다. 겨자탕은 주로 요통(腰痛)을 다스리는데, 겨자를 이용한 목욕을 하면 피부의 혈관을 확장시키며 복부나 골반·내장 등의 염증을 없애준다.

콜레라를 비롯하여 이질이나 고질적인 설사 등에 효험이 있다. 겨자 가루 2백그램을 자루에 넣고 피부가 빨갛게 되도록 문지른다. 주의할 것은 목욕 중에 증발하는 겨자유가 눈을 자극하거나 호흡기의 점막을 자극하여 염증을 일으키는 것에 유의하여야 한다. 그러므로 목 아래를 가리는 것이 좋다.

산기(疝氣)나 음낭(陰囊)이 부은 데에는 겨자 가루를 초에 풀어 바르면 효과가 있다.


## 4. 알기 쉬운 호녀(好女;입상 여인) 판단법

호녀란 어떻게 고를 것인가? 이렇게 말한다면 상당히 넌센스적이다. 그러나 이 세상에는 태어날 때부터 이로운 쪽에서 활동하는가 하면, 이와는 반대로 그렇지 못한 쪽도 있다. 그런 점에서 『대청경』·『삼봉단결』·『금단진전』·『카마스트라』 등등에서 추천하는 호녀의 상을 종합한 『천금방』에서 추천한 모습은 다음 같이 압축할 수 있다.

<…입상여인, 즉 사내에게 이로움을 주는 여인이란, 천성적으로 성격이 원만하고 목소리가 부드러워야 한다. 머리칼은 가늘고 색깔은 당연히 까맣게 윤기가 흘러야 한다. 살결은 매끄러우며 뼈는 가늘고 적당한 키에 몸집은 살이 찌거나 깡마르지 않아야

한다….>

여기에서 더 나아가면 여러 고서에 나오는 오병(五病) 등의 내용이 된다. 그러나 여기에서 한가지 유의할 것은, 이러한 여인들은 대부분 방중술에 정(鼎)으로 사용되는 원칙 하에서 만든 기준이다. 그러므로 이것은 참고 사항일 뿐 권고 사항은 아니라는 점이다.

## 비방. 토란고(土卵考)
### ― 방사 후에 일어난 신열을 다스림 ―

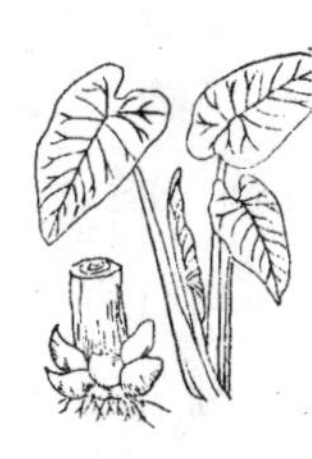

토란은 옛날부터 민간요법으로 많이 애용되던 약재다. 뱃속의 열을 없애는 데 효험이 있으며 변비에 먹으면 통변이 잘되는 것으로 알려져 있다. 그러나 몸에 종기가 있을 때 먹으면 흉터가 남고 또 종기나 부스럼이 쉽게 아물지를 않는다.

『명의별록』에는 토란이 장과 위를 좋게 하고 피부를 살찌게 하며 속을 활(滑)한다고 했다.

외용약으로 애용되는 토란찜(濕布)은 여러 가지 질환에 효과가 있다. 만드는 방법은 토란을 물에 씻어 껍질을 벗긴 후 그것을 강판에 갈아 같은 양의 밀가루를 혼합한다.

여기에 10% 정도의 껍질을 벗긴 생강을 찧어 넣은 다음 고르게 잘 섞는다. 이것을 목면에다 손바닥 두께로 편 다음 환부에 불에 쬐어 뜨겁게 한 후 붙인다. 이러한 토란찜으로 나은 병은 관절통이나  맹장염·초기급성복막염·복통·이하선염·타박상이나 종기 등이다.

그런가하면 치통에는 토란을 강판에 갈아 종이에 발라 국소에 붙이는데 해열시키는 데에도 사용한다.

이러한 토란을 사용하여 만든 「토란고」가 고방에 전한다. 방사를 치른 후 심한 신열이 일어날 때에 생토란 서너 개를 씹어 먹으면 크게 효과가 있다.

## 비방. 주치산(酒痔散)
### — 지나친 과음으로 생긴 치질을 다스림 —

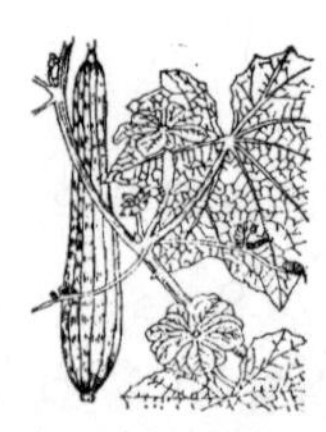

수세미는 여름에 노란꽃이 피며 열매는 오이처럼 길쭉하다. 줄기를 절단하면 액즙(液汁)이 나오는데 이것이 사과수(絲瓜水)라는 것으로 고급 화장수로 쓰인다.

중국에서는 당송(唐宋) 이전에 수세미에 대한 기록이 보이지 않는다. 그러나 지금은 어디서든 볼 수 있는 흔한 식물이다. 『의학입문(醫學入門)』에는 수세미가 모든 악창과 어린아이들의 머리 부스럼을 다스린다고 했다. 그런가하면 민간요법에서는 백즙(白汁;사과수)을 끓여 설탕을 넣고 먹으면 진해제·각기수종·이뇨제·두통·감기에 효험이 있는 것으로 전하고 있다.

그런가하면 수세미외는 삶아서 먹으면 열을 없애고 장을 이롭게 하며, 늙은 수세미를 태워 그 재를 먹으면 풍을 물리칠 수 있다고 『본초강목』은 강조한다.

또한 고방에서는 음경창(陰莖瘡)을 다스리는 데 사용하고 있음을 밝힌다. 이때는 수세미의 씨를 짓찧어 즙을 낸 후에 오배자(五倍子) 가루를 타서 환부에 자주 바르면 효과를 볼 수 있다 했다.

또한 술로 생긴 치질, 즉 주치(酒痔)에는 「주치산」이라는 비방을 권고한다. 이것은 수세미를 대강 태운 후 갈아서 매회 2돈씩을 술로 복용한다.

## 비방. 남과고(南瓜膏)
### ― 음부가 몹시 가려울 때 ―

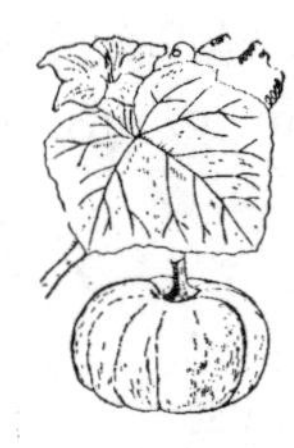

호박은 박과에 속하는 식물 가운데 가장 영양가가 높다. 원산지는 동인도이며 건조한 기후라면 어디에든 자생한다. 우리나라에는 임진왜란 이후에 들어왔는데 승려들이 즐겨 먹었으므로 처음엔 승소(僧蘇)라 불리다가 널리 퍼지게 되었다. 이러한 호박이 약이 되는 부분은 덩굴·잎·꽃·꼭지·과실·과육 등의 전체로 보아도 무방하다. 주로 백일해를 비롯하여 일사병이나 단독·디프테리아 등에 소용된다. 잠을 잘 자지 못하는 불면증에는 호박을 삶아 먹으면 효과가 있다. 그런가하면 구충에도 좋다.

단독(丹毒)에는 호박을 짓찧어 종이에 발라 환부에 붙이면 효과가 있다. 또 독충에 물렸을 때엔 잎이나 꽃을 비벼 붙이기도 한다. 특히 뱀에 물렸을 때에는 꽃을 달여 그 탕으로 상처를 자주 씻는 민간요법도 있으며 중풍에 걸리기 쉬운 사람은 호박을 상식하면 효험을 본다.

호박을 이용한 「남과고」는 남녀의 음부가 가려운 데에 효험이 크다. 음부가 가려우면 호박을 삶아 짓찧어 헝겊에 발라 환부에 붙이면 3~4일이면 깨끗이 낫는다. 또한 단독에는 생호박을 썰어 환부에 붙이면 효과가 있다.

## 제2절 일정(溢精)

중국의 염정문학이니 호색문학, 또는 색도 소설에는 뜻밖의 비유를 사용하고 있음을 볼 수 있다. 아무래도 호색이니 염정이니 하는 분야가 매끄럽지 못하기 때문에 그럴 수 있는 것이지만, 깊은 비유와 은유는 때로 읽는 이의 머리를 도로케 하기에 충분하다. 선도서를 비롯하여 음양서, 또는 염정소설에 밑그림으로 깔려 있는 설화. 그 설화의 참 모습이 무엇인가를 『천금방』을 빌어 설명한다.

### 1. 한고조(寒苦鳥)는 남녀의 아쉬운 작별을 나타내고

중국 애정 문학에 한고조(寒苦鳥)는 자주 나타난다. 남녀간의 아쉬운 작별을 앞두고 이러지도 저러지도 못하는 입장을 한고조로 비유해 낸다. '한고조'라는 명칭은 본디 불교 용어다. 대설산(大雪山)에 사는 이 새는 아침과 밤의 생각이 항상 오락 가락이다. 몰아치는 혹한 속에서 날개를 퍼득이며 깊은 뉘우침으로 밤을 새운다.

"어서 떠나야지. 내가 왜 여기에서 이런 고생을 하는가. 어서 날이 밝으면 떠나야지."

몸이 부서지고 떨어져 나갈 것 같은 추위. 그 추위 속에서 날이 밝으면 어서 떠나야겠다고 날 새도록 수천번 다짐한다. 바로 그 모습이 인생이라는 길을 걸어가는 인간들의 나약한 모습이다. 그런데 문제는 다음날이다. 간밤의 혹한을 견디고 나면 이번에는 따뜻한 아침 햇살이 부드럽게 깃털을 적셔 준다. 혹한이 물러가고 포근하고 따사로움이 내릴 때의 안도감. 그 안도감으로 인해 한고조는 넋두리를 쏟아 낸다.

"날마다 이렇게 따스하면 얼마나 좋을까. 그렇다면 떠날 필요가 없을 터인데."

아주 작은 미련에서부터 시작하여 한고조는 차츰 하루쯤 더 있어 봐야겠다는 생각을 품는다.

"혹시 오늘밤은 바람이 불지 않을지도 몰라. 오늘밤부턴 혹한 대신 따뜻한 바람이 불어올지 몰라. 떠날 땐 떠나더래도 오늘밤만 견뎌 보자."

이렇게 하여 다시 또 하룻밤의 고생이 시작된다. 하루 이틀 한달 십년…. 수백, 수천 년이 지나가도록 한고조는 대설산을 떠나지 못하고 '오늘 하루만'을 혀끝에 달고 있는 것이다.

사랑이니 운명이니 하는 우리 인간들에게 설화는 무한한 비유법으로 가르치려 든다. 우리는 한고조의 얘기 속에 자신의 모습이 깔려 있음을 발견하게 된다.

## 비방. 서여환(薯蕷丸)
### ― 비위(脾胃)가 허한 것을 다스림 ―

마(薯蕷)는 쉽게 구할 수 있는 식물로 뿌리를 캐서 먹는다. 4월에 싹이 나고 덩굴이 뻗는데 줄기는 붉고 잎은 푸르다. 마를 약용으로 쓸 때에는 재배한 것보다는 자연 속에서 자생한 것이 약효가 크다. 이러한 마는 『신농본초』에서는 허를 보하고 한열(寒熱)의 사기를 없애며 기를 늘린다고 소개하였다. 한편으로는 피부를 살찌게 하고 정력을 강하게 하며 오래 먹으면 귀와 눈이 밝아지고 몸이 가벼워진다.

『본초비요』에서는 이런 효능도 소개한다. '마의 색깔이 하얀 것은 폐로 돌아가고 단(甘) 것은 비로 돌아간다. 그러므로 비와 폐·빈혈 등을 다스린다'. 그런가하면 장과 위를 튼튼히 하고 피부와 털을 윤택하게 하며 신(腎)을 보하며 정력을 강하게 하고 허로(虛勞)를 다스린다.

민간에서는 생근을 강판에 갈아 밀가루에 반죽하여 종이 위에 발라 동상이나 화상, 또는 부스럼이나 구창(灸瘡)을 다스렸다.

고방에는 「서여환」이 있다. 비위가 허약한 데 쓰는 처방으로 마·백출을 각 1냥으로 하고, 인삼 7돈 반을 분말로 만들어 풀로 환을 만들어 매회 30알 씩을 미음으로 먹으면 효험을 본다고 하였다.

## 비방. 보허명목산(補虛明目散)
### — 허를 보하고 눈을 밝게 함 —

질경인 차전(車前)이다. 씨는 기미가 달고 한하여 독이 없어 민간요법으로 애용되어 왔다.『명의별록』에는 질경이 씨가 상중(傷中)과 임질·식욕부진 등을 다스리며, 폐를 기르고 음을 강하며 정(精)을 늘린다고 소개한다. 어디 그뿐인가. 눈을 밝게 하고 코피를 그치게 하며 소변 빛깔이 붉은 것을 다스린다고 하였다.

한방에서 질경이의 씨는 이뇨와 거담약으로 사용되었다. 그런가하면 질경이는 건위강장제로서 탁월한 효능을 보이고 있다. 즉, 하루에 15그램씩을 달여 마시거나 싱싱한 잎을 채취하여 나물로 묻혀 먹기도 한다. 한편 씨는 이뇨제로 사용한다. 또 백일해나 천식 등에 1일 8그램을 달여 마시면 효과가 크다.『명의별록』에는 남자의 기가 허하여 설정(泄精)이 있을 때에는 질경이 씨를 짓찧어 그 즙을 마시면 아주 효과가 높다고 하였다. 그런가하면 손사막은 『천금방』에서 음랭(陰冷)한 사람은 질경이 씨를 분말하여 1 돈씩을 먹는데 하루에 2번 복용하면 효험을 볼 수 있다고 했다. 고방에서는 「보허명목산」을 소개한다 허를 보하고 눈을 밝게하는 비방으로 질경이씨·숙지황을 술로 찐 후에 볶는다. 3냥을 분말하고, 토사자 5냥을 술에 담갔다가 분말하여 꿀로 환을 만들어 30알씩 복용한다.

## 비방. 추기환(追氣丸)
### — 피를 맑게 하고 보한다 —

평지(蔓蓍)는 약으로 많이 쓰인다. 보통 겨울에서 이른 봄에 채취하여 먹는데, 3월이면 늙어서 먹지 못하는 것으로 알려져 있다. 평지의 약효에 대해 손사막은 『천금방』에 소개하고 있다.

<당나라의 정관 7년 3월에 아들이 내강현(內江縣)에 살았는데 어떤 사람이 많이 먹고 밤이 되자 사지의 뼈속에 통증이 일어났다. 이마에 붉은 색이 생기고 탄환과 같은 종통(腫痛)은 한낮이 되도록 심한 통증을 동반해왔다. 눈을 뜰 수 없었으며 이런 증세는 며칠 동안 계속되었다. 아들이 본 『본초강목』에서 평지로 다스린다는 것을 기억해내고 곧 평지 잎을 채취하여 짓찧어 붙였다. 그러자 고통과 붉은 색은 즉시 사라져 버렸다>

이러한 평지를 이용하여 만든 것이 「추기환」이다. 피를 맑게 하고 보하는 데 부인의 빈혈과 복통을 다스리는 데에도 효험이 크다. 재료는 평지씨·계심(桂心) 각 1냥, 생강 반냥이다. 먼저 평지씨와 계심·생강 등을 함께 가루로 만든다. 가루를 물로 오동씨 크기 만큼으로 환을 만든다. 이것이 「추기환」이다. 초를 물에 타서 끓인 후 그 탕으로 먹을 때마다 5~6개 씩을 1일 3회 복용을

한다.

## 2. 오색봉(五色棒)과 도라지

우리의 귀에 낯익은 타령이 있다. 바로 「도라지 타령」이다. 가만히 듣고 있으면 내용이 심상치 않음을 느낀다. 옛날 황해도 은율 지방에서 많이 불리던 곡인데 산여불조(山念佛調)로 느릿하게 불렀다. 노랫말의 처음은 다음 같다.

도라지 도라지 백도라지
심심 산천에 백도라지
한두 뿌리만 캐어도
대바구니에 반실만 되누나
(후렴) 에헤요 에헤요 에헤야야
어여라 난다 지화자 좋다
저기 저 산밑에 도라지가 한들한들

매절 밑에는 8절의 유절형식(有節形式)으로 되어 있음도 눈 여겨지는 구분이다. 문제는 두 번째 소절에서 시작된다. 도라지가 보이지 않거나 바구니에 가득 차지 않아 애간장을 태운다든지 하는 내용은 엄밀히 따지면 사내의 심벌에 대한 비유로 치환하여 설명된다. 즉, 남자(남편이나 애인) 심벌의 왜소(矮小)와 무기력한 힘을 탄식조로 읊고 있다는 설화적인 해석이 필요한 부분이다. 여기에서 중국식 오색봉으로 건너간다. 오색봉이란 사내의 심벌에 오장의 기운이 돌기 때문에 붙여진 이름이다. 우리 몸안의 다섯 기관이 잘못되면 자연이 남녀의 성유희에도 이상이 오게 된다.「관불삼매경(觀佛三昧經)」을 음미해 보자.

석가모니께서 출가하기 직전, 그러니까 왕궁에서 많은 시녀들에게 휩싸여 있을 때이다. 하루는 낮잠을 자려고 누워 있는데 휘장 뒤에서 시녀들이 소곤거림이 들려 왔다.

"나는 왕자님의 그것을 열 여덟 해나 본 일이 없어. 혹시 왕자님은 남녀의 재미에 대해 전연 모르시는 것이 아닐까?"

그 말을 들은 왕자는 자신의 몸에 걸친 옷가지를 모두 벗어버렸다. 왕자가 옷을 걸치지 않고 낮잠을 잔다는 말에 시녀들이 구경을 갔다. 처음엔 아주 작은 것이 점차 말의 그것처럼 커지더라는 것이다. 바로 '마음장상(馬陰藏相)'에 대한 얘기다.

이것을 중국식 은유로 풀어 보면 침소봉대(針小棒大)다. 평소에는 작고 초라하기 이를 데 없지만, 이부자리 속에 들어가 볼일을 볼 때엔 바늘 만한 것이 몽둥이처럼 커진다는 뜻이다.

## 비방. 애기흡입법(艾氣吸入法)
### ― 만성비염이나 콧병을 다스림 ―

쑥은 한국인과 밀접한 관계가 있다. 우리의 개국신화 속에도 곰이 쑥을 먹고 아름다운 여인으로 변해 천신의 아들과 혼인하여 단군 왕검을 낳았다는 기록이 있다. 그 여인의 이름은 웅녀(熊女)이고 음지에서 21일 동안 쑥을 먹었다는 내용이다.

『명의별록』에는 쑥이 '백병(百病)을 구(灸)한다'고 할 정도로 구술(灸術)에 크게 애용되고 있음을 밝힌다. 이러한 쑥은 우리나라 도처에 자생한다. 강화도를 비롯하여 인천 앞바다의 자월도(紫月島)의 쑥이 약효가 뛰어난 것으로 알려져 있다. 다시말해 쑥은 바닷가나 섬에서 자생하는 것이 약효가 뛰어나다는 것이다.

평소 복통이 잦은 사람은 쑥을 이용하는 것이 좋다. 마른쑥 3그램을 한번 먹는 양으로 하여 물 3홉에 넣고 달인다. 그것이 반량으로 졸아들어 마시면 복통을 몰아낸다. 이러한 즙을 계속하여 마시면 요통이나 천식 등에도 효험을 볼 수 있다.

이시진(李時珍)은 옛글을 인용하였다.

<맹자는 이렇게 말한다. 7년의 병에는 3년이 된 쑥을 구한다. 쑥잎에서 먼지와 잡티들을 제거하고 절구에 넣은 다음 짓찧어 찌꺼기는 버린다. 그것을 다시 짓찧어 솜처럼 만든다. 사용할 때에 볶으면 구화(灸火)가 힘을 얻는다>

그렇다면 쑥은 언제 채취하는 것이 좋을까? 쑥은 봄에 채취하여 여린 쑥은 채를 만들어 먹는다. 혹은 밀가루를 버무려 경단을 만든 후 3~5개 씩을 먹으면 좋다. 모든 나쁜 기운을 물리치고 냉리(冷痢)를 그치게 한다.

쑥은 복통을 비롯하여 토사·지혈제로 사용된다. 하루에 8그램을 달여 쓰는 데 신경통·신장·통경(通經)·감기·강장제로 사용된다. 이러한 쑥이 민간에서는 생잎에 즙을 내어 칼에 베인 데나 타박상에 바른다.

고방에는 쑥이 비와 위가 냉통한 데엔 쑥을 분말로 만들어 탕으로 2돈씩을 먹는다. 만성비염(慢性鼻炎)이나 축농증에는 「애기흡입법」을 이용하는 것이 좋다.

재료는 쑥과 유황가루다. 먼저 쑥에 유황가루를 약간 넣어 대추알 크기 정도로 환을 만든다. 환에 불을 붙여 차 숟가락에 얹어 입 속에 넣는다. 물론 주의할 것은 숟가락이 입안에 닿지 않도록 해야 한다. 입속에 넣어두는 시간은 대략 1회에 5초 가량이다. 이렇게 같은 방법으로 10차례 이상 반복한다. 총 2분 여가 걸린다.

숟가락이 입속에서 나오면 즉시 입을 다물고 쑥의 기운을 삼키는 것이 긴요하다. 그런 다음 다시 숟가락을 넣고 반복적으로 행동한다. 치료하는 기간은 병의 가벼움과 깊음에 따라 차이가 있지만 만성적인 경우는 2개월 남짓이 걸리고 가벼운 것은 20여일이면 족하다. 치료를 하는 도중에 콧속에서 군살이 녹아 물러지게 되는 데 핀셋트로 뽑아내면 된다. 이런 치료를 거치면 다시는 재발하지 않는다.

## 비방. 갈근탕(葛根湯)
### ― 감기와 두통을 다스림 ―

칡은 들에서 나는 것과 집에서 기르는 것이 있다. 넝쿨은 길게 뻗어나가는데 그것을 취하여 갈포(葛布)를 만든다. 뿌리는 겉은 붉고 속은 희다. 긴 것은 7~8척이나 된다. 예전에는 칡의 씨를 곡식으로 취급하여 갈곡(葛穀)이라 부르기도 하였다.

『신농본초경』에는 갈근이 소갈·신열·구토 등의 모든 마비증을 다스린다고 소개한다. 그런가하면 갈근은 상한(傷寒)을 비롯하여 중풍·두풍 등을 치료한다. 위를 열어주며 술독을 푼다. 그런 점에서 애주가들에겐 갈근이 중요한 식품이다.

감기와 두통에는 생갈근을 깨끗이 씻어 짓찧어 즙을 큰 잔 하나에 약전국 1홉을 넣고 달여 마신다.

이러한 칡은 한방에서는 발한과 해열·청량약으로 사용된다. 전분은 열탕에 풀어 복용하면 강장제로 애용된다. 또 뿌리는 가루를 만들어 복용하면 부인의 하혈을 다스린다.

민간약으로는 뿌리와 꽃을 함께 달여 마시면 술중독이나 기타의 중독을 풀수 있다. 단방으로는 갈근즙을 오랫동안 마시면 불면증을 치유할 수 있다. 그런가하면 미역에 체한 데에도 갈근을 진하게 마시면 효험을 얻는다.

### 비방. 마치현방(馬齒莧方)
### ― 근골이 쑤시고 결린 것을 다스림 ―

쇠비름이 마치현(馬齒莧)이다. 정원이나 밭에서 흔히 볼 수 있다. 줄기와 잎은 다육질인데 줄기는 적색이고 잎은 긴 타원형이다. 여름에는 누렇게 꽃이 피고 꽃 꼭지는 없으며 한낮에 오므라든다. 이러한 쇠비름으로 데쳐 먹는 '쇠비름나물'은 피부를 아름답고 유택하게 하는 효능이 있다. 그런 이유로 쇠비름을 나물로 데쳐먹는 것을 '장명체(長命菜;장수를 누리는 나물)라 부른다.

『본초비요』에는 쇠비름이 나쁜 피를 흩어버리고 기생충을 죽이며 모든 임질·이질을 다스린다고 하였다.

그런가하면 장을 이롭게도 하며, 어린아이의 갖가지 부스럼에는 쇠비름을 태워 재를 뿌리면 효험이 있음을 『천금방』은 소개하였다. 쇠비름을 이용한 처방에 「마치현방」이 있다. 이것은 근골(筋骨)이 쑤시고 아픈 것을 다스린다. 만드는 방법은 마른 쇠비름 1근, 생쇠비름 2근, 오가피 반근, 창출 4냥을 함께 섞어 짓찧어 물에 달여 탕으로 씻으면 효과가 있다. 그리고 즉시 파와 생강을 짓찧어 열탕에 넣어 3공기를 마시고 땀을 내면 바로 통증이 없어진다. 이 비방은 『해방명방(海上名方)』의 처방이다.

### 3. 삼족오(三足烏)는 사내의 표징

태양과 달의 신화. 달에는 두꺼비가 살고, 태양 속엔 까마귀가 산다. 음양으로 나뉜 전설의 한 마당엔 항상 달의 요정과 태양의 정이 등장하기 마련이다. 중국의 민화집엔 괴이하게도 다리가 셋인 까마귀가 많다. 중국의 영향을 받아서 우리 나라의 민화는 십장생이라든지 또는 물고기나 까마귀 등의 그림에도 보인다. 견우와 직녀의 애틋한 사연을 다리 놓은 까마귀의 전설은 모르는 이가 없을 정도로 유명하다.

민화에 물고기가 등장하는 것은, 물고기는 잠을 잘 때에도 눈을 뜬다는 속설 때문에 도둑을 예방한다는 차원에서 사용되어 왔다. 그런 이유로 산사의 풍경도 물고기를 사용한다. 그런데 왜 민화에서 까마귀를 사용하는가. 그것은 까마귀가 사내의 심벌을 상징하기 때문이다. 일반적으로 사내의 기력은 한밤중(12시 전후)이거나 신새벽이다. 한밤중에 관계가 일어나지 않으면 밤새 고였던 기력이 열리므로 신새벽(해가 뜨기 시작할 무렵)에는 사내의 양력이 용솟음치는 상태가 된다. 그런 이유로 남자의 심벌은 해를 보고 날아가는 '다리가 셋인 까마귀(三足鳥)'로 설명하는 것이다. 달이 밝을 때 다리를 놓아주던 까마귀와 신새벽의 까마귀. 우선 이 까마귀들부터 규명해 보자.

우주의 생명은 물과 불이다. 그러므로 물의 정(精)과 불의 신(神)이 합해져 영(靈)을 이룬다. 다시 말해 땅속에 있는 열은 태양열이 가해지면서 기(氣)가 신(神)으로 바뀌고 땅 속의 정은 자정에 태양의 신과 만나 영으로 화한다. 그러므로 자정이 되면 모든 샘은 들끓어 오르며 일시적으로 감로(甘露) 현상이 일어난다.

우리의 선조들이 정화수를 떠놓고 기원하는 물, 이것은 거의 자정수이다. 이런 관점에서 사내의 기력을 둘로 나누어 생각할 수 있다. 하나는 자시의 전후반이고 또 하나는 신새벽이다. 삼족오는 아침해가 힘차게 떠오르는 것처럼, 그것을 보고 날아가는 까마귀처럼 사내의 심벌이 용솟음치는 모양을 나타낸다.

## 비방. 등채방(藤菜方)
### ― 암 치료의 명약 ―

등채란 등나무의 잎이다. 이 나무는 동양의 특산으로 보통 관상용으로 정원에 많이 심는다. 이러한 등나무가 옛날에는 나물로서 사랑을 받아왔다. 그러나 지금은 음식 문화의 폭주로 이런 나물이 있는 지를 사람들은 거의 모르고 있다. 일반적으로 등채는 변비가 있는 사람에게 아주 좋다. 또 등꽃 나물은 등꽃을 따서 소금물과 술을 반반씩 섞어 버무린 후 시루에 쪄 짜낸다. 다음으로 냉수에 건져 짜 소금과 기름으로 무친다.

등나무의 약용에 관한 기록은 고방에 나타난다. 『도경본초(圖經本草)』에는 등채가 대장과 소장을 이롭게 하며 씨는 얼굴에 바르는 기름이 된다고 했다.

암을 다스리는 데 아주 효과가 높다는 「등채방」은 다음과 같은 재료가 소용된다. 마름 5개, 번행 5돈, 율무쌀 5돈, 현지초 5돈, 결명자 5돈, 등혹(藤瘤) 1냥 등이다. 이 여섯 종을 물 5홉에 넣고 반량으로 달여 1일 3회 복용한다. 약재에 나오는 '등혹'은 등나무 덩굴에 돋은 혹(瘤)이다. 이 혹을 채취하여 쪼개어 말린다. 1냥 가량을 위의 암 처방에 가하여 달여 마시면 효과가 크다.

## 비방. 편작방(扁鵲方)
### ― 남자의 음경창(陰莖瘡)으로 인한 통증을 다스림 ―

별꽃은 밭이나 들, 또는 못이나 습지 등에서 흔히 볼 수 있다. 입은 작고 여름과 가을 사이에 작고 희며 누런 꽃이 핀다. 자세히 보면 줄기에는 실 같은 것이 눈에 띈다. 그래서인지 『소송(蘇頌)』

이라는 의서에는 별꽃의 모양을 닭창자 같다고 설명해 놓았다.

예전에는 이런 별꽃의 어린 잎을 나물로 무쳐 먹었다. 맛은 아주 담백하지만 일반 사람들이 잘 아는 식품은 아니다. 손사막은 『천금방』에서 이 별꽃을 뱀장어나 젓과 함께 먹으면 소갈증을 일으킨다고 주의사항을 적어놓았다.

오래 전부터 민간에서는 이 별꽃을 맹장염의 명약으로 애용해 왔다. 그런가하면 악창을 다스리는 데에도 신험한 효과가 있는 것으로 알려져 있다. 악창에는 짓찧어서 즙을 바르면 유익한 데 5월 5일에 채취한 것이 좋다고 했다.

중국의 전설적인 명의 편작은 이 별꽃이 남자의 음창을 다스리는 데 효험이 크다는 비방을 내놓았다. 이른바 「편작방」이다. 음창으로 인해 고통이 심할 때, 5월 5일에 별꽃을 태워 재를 5푼, 지렁이똥 2푼을 함께 물에 개어 떡처럼 만들어 붙이게 하였다. 이후로는 술이나 국수, 매운 것이나 짠 것·뜨거운 음식 등을 먹어서는 안 된다.

## 비방. 인진고탕(茵陳篙湯)
### — 두통과 풍열을 다스림 —

한방에서는 사철쑥(茵陳篙)이 유일하게 황달을 다스리는 신령스러운 약으로 소개된다. 그래서인지 『신농본초경』에는 오래 먹으면 몸이 가벼워지고 기를 늘리며 늙음을 막기 때문에 얼굴이 희어진다고 효능을 설명한다.

사철쑥은 방광(膀胱)에 들어가 땀을 나오게 하고 오줌을 잘 소통시킨다. 그런가하면 비위와 습열과 황달을 다스리므로 아주 좋은 약으로 평가한다. 『선경(仙經)』에는 도인들이 사철쑥을 토끼에게 먹이어 나중에 그 토끼를 식용으로 씀으로써 건강을 증진시켰다고 하였다. 일반적으로 한방에서는 황달에 특효약으로 설명되어진다. 하루에 15그램씩을 전복하면 효과가 크다는 것이다.

또한 이뇨에도 효과가 있다. 그런가하면 기타의 풍습을 다스리는 구충제로도 사용된다.

이러한 사철쑥을 이용하여 만든 것이 「인진고탕」이다. 효능은 두통과 풍열을 다스리는 것 외에 황달이나 학질 등에도 대단히 효과가 크다. 그런가하면 소변을 이롭게 한다는 설명도 붙어 있다. 재료는 사철쑥 약간이다. 만드는 법은 사철쑥을 잘게 썰어 국에 넣어 끓여 먹는다. 다른 한 가지는 사철쑥을 생식으로 먹거나 즙을 내어 마시는 것도 한 방법이다.

## 비방. 홍화탕(紅花湯)
### — 중풍을 다스림 —

홍화란 잇을 가리킨다. 잇의 원산지는 근동의 아라비아 주변인데 이 꽃에서 제조한 잇은 약용이나 염료로 사용된다. 특히 이집트의 미이라에 부장한 포포(布包)에서 검출되기도 한다. 중국의 옛기록에는 은나라의 주왕(紂王) 때에 달기(妲己)가 애용하였으며, 이것을 이식하여 재배한 것이 한무제 때에 연(燕)나라 땅이라 하여 유지를 가한 제품을 연지(燕脂)라 불린다.

『원소(元素)』라는 의서에 잇이 심장에 들어가 혈을 기른다고 하였다. 이러한 잇을 우리 조상들은 민간요법으로도 개발하였다. 즉, 잇꽃을 말려 술에 담그면 붉은 색의 즙이 나오는데 이것을 입술이 틀 때 바르면 특효하게 낫는다.

한방에서는 잇을 통경제(通經劑)로 애용한다. 잇을 술에 담갔다가 하루에 10그램씩을 달여 마시면 효험이 있다. 고방에서「홍화탕」이라 하여 이것으로 중풍을 다스리기도 한다.

잇씨 5홉을 볶아 짓찧어서 아침에 한 숟가락씩을 먹는다. 그리고 물 1되에 달여 양이 7홉으로 졸아들면 그것을 짜서 천천이 마신다. 또한『본초비요』에는 피를 토할 때에는 잇꽃 2푼, 도인(桃仁) 1푼을 함께 물 1홉에 달여 마시면 효험을 본다고 소개 하고 있다.

### 비방. 감초분(甘草粉)
#### ― 귀두(龜頭)의 악창을 다스림 ―

감초는 너무나 유명한 약재이다. 한방에서는 완화·거담(祛痰) 및 중화약(中和藥)으로 쓰인다. 감초의 뿌리는 오장육부의 한열사기(寒熱邪氣)를 다스리고 근골(筋骨)을 굳게 하며 피부살을 찌게 한다. 또한 기력을 늘리고 독을 풀고 오래 먹으면 몸이 가벼워진다. 감초의 뿌리는 뱃속의 냉통과 놀라서 일으키는 발작을 다스리며, 헛배가 부르는 것을 없앤다. 또한 오장과 신기내상(腎氣內傷)을 보할 뿐만 아니라 사내로 하여금 음경이 위축되는 것을 막아준다.

한방에서 탕약을 지을 때, 모든 처방에 들어가는 것은 감초의 두미(頭尾)를 제거한 것이다. 감초는 3촌씩 썰어 예닐곱 개를 만드는 데 술에 쪄서 쓴다. 또다른 방법은 양이나 소의 젖을 발라 구워 쓴다. 방술서에는 흐르는 물에 깨끗하게 씻어 구워서 쓴다고도 하였다.

이러한 감초를 이용한 고방이「감초분」이다. 이 비방은 남자의 음경에 악창이 생긴 것을 다스린다. 감초를 구워 가루를 낸 다음 그것을 꿀에 개어 환부에 자주 바르면 신기하게 낫는다.『천금방』의 처방이다.

## 비방. 치자분(梔子粉)
### ― 술독(酒毒)으로 하혈하는 것을 다스림 ―

치자는 9월에 열매를 채취하는 데 어느 곳에든 쉽게 볼 수 있는 식물이다. 성분을 보면 기미는 쓰고 한하여 독은 없다. 치자는 그 자체만으로도 오장 내의 사기(邪氣)·위중영기(胃中熱氣)·면적(面赤)·술로 코가 붉어진 것·기타 창상과 백적뢰(白赤癩) 등을 다스린다.

치자를 한방에서는 감기·황달·토혈·육혈·폐혈·임질·불면증 등에 하루에 7 내지 10그램을 달여 쓰면 효과가 있다고 했다. 또한 타박상에는 밀가루에 개어 붙이면 효과가 크다.

이러한 치자를 이용하여 술독으로 인한 하혈을 다스리는데「치자분」이 있다.

묵은 치자씨를 볶아 1회에 1돈씩 물로 먹는 방법이다. 그런가 하면 두통으로 참기 어려운 데도 효험이 크다. 만드는 법은 치자 가루를 꿀에 버무려 혓바닥에 붙이면 즉시 효과가 나타난다. 그런가 하면 온몸에 열이 끓고 복통으로 일절 음식을 먹지 못할 때에도 치자로 처방한다.

치자와 천오두(川烏頭)를 등분으로 갈아 가루를 낸다. 그것을 풀이나 꿀로 환을 오동나무 씨 만큼의 크기로 환을 만든다. 매회 15개씩을 생강탕으로 복용한다.

## 비방. 만병해독산(萬病解毒散)

## — 모든 독을 푼다 —

남자들은 빈번한 술자리로 인해 의미 없이 술안주로 먹은 음식 가운데 알게 모르게 독기가 있는 것을 음용하게 된다. 이때에는 까치무릇을 이용하는 처방법을 쓴다. 까치무릇은 뿌리를 식용하는데 이따금은 구워서도 먹으며 싹과 잎은 나물로 만들어 먹으면 대개는 잃었던 입맛을 찾게 된다.

한방에서는 까치무릇이 모든 종양(腫瘍)을 다스리는 데 사용한다.『본초강목』에도 까치무릇 뿌리는 종양을 다스리고 독을 치고 곪은 것을 파한다고 했다. 모든 독과 중독을 푸는데 뱀·벌레·개미 등에 물린데 바른다.

고방에 나오는「만병해독산」역시 모든 독을 푼다. 재료는 산자고(山慈姑;까치무릇) 2냥, 천오배자(川五倍子;북나무의 벌레집) 2냥, 천금자인(千金子仁) 1냥, 대극(大戟;버들옷의 뿌리) 1냥 반, 사향 3돈 등이다.

만드는 법은 먼저 산자고의 껍질을 벗기고 깨끗이 물로 씻는다. 천오배자는 쪼개어 씻은 다음 볶는다. 천금자인은 하얀 것을 갈아 종이로 눌러 기름을 제거한다. 대극은 씻어 볶는다. 사향은 가능한 한 단오 것을 쓴다. 위의 량을 분말로 만들어 찹쌀과 함께 나무 철구에 천번을 찧어 1돈씩 1정을 만들어 복용한다.

### 비방. 방풍산(防風散)
#### — 잠을 잘 때 식은땀을 흘리는 것을 다스림 —

병풍나물은 미나리과에 딸린 3년생풀로, 우리나라의 경우 북쪽 지방에서 자생한다. 줄기는 꼿꼿이 서고 많은 가지가 갈라지며 여름철에는 흰빛의 오판화(五瓣花)가 피는데 열매는 넓은 타원형이고 말린 황백색 뿌리를 방풍(防風)이라 부른다.

병풍나물은 2월에 여린 싹이 나오는데 이것을 나물로 만들어 먹는다. 그 맛이 몹시 향기롭다. 재래적으로 만들어 복용하는 병풍나물 음식에 병풍죽(防風粥)이 있다. 이것은 중풍환자에 좋은 음식이다. 그런가하면 병풍채(防風菜)가 있는데, 병풍나물의 여린 싹을 잘라 데친 뒤 소금과 기름으로 데친 나물이다. 이 음식 역시 중풍을 예방하는 것으로 알려져 있다.

병풍나물의 약용을 살펴보면 모든 풍병을 다스리고 속을 보하며 신경을 이롭게 한다. 오로칠상(五勞七傷)과 도한(盜汗)·심번(心煩)이나 몸이 무거워 지는 것을 다스린다.

일반적으로 노인의 대장이 허한 데엔 방풍·지각·밀기울(볶은 것)을 각 1냥으로 하고, 감초 반냥을 가루로 만든다. 이것을 매일 식전에 백탕으로 복용한다. 또 잠을 잘 때에 식은 땀을 흘릴 때엔「방풍산」을 쓰는데 방풍 2냥·궁궁이 1냥·인삼 반냥을 가루로 만들어 한번에 3돈씩을 잠자기 전에 복용한다.

## 비방. 자완분(紫菀粉)
### — 오래된 기침을 다스림 —

탱알은 엉거시과에 딸린 다년생풀이다. 높이는 대략 2미터 남짓으로 봄에 묵은 뿌리에서 돋아나는 잎은 피침형(披針形)이거나 또는 타원형이다. 가을이 되면 작은 가지가 갈라져 나와 그 끝에 아름다운 꽃이 핀다.

탱알은 곳곳에서 볼 수 있다. 3월에 땅에 퍼지고 싹이 나며 그 잎은 2개 또는 4개다. 이시진(李時珍)은 '자완(탱알)은 뇌산(牢山)

고을에서 나는데 폐병에 긴요한 약으로 쓴다'고 하였다. 지금도 일반에서는 탱알의 잎을 나물로 만들어 먹는다.

탱알의 약용을 살펴보면 하기(下氣)의 허한 것을 보하고 폐기를 늘리는데 하루에 8그램을 적량으로 복용하면 좋다. 그래서인지 고방에서는 특히 기침 등에 탱알 5돈을 물 한잔에 넣고 7분으로 달여 복용하는 데에 익숙해진 상태다. 피를 토하는 기침 등에는 탱알 5돈을 볶아 가루로 만들어 꿀로 환을 오동씨 크기로 만들어 1개씩 복용한다.

오래된 기침이 낫지 않을 때엔 탱알·관동화(款冬花)를 각각 2냥으로 하고 백부(百部) 반냥을 분말하여 한번에 3돈씩을 생강탕으로 복용한다. 하루에 두 번 복용하는 이 처방을 「자완분」이라 칭한다.


## 4. 자라(鱉)와 용궁

우리 나라의 「별주부전」에는 자라와 토끼가 주인공이다. 다 아는 내용이지만 다시 한 번 적어 본다.

<…용왕이 병이 나자 도사가 나타나 처방을 내려 준다. 그것은 육지에 있는 토끼의 간을 먹으면 낫는다는 것이다. 용궁의 모든 대신이 모인 가운데 육지에 나갈 사자를 고르는데 말다툼만 할 뿐 결정이 나지 않는다. 이때 별주부 자라가 나타나 자원하여, 토끼 화상을 가지고 육지로 떠난다. 동물들의 모임에서 토끼를 만난 자라는 용궁에 가면 높은 벼슬을 준다고 꼬드겨 데려온다. 그러나 간을 내놓으라는 용왕의 말에 자신이 속은 것을 알아챈 토끼는 꾀를 써서 육지에 두고 왔다고 말한다. 용왕은 토끼를 환대하여 다시 육지로 나가 간을 가져오라고 한다. 자라와 함께 육지

로 나간 토끼는 어떻게 간을 내놓고 다니겠느냐고 욕설을 퍼붓고
숲속으로 사라져 버린다. 이후 자라는 육지에서 죽거나 빈손으로
용궁으로 돌아갔을 밖에 없는 일이다.>

　이러한 「별주부전」의 근원 설화는 인도의 불전 설화에 기인한
다. 즉, 불경으로는『육도집경(六度集經)』,『생경(生經)』의 제1권
인 「불설별미후경(佛說鼈獼猴經)」, 그리고『불본행집경(佛本行集
經)』이다.

　이것이 불경으로 번역된 것은 3세기 후반으로 「별주부전」의 근
원설화는 인도의 본생담(本生譚;Jataka)이다. 자타카 57 원왕본생
(猿王本生), 자타카 208 악본생(鰐本生), 자타카 342 원본생(猿本
生)으로 모두『남전장경(南傳藏經)』에 실려있다. 이 이야기는 인
도의 설화 문학서인『판차탄트라(*Panchatantra*)와『가타사리트
사가라(*Gathasaritsagara*)』,『마하바스투(*Mahavastu*)』라는 불교
문헌에 나타나 있다. 「별주부전」의 내용을 분석해 보면, 토끼라는
여러 사나이가 남자의 심벌인 별주부를 앞세워 용궁(여성의 심
벌)을 방문하는 것으로 풀이된다. 힘이 약해진 용왕(여성)이 자신
의 힘을 사내에게 보충 받기 위한 숨은 그림이 「별주분전」의 작
자 의도로 볼 수 있다는 점이다. 그만큼 설화 속에는 무한한 상상
력이 숨어 있는 것이다.


## 비방. 우슬보기환(牛膝補氣丸)
### ― 당뇨병으로 원기가 허할 때 ―


　쇠무릎지기(牛膝)는 비름과에 딸린 다년생 풀이다. 높이는 1미
터쯤 자라고 줄기는 네모 졌는데 퉁퉁한 마디 모양이 마치 소의
무릎과 흡사하여 붙여진 이름이다. 잎은 타원형이며 8월에 이삭

모양의 꽃이 피며 꽃이 진 뒤에는 가시 모양의 열매가 맺는다. 길을 가면 사람의 옷에 잘 들러붙는 풀 가운데 하나다.

 오래 전부터 쇠무릎지기는 나물로 식용되어 왔다. 중국에서는 일찍부터 채마밭에 이 풀을 심은 것으로 기록되어 있다. 보통 초간장에 무쳐 먹는다.

 한방의 약용서에는 쇠무릎지기의 뿌리는 음위(陰痿)를 다스리고 신(腎)을 보하며 12경맥을 돕고 악혈(惡血)을 쫓는다고 하였다. 그런가하면 이런 얘기도 있다. 어떤 노인이 오랜 임질로 고통을 당하여 모든 약을 써 보았으나 듣지를 않았다. 나중에 누군가에게 듣고 쇠무릎지기를 달여 먹었는데 신통하게 병이 나았다는 것이다. 당뇨병에 원기가 허손될 때엔「우슬보기환」을 쓴다. 쇠무릎지기 5냥을 분말하여 생지황 5되에 담가 낮엔 햇볕에 쪼이고 밤엔 그냥 둔다. 이렇게 하여 즙이 없어지면 꿀로 환을 만들어 먹는다. 장복하면 근골이 튼튼해진다.

## 비방. 두중신묘방(杜中神妙方)
### ─ 신(腎)이 허하여 기력이 약한 것을 다스림 ─

 두중(杜中)은 중국이 원산으로 높이는 20여미터 쯤 되고 잎은 호생하며 느릅나무 잎과 비슷하다. 껍질의 생것을 자르면 즙이 나오는데, 마른 뒤에 자르면 하얀 실같은 것이 나온다. 껍데기와 잎을 약제로 쓴다.

 두중 잎엔 매우 흥미로운 성분이 포함되어 있다. 이를테면 녹차잎에 들어 있는 21%의 가용성 성분이 두중에는 32%나 들어 있는 것이나, 비타민 C의 함유량도 높아 식품으로서의 가치가 적지 않음을 알 수 있다.

두중이 사람의 간에 들어가면 기능을 촉진시키고 신장을 보한다. 등과 허리·다리의 질환이나 간기능과 신장기능·생식기능 등에 효과가 높다. 옛날에 어떤 젊은이가 장가를 갔는데 다리엔 힘이 없고 또한 심한 통증까지 있었다. 여러 방법으로 치료해 보았으나 효험이 없었는데 손림(孫淋)이라는 의원이 두중 1종을 한 치씩 썰어 한번에 1냥씩을 술반(酒半) 물반(水半)으로 큰잔 하나에 넣어 달여 마셨다. 사흘만에 걷기 시작하더니 다시 사흘이 지나 완전히 나았다. 손림은 말하기를 '이것은 각기병이 아니라 신(腎)이 허하여 생긴 요슬통(腰膝痛)인데 술을 처방하면 효과가 빠른 것이요' 하였다. 「두중신묘방」의 처방이다.

## 비방. 백부밀(百部蜜)
### — 아주 오래된 기침을 다스림 —

파부초는 백부과(百部科)에 딸린 다년생 풀이다. 중국이 원산으로 높이는 60센티 쯤인데 잎은 달걀형이며 담록색 꽃이 피며 뿌리는 괴상(塊狀)이다. 이 뿌리가 백부근이다. 한방에서는 파부초를 진해약으로 사용하는데 이시진은 이렇게 말한다.

<파부초는 세엽(細葉)인데 회향(茴香)과 같다. 그 줄기는 푸르고 살찌며 여린 때에 가히 삶아 먹는다. 뿌리가 긴 것은 한 자에 가깝고 살찌고 실하며 마르면 허하고 윤기가 없다>

이러한 파부초의 여린 잎은 데쳐서 나물로 먹으면 맛이 특이하지만 일반 사람들이 즐겨 먹는 음식은 아닌 것으로 설명한다. 고서에서는 파부초의 효능 가운데 이것을 구워 술에 담가 공복에 마시면 능히 음을 다스린다고 하였다. 그런 의미로 독충에 물린 것 등을 물리치는 효험이 크다.

고방에서는 오래된 기침을 다스리는 데에 「백부밀」을 쓴다. 가령 30년쯤 기침으로 고생을 한 경우에는 백부근 20근을 짓찧어서 즙을 취한다. 이것을 엿(飴) 같이 달여 꿀 2근을 넣어 한 숟가락씩을 공복에 먹는다. 하루에 3번 복용한다.

## 5. 밀운(密雲) 속의 용

성의학서에는 '밀운 속의 용'이라는 말이 자주 나온다. 얼핏 눈을 감으면 여의주를 문 용이 구름바다 위를 헤엄쳐 가는 모습이 선연히 떠오른다. 이 말을 이해하려면 무엇보다 회음(會陰) 마찰부터 눈여겨보아야 한다.

회음은 음부와 홍문 사이에 위치한 아주 작은 돌기가 있는 곳이다. 이 부분을 마찰하는 것은 잠들어 있는 '신령스런 뱀의 알(고환)'을 깨운다는 의미다. 날마다 이 부분에 대한 지긋한 압박을 가해 준다면 사내의 심벌은 더욱 단단해져 왕성한 힘을 발휘한다. 그렇게 되었을 때, 사내의 심벌은 여성의 문을 열고 들어가 주름 무늬(밀운)를 거침없이 지나게 된다는 것이다.

다시 말해 용이 밀운 속에서 완만하게 헤엄을 치기 위해서는 무엇보다 '신령스런 뱀의 알'을 깨우지 않으면 안된다.

이렇듯 설화의 은유적인 표현은 열기를 내뿜는 보일러처럼 무궁한 힘을 소유한다. 어떻게 인지하고 이해되느냐에 따라 천차만별의 애깃거리를 제공하는 셈이다.

비방39.  도화방(桃花方)
 — 대변이 잘 나오지 않을 때 —

복숭아는 중국 및 페르샤가 원산으로 우리나라 각지에서 재배된다. 높이는 3~4미터 쯤 되고 잎은 피침형(披針形)으로 톱니바퀴가 있고 봄에는 오판화가 피며 나중에는 달걀형의 핵과(核果)가 생긴다.

복숭아의 성분은 자당(紫糖)이 주를 이룬다. 그러므로 주석산(酒石散)이 대부분이나 사과산도 들어있다. 비타민 C의 함유량이 많아 잼이나 젤리 등으로 만들어 먹기도 한다. 이러한 복숭아로서 과일주를 담글 때에는 단맛은 많은 데 신맛이 적으므로 레먼 다섯 개 정도를 넣어 산미(酸味)를 조정하기도 한다. 이렇게 하면 모든 과실주의 으뜸이라고 소개한다.

오래된 중국의 고서에는 복숭아를 선과(仙果)로 여기어 많은 사랑을 받아왔다. 이 복숭아를 먹고 3천년을 장수하였다는 서왕모(西王母)의 기록이나 무릉도원(武陵桃源)과 같은 고사가 생겨난 배경에는 모두 복숭아의 신이함이 자리한다.

이러한 복숭아는 오래 전부터 민간요법으로 사랑을 받아왔다. 또한 한방에서는 복숭아 씨(桃仁)를 이용하여 진해약(鎭咳藥)으로 사용하기도 한다. 그런가하면 잎은 두통이나 복통 등에 쓰이며 꽃은 여름에 욕탕에 넣고 목욕을 시키면 땀띠를 없애는 효과가 있다.

복숭아의 약용을 좀더 살펴보면 백도인(白桃仁)은 한방에서는 이뇨(利尿)의 효과가 있다고 하였다. 각기를 비롯하여 종기나 변비 등에 달여 쓰는 데 채취한 후 1년 이상이 되는 것은 쓰지 않는다. 한번 사용할 때의 용량은 1그램이 적당하다.

여기에서 복숭아의 약용을 좀더 살펴보면, 변비가 있는 사람은 복숭아꽃을 달여 마시면 좋다. 또 종기에는 흰꽃을 달여 마신다. 입술이 잘 트는 사람은 도인을 돼지 기름에 개어 바르며, 여드름

이나 주근깨에는 하얀꽃과 동아(冬牙)를 함께 짓찧어 즙을 내어
바른다.

고방에서도 오래 전부터 여러 처방이 있었다. 치통이 심할 때
에는 도피(桃皮)·유피(柳皮)·괴피(槐皮)를 등분하여 술에 달여
그 즙을 입에 물고 있다가 식으면 뱉는다. 여러 차례 반복하면 효
험이 있다. 그런가하면 학질에도 사용한다. 도인 1백개를 알맹이
껍질의 끝부분(皮尖)을 버리고 갈아 고약을 만든다. 황단(黃丹) 3
돈을 넣고 오동나무 열매 크기만큼의 환을 만들어 한번에 30알씩
온수로 복용한다. 또 손사막은『천금방』에 음창이 있을 때엔 복
숭아잎을 짓찧어 즙을 내어 바르면 효과가 있음을 소개하기도 한
다. 이외에도 복숭아를 이용한 처방은 적지 않다.

「도화방」은 대변이 잘 나오지 않을 때에 쓰는 비방이다. 도화
(桃花)를 말린 후 분말로 만들어 한번에 한 숟가락씩을 술로 먹는
다 시원하게 통변이 된다.

이와 비슷한 처방은 손진인방(孫眞人方)에도 있다. 대소변이
불통일 때에는 잎을 짓찧어 즙을 내 반 되를 마시면 시원하게 통
변이 된다.

## 비방. 시즙(柿汁)
### ― 중풍을 다스리는 명약 ―

감은 어디에서든 볼 수 있는 과실이다. 매실이나 배와 같이 수
분(受粉)하여 수정 하지 않으면 자방(子房)이 성장하지 않거나 결
실을 맺는 일이 없다. 물론 수정하지 않더라도 자방이 성장하고
결실하는 특성은 있다.

민간에서는 감을 이용한 음식이 전해져 온다. 감떡이 있으며

찹쌀과 곶감을 가루로 만들어 쪄 잣과 호두와 한데 으깨어 경단처럼 만들어 꿀을 바른다. 이것은 몸을 보하는 좋은 음식이다.

감은 많이 먹으면 변비가 되는 것에 유념해야 한다. 그러므로 변비가 있는 사람은 먹지 않는 게 좋다. 술에 취했을 때에 감을 먹으면 취기를 덜어주는데 이것은 곶감도 마찬가지다. 그러나 옛날부터 떫은 감을 생으로 먹는 것은 금한다. 그것은 몸에 결석(結石)이 생기기 때문이다. 그러나 약용으로 쓰는 것은 감꼭지와 떫은 감이다.

감꼭지는 늦가을의 서리가 내릴 때 따서 말린 다음, 저장해 두었다가 약용으로 사용한다. 이것을 한방에서는 상시체(霜枾蔕)라 한다. 그런가하면 감이 익어 떨어지고 꼭지만 나무 위에 남아 있는 것이 약용으로는 훌륭하다고 소개한다.

『명의별록』이라는 고서엔 감이 이비(耳鼻)의 기를 통하고 장과 위의 허약을 다스린다고 하였다. 능히 술독을 풀며 위의 열을 누르고 목마른 증세를 잡아낸다고 했다.

또 불에 말린 오시(烏枾)는 충을 죽이며 금창과 화상을 다스리고 생살을 나게 하며 설사를 그치게 한다는 것이다. 한편으로 백시(白枾)는 허로와 쇠약을 보하며 백속의 숙혈을 사라지게 하며 장의 비위를 튼튼히 한다.

민간에서는 감을 여러 용도로 사용한다. 딸꾹질에는 감꼭지 10개씩을 1홉에 달여 매일 한번씩 약 일주일 간·계속하여 마시면 효과가 있다. 그런가하면 중풍에는 감즙을 사용한다.

먼저 떫은 감을 절구에 넣고 짓찧는다. 여기에 10분의 1 정도의 물을 넣고 준비한 통에 옮긴 후 매일 하루에 한번씩 저어서 일주일 남짓 되었을 때 자루에 넣고 짜서 즙을 낸다.

이 즙을 그릇에 옮긴 다음 밀폐하여 저장한다. 5~6개월이 지

나면 훌륭한 감즙이 된다. 한가지 주의할 것은 감즙을 만들 때에
는 조금이라도 상한 것이나 익은 것을 써서 안 된다. 그런 감이
들어가면 금방 부패하기 때문이다.

고방에서는 「시즙」을 소개한다. 떫은 감즙 1작(勺)과 무우즙 1
작(勺)을 혼합하여 이것을 1회의 양으로 하루에 2~3회로 공복
때에 마신다.

이것을 일주일 동안 계속 마시고 일주일을 쉬었다가 다시 일주
일을 쉬는 식으로 몇 번을 반복하면 효과가 나타나기 시작한다.
그러면 이때 중지한다.

그런가하면 타박상에는 떫은 감즙을 바르고 겸하여 음용한다.
피를 토할 때에는 곶감을 태워 가루로 만들어 백탕으로 마시면
효과가 크다. 이가 쑤시고 아플 때에는 곶감 태운 가루를 잇몸에
문지른다.

## 비방.  오공즙(蜈蚣汁)
### ― 기를 보하고 허손을 다스림 ―

밤의 원산지는 중국과 유럽으로 알려져 있다. 지금은 어느 곳
을 가더라도 볼 수 있는 게 밤이다. 우리나라는 고려 인종 때에
밤나무 증식을 권장한 바 있으며, 그후 명종 18년(1188)에는 식재
(植栽)를 장식하였다. 밤에 들어 있는 당질은 소화가 잘 되는 편
이다. 위장의 기능을 강화하는 효과가 있으며, 배탈이 나거나 설
사가 심할 때에는 군밤을 잘 씹어 먹으면 유효하다.

『당본초(唐本草)』에는 밤이 근골 상한 것과 종통·어혈 등을
다스리는 데 생것을 짓찧어 바르면 효과가 있다. 특히 밤은 오과
(五果)에 속하는 음식으로 신(腎)의 과실이라 손사막은『천금방』

에서 밝힌 바 있다.

신이 허하여 허리와 다리가 무력해 졌을 때엔 생밤을 자루에 넣어 매달아 말린 후 매일 10여 개 씩을 먹은 다음 돼지 콩팥을 죽에 넣어 끓여 먹고 오래 지나면 강건해 진다. 이러한 밤과 관계 있는 것이 「오공즙」이다.

기를 보하고 허손을 다스리는 데 이것은 생지네를 갈아 즙으로 만든 것이다. 그러나 지네에는 독이 있으므로 반드시 해독을 시켜야 하는 데 그것이 생율(生栗;날밤)이다. 밤을 먹지 않으면 지네의 독성으로 목숨을 잃는다.


## 비방. 굴피대명방(橘皮大明方)
### — 신이 허하여 일어나는 허리의 통증을 다스림 —

굴은 굴나무의 열매다. 열매의 껍질은 약재로 쓰이는 데 굴이 익기 전 벗기어 말린 것은 청피(靑皮), 익은 다음의 것은 진피(陳皮)·굴피(橘皮)라 한다.

민간에서는 굴을 각기나 동맥경화의 약으로 사용한다. 그것은 굴이 함유하고 있는 구연산(산성 효력) 때문인데, 여름에는 한두 개를 먹으면 약 5그램의 구연산을 섭취한 것과 같다. 동맥경화를 예방하기 위해서는 보통의 성인이 하루에 구연산 5그램, 초산 2그램(식초라면 50cc)으로 피로회복에 절대적으로 필요하다.

고방에서는 굴이 소갈을 그치고 위를 열어주며 가슴 속의 기를 없앤다고 하였다. 굴씨는 요통을 비롯하여 방광(膀胱)을 원활하게 열어주는 효험이 크다. 또 굴잎은 가슴이 답답한 것을 풀어주고 궐음(厥陰)에 들어가면 간기(肝氣)를 행한다.

「굴피대명방」은 이렇게 처방한다. 굴껍질을 벗기어 말린 후

5~10그램을 뚜껑 있는 찻잔에 넣고 약간의 설탕을 넣은 후 열탕을 붓고 10분 가량 지나 마신다. 이렇게 하면 유행성 감기는 물론 부종 등을 예방하고 다스리는 데 효과가 크다. 허리가 아프거나 냉으로 음낭(陰囊)이 아플 때에는 귤을 태워 분말한 후 꿀에 타서 먹거나 1돈씩을 따뜻한 술에 먹는다.

## 비방. 매실초(梅實醋)
### — 설사에 특효 —

매실은 매화나무의 열매다. 중국이 원산인데 주로 정원 등에 심어 관상 효과를 누리기도 한다. 이시진이 매화를 살구류라 하였듯이 매실은 우선 생각만으로도 혀 끝에 침을 돌게 할만큼 신맛을 풍긴다. 실제적으로 매실에는 구연산과 사과산이 함유되어 있어 식용으로 크게 사랑을 받아왔다. 매실을 식용으로 사용할 때는 매화의 꽃봉우리를 따서 말렸다가 끓는 물에 만드는 매화차가 유명하다.

매실의 누런 것을 따서 연기로 찌면 오매(烏梅)가 되고, 푸른 것을 소금물에 담가 햇볕에 말리면 백매(白梅)다. 매실은 꿀로 삶아 당(糖)에 넣어 저장해 과자처럼 두고 두고 먹는다. 익은 것은 눌러 짜서 즙을 볕에 쪼여 거두면 매장(梅醬)이 되는데 이것은 무더운 여름에 목이 심히 갈증을 느낄 때 물에 타서 먹는다.

이러한 매실을 이용하여 설사를 잡아내는 특효한 방법이 「매실초」다. 매실을 소금에 절일 때 매실에서 즙이 나온다. 이때 차조기(紫蘇)의 잎을 짓찧어 넣으면 빨갛게 물이 든다. 이것을 요리에 사용하기도 하고, 설사를 할 때에는 매실초를 한두 잔만 마셔도 금방 효험을 볼 수 있다. 감기에는 매실초 한잔에 설탕을 약간 넣고 뜨거운 물을 마시면 된다.

### 비방. 보폐환(補肺丸)
### ― 폐를 보하며 기침을 다스림 ―

  살구는 벚나무과에 딸린 교목이다. 전국 곳곳에서 재배하는 살구나무는 높이가 3~4미터쯤 자라고 백색의 오판화가 피는 데, 과실은 매실과 비슷하며 익으면 적황색으로 변한다. 살구의 특징은 살과 씨가 분리되는 것이다. 씨 속의 알맹이가 행인(杏仁)으로 약재로 쓴다.

  살구는 특유의 단맛이나 신맛으로 일찍부터 중국의 고급 요리 등에 이용되어 사랑을 받아왔다. 감미한 성분에는 포도당을 비롯하여 과당 및 감자당(甘蔗糖)이 함유되어 있다. 그런 탓에 생식을 하거나 말려 먹기도 한다.

  중국 요리의 하나인 행인탕(杏仁湯)은 주원료가 살구씨 알맹이다. 기름기가 많은 중국 요리의 가장 끝자락에 나오는 탕으로 보통 소화를 돕는 데 효험이 있다. 살구를 재료로 하는 음식의 하나인 「살구정」은 푸른 살구를 껍질을 벗기고 소금에 절였다가 물에 담가 시고 짠맛을 뺀 다음에 꿀이나 설탕으로 졸인다. 또한 「살구편」은 익은 살구를 쪄 으깬 다음 체에 걸른다. 거기에 녹말을 넣고 끓인 꿀을 만든 떡이다. 이것은 행병(杏餠)이라 부르는 고급 음식이다. 약용으로 보면 살구는 민간요법에서도 사랑을 받아오고 있음을 알 수 있다.

  민간에서는 특히 말린 살구를 애용한다. 그것은 통리성(通利性) 때문이다. 서양에서도 이러한 통리성 때문에 짐승 고기를 요리할 때는 살구를 삶아 넣는다. 즉, 고기의 자극을 완화시키는 효험 때문이다. 등산을 할 때에는 말린 살구를 물고 있으면 피로를 물리치며 목마름증(갈증)을 해소시키는 효과가 매우 크다.

기침을 다스리고 폐를 보하는 비방에「보폐환」이 있다. 재료는 행인을 큰 되로 1되, 동뇨(童尿) 1말. 살구씨 가운데 쌍인(雙仁)은 버린다. 살구씨를 동뇨에 담근다. 봄과 여름에는 일 주일을, 가을과 겨울엔 2주일을 둔다. 그런 다음 그것을 강판에 갈아 즙을 만든다. 이것을 끓여 풀처럼 만든 다음 햇볕에 말려 콩알 크기 만큼의 환을 만든다. 한번에 30알에서 50알을 복용한다.

얼굴에 기미가 생길 때는 행인을 껍질만을 벗기고 간 다음, 그것을 달걀 흰자위에 개어 바른다. 아침에는 따뜻한 술로 씻어내는 것이『맹선』의 비방이다. 다른 방법은 살구꽃과 복숭아꽃을 각각 1되씩 담가 일 주일을 두었다가 그 물로 21일 동안 세수하면 효험이 있으며, 특히 두부를 먹고 식중독을 일으켰을 때에는 행인 가루를 물에 타서 먹으면 금방 풀린다.

그런가하면 손사막은『천금방』에 다음과 같은 비방을 소개하고 있다. 몹시 두통이 심한 때에는 행인 1되를 피첨(皮尖)은 버리고 간다. 그것에 물 3되를 넣고 달여 즙이나 국, 또는 죽을 만들어 복용한다. 또한 몹시 피로하여 지쳤을 때에는 행인 50알을 물 2되에 넣고 달여, 그것이 반으로 졸아들면 마시고 땀을 내면 좋다는 것도『천금방』의 처방이다.


## 6. 원순제와 비화실법(秘畵實法)


원순제(元順帝) 때의 태사인 백안(伯顔)은 워낙 호색하여 그쪽으로 길을 열어 죽고 말았다. 친중국 계인 원순제와는 달리 백안은 철저한 반중국 계였다. 중국 문화를 싫어했던 그는 일찌감치

과거제도를 중지시키더니 엉뚱한 계획을 세워 나갔다. 그것은 백련교(白蓮敎)의 반란을 진압한다는 구실로 다섯 성의 씨를 말리려고 고약한 음모를 꾸민 것이다.

다섯 성은 장(張)·왕(王)·유(劉)·이(李)·조(趙)였다. 이 성씨들은 당시 6천만 인구 중 5천6백만을 차지하고 있었다. 백안은 이 계획에 반대하는 원순제를 내치려다 오히려 실패하여 실각하고 말았다. 이로 인해 다행스럽게도 5천여 만의 다섯 성씨는 목숨을 부지할 수 있었다.

백안이 실각되자 명재상 탈탈(脫脫)이 수면에 떠올랐다. 그러나 탈탈은 그의 동생이 반란군 토벌에 실패하자 자신이 직접 토벌대의 선봉에 서기 위해 도성을 비웠다. 이 당시 탈탈이 뒷일을 맡긴 인물이 바로 합마(哈麻)였다. 합마는 남녀의 성행위를 소중히 여기는 라마의 환희불 신봉자였다. 그는 궁안으로 라마승을 끌여들여 온갖 음탕한 행위를 자행하였다.

역사 기록에 의하면 원순제는 합마의 청이면 무엇이든 들어주었다고 했다. 언젠가 그는 원순제에게 묘한 말을 지껄였다.

"폐하께서는 이 세상이 태어나시어 금상의 높은 자리에 앉아 계십니다만, 우리 라마교의 입장에서 본다면 지극히 찰라적인 즐거움에 불과합니다. 모름지기 방중술을 배우시어 환희불을 통해 백세 천세 무병장수를 누리시옵소서!"

이렇게 하여 원순제는 합마로부터 방중술이라는 것을 배우게 되었다. 합마는 하루하루 실행에 들어간 여러 방법들을 그림으로 남겨 잊지 않게 했는데 이른바 '비화실법'이었다. 이것은 성행위를 토우(土偶)나 그림으로 남겨 평소 한가한 시간이면 그것을 머릿속에 구겨 넣어 이리저리 잣대를 돌려볼 수 있는 것들이었다.

한방의 고전인 『만병회춘(萬病回春)』에 「계주색」이란 시가 있다. 그 첫머리의 글귀가 인상적이다.

　<…술과 섹스, 그리고 재물을 가까이하는 것이 몸을 망치는 도적이다(酒色財氣傷人賊).>

　그러나 원순제 만큼은 이 말을 철저하게 지키지 않았다. 그는 닥치는 대로 계집 사냥에 열을 올렸으며, 신하의 부인이라도 예외를 두지 않았다.

　그는 특히 좌도밀교화(左道密敎畵)의 인상(印相)에 깊은 매력을 지니고 있었다. 이를테면 현교(現敎)의 만다라(曼陀羅)는 우주 법계의 모든 덕을 망라하여, 부처가 증험한 것을 그림으로 나타낸다. 그러나 좌도밀교화는 성교나 성희를 이근교회(二根交會)로 표현하는 것이 다르다.

　예를 들면 이렇다. 밀교에서는 왼손을 여성, 오른손을 남성으로 하여 새끼손가락에서부터 위쪽으로 지수화풍공(地水火風空)의 명칭이 붙는다. 불교의 실천윤리를 삼고 있는 삼학(三學)의 하나로 왼손을 정(定)이라 부르는데, 이러한 남녀의 두 손이 만물의 철리(哲理)를 조합 방정식에 따라 이루어 낸다. 즉, 불상을 보면 손가락이 얽혀 있는 형태가 각기 다른 점이 그것이다.

　정치는 뒷전으로 미루고 합마와 비화실법에 혈안이 되어 있었으니 원순제의 말년이 험악할 것은 주지의 사실이다. 『승니얼해(僧尼孽海)』의 작가 당인(唐仁)은 '중이 이때만큼 천하를 타락시키고 음탕으로 더럽힌 적이 없다'고 탄식했다. 그런 점에서 당인은 아주 익살스런 해학으로 마무리를 짓는다.

　<…불독(不禿)이면 불독(不毒)이요, 불독(不毒)이면 불독(不禿)이다….>

　비록 뜻은 다르지만 음이 같은 '독'으로써 말 잔치를 벌인 셈이다. '머리가 알 대가리가 아니면 독하지 않고, 독하지 않은 사람은

머리가 빡빡일 수 없다'는 뜻이다. 이를테면 당시 라마승의 횡포가 극에 달하여 중이면 누구랄 것 없이 해를 끼친다는 경고였다.

## 비방. 정향대조즙(丁香大棗汁)
### — 위가 냉하여 구토하는 것을 다스림 —

대추는 대추나무과의 열매로 민간약으로 많이 쓰인다. 한방에서는 대추의 성질이 온(溫)하므로 완화를 시키는 목적으로 사용한다. 대추에는 다량의 당분과 점액질이 함유되어 있다. 과실에는 단맛이 있으므로 생으로 먹거나 또는 말려서 식채로 애용하기도 한다. 우리의 조상님네들은 대추를 여러 종류의 재래 음식으로 애용하여 왔다. 특히 대추를 이용한 미음은 병으로 인한 허약한 몸을 회복시키는 데 큰 역할을 한다. 대추전병이 있고 대추주악, 그리고 대추를 꿀과 기름·계피가루로 치고 잣가루를 뿌려 만든 대추초(大棗炒) 등의 음식이 있다. 고방에는 대추가 경맥을 보하고 음혈을 완화시키며 강장제로 쓰인다고 소개한다. 즉, 잘 익은 과실을 쪄서 말린 것을 달여 먹으면 해열 진통에 효과가 있는데 하루에 15그램 가량을 달여 복용한다.

위가 냉하여 자꾸만 구토질을 일으킬 때에는 「정향대조즙」을 복용한다. 대추 1근을 씨를 빼고 정향(丁香) 10알과 함께 물에 푹 삶는다. 정향을 건져내고 대추와 즙을 공복에 먹는다. 「정향대조즙」은 하루에 두 차례, 일곱 번을 복용하면 구토가 그친다.

## 비방. 산조인탕(酸棗仁湯)
### — 불면증을 다스림 —

　산조인은 멧대추다. 모양은 대추나무와 비슷하나 열매가 둥글고 가시가 있는 게 다르다. 잎은 호생인데 잎꼭지는 짧고 꽃은 녹색이며 열매는 식용인데 대추보다 맛이 못하다. 이러한 멧대추는 어디에서든 볼 수 있다. 고방에 산조(酸棗)는 마음이 산란하고 잠을 이루지 못하는 데 처방전을 쓴다.

　특히 산조인(酸棗仁)은 근골풍(筋骨風)에 볶아 갈아서 탕으로 먹는다. 일반적으로 불면증에는 「산조인탕」을 쓴다. 산조인 1냥을 고소한 냄새가 나도록 볶아 그것을 가루로 만들어 죽엽탕(竹葉湯)으로 복용한다.

　그런가하면 이런 비방도 있다. 마음이 산란하여 잠이 오지 않을 때에는 멧대추씨 알맹이(酸棗仁) 2되, 건강(乾薑)·북령(茯苓)·궁궁이를 각각 2냥으로 하고, 감초 구운 것 1냥을 준비한다. 먼저 물 1말에 산조인을 넣고 삶아 5되로 줄이고 함께 삶아 3되를 취한 후 나누어 먹는다. 그런가하면 결핵열(骨蒸)로 잠을 이루지 못할 때에는 산조인 1냥을 물 2잔에 갈아서 즙을 낸다. 그 즙에 멥쌀 3홉을 넣고 죽을 쑨 다음 지황즙(地黃汁) 1홉을 넣고 다시 끓여서 먹으면 효험이 있다.

## 비방. 산포도탕(山葡萄湯)
### — 노인들의 좌골신경통을 다스림 —

　머루를 산포도라 한다. 7월경에 황록색의 작은 꽃이 피며 익으면 흑백색이 되는 데 맛은 매우 시다. 재래적으로 머루는 술을 빚어 먹기도 하고 머루 말린 것을 꿀에 졸여 만든 머루 정과는 몸을 보하는 데 이용된다.

　『당본초(唐本草)』에 의하면 머루의 기미는 달고 시며 평하며 독이 없다고 소개한다.

　이러한 머루는 민간에서 강장제(强壯劑) 및 보혈제(補血劑)로 쓰인다. 고방에서는 머루의 덩굴이 갈증을 그치게 하고 소변을 이롭게 한다고 소개한다. 신경통에는 머루를 병 속에 넣은 다음 한달 쯤 두어 그 즙을 환부에 바른다.

　폐결핵에는 자양제로 사용한다. 즉, 열매를 달여 그 즙을 복용하는 방법이다. 몸에 종기가 난 후 쉽게 없어지지 않을 때에는 머루 뿌리를 분말하여 꿀에 개어 환부에 바르면 효과가 있다. 그런가하면 임질통에는 머루즙 3홉에 꿀 1홉을 섞어 공복에 마시면 효과가 있다. 또한 노인의 좌골신경통에는 「산포도탕」을 쓴다. 산포도탕은 머루 덩굴을 썰어 푹 삶은 다음 그 탕으로 매일 목욕을 하면 완치된다.


## 7. 편작(扁鵲)이 고치지 못하는 여섯 가지 병

　앞 단락에서 한 소절을 인용한 「계주색」을 음미한 후 본론으로 들어가 보자.


　술과 섹스, 그리고 재물을 가까이 하는 것은 목숨을 빼앗는 도적이다
　그런데도 뜬 인생들아, 어찌 모두들 여기에 힘들이는가
　크고 작은 영웅 모두가
　주색에 빠져 몸을 망쳤구나
　만약 이 저속한 먼지를 털지 못하면
　하루아침에 몸져누워 후회한들 늦으리
　황천길 먼 길손 되어 떠나는 마당이니

모든 황금은 탕진되고 백약이 무효로다


주색재기상인적(酒色財氣傷人賊)
부생하사다편성(浮生何事多偏性)
다소영웅피타혹(多少英雄被他惑)
욕탐화주상생명(欲貪花酒傷生命)
약능파탈저진범(若能罷脫這塵凡)
일조와병매좌제(一朝臥病梅籌臍)
편시구소운외객(便是九宵雲外客)
사진황금약불응(使盡黃金藥不應)


편작은 신의(神醫)이며 심서(心書)로 유명하다. 이를테면 환자의 마음을 잘 읽는다는 뜻이다. 그런 점에서 태사공(太史公)은 자서(自序)에서, '편작은 의술을 통해 의술의 조상이 되었다'고 칭송할 정도였다. 그만큼 진단과 치료법이 정밀 · 명확했다.

편작은 발해군 정현 사람으로, 성은 진씨(秦氏)요 이름은 월인(越人)이다. 그는 젊었을 적에 숙박 업소의 지배인으로 일을 한 적이 있었다. 그때 편작이 일하는 곳에 자주 들르던 장상군(長桑君)이란 노인이 있었다. 여관에서 일 하는 사람들이 많이 있었지만 오로지 편작만이 노인을 극진히 대해 주었다. 이러기를 10여 년. 어느 날 노인이 편작을 자신의 처소로 불렀다.

"나는 신묘한 의술 비방을 가지고 있다. 내 나이가 만만치 않아 누군가에게 의술을 전해야 하는데 그대가 적임자라 생각했다."

편작은 하늘에 맹세하고 노인에게 의술을 전수 받는다. 장상군은 의술서(醫術書)를 건네준 후, 품에서 알약 하나를 꺼내 주며 그 알약은 하늘에서 내리어 땅에 떨어지지 않은 물, 즉 이슬과 같은 상지수(上池水)로 복용하라고 주의를 환기시켰다. 그로부터 30일이 지나면 괴이한 물상이 보이게 될 것이란 말을 남기고 노인은 홀연히 떠나 버렸다.

과연 한 달이 지나자 이상한 일이 생겼다. 담 너머의 사람이 훤히 보였다. 그러고 보니 사람의 몸에 있는 오장에 어떻게 병마가 침입하는지를 한눈에 알아보게 되었다.

그날로부터 여러 나라를 돌아다니게 되어 그를 편작(扁鵲;黃帝 왕조 때의 名醫 이름)이라 하였다. 천하를 떠돌며 이름을 날린 신의께서 자신도 고칠 수 없는 여섯 가지 병이 있다고 했다. 이른바 '육불치(六不治)'다.

첫째는 환자가 교만·방자하여 자기 말만 앞세우고 의원의 말을 듣지 않는 것.

둘째는 자신의 몸을 가볍게 여겨 치료비를 아끼는 것.

셋째는 음식이나 옷을 의원의 지시대로 입거나 지키지 않는 것.

넷째는 집안이 가난하여 아무리 처방전을 내려도 약재를 쓸 수 없는 것.

다섯째는 무당의 말을 믿고 의원을 무시하거나 듣지 않는 것.

여섯째는 음양의 장기가 완전히 깨어지는 것.

특히 음양의 장기(藏氣)가 부족하다는 것은 지나치게 주색을 가까이하여 신체의 균형이 크게 어긋나거나 훼손되었다는 뜻이다. 이런 경우는 도무지 삶을 도모할 수 없는 상황이다.


비방. 원피석류초(原皮石榴醋)
— 병을 앓고 귀가 잘 들리지 않음을 다스림 —

석류는 석류나무의 열매다. 과실의 모습은 원구(圓球)로서 9~10월 경에 성숙하면 다수의 종자가 종피(種皮)로 덮여 있다. 과실의 맛은 달아 식용으로 적합하고 과실의 껍질과 뿌리 껍질은 약으로 쓴다.

석류를 약용적인 면에서 살피면 과즙이 강장제로 애용된다는 것이다. 한방에서는 석류피를 설사나 이질, 복통 등의 수렴제로 사용한다. 그런 탓에 고방에서는 석류껍질은 근골과 풍으로 허리와 다리가 마비되어 걷게 되면 몹시 아픈 것과 대장이 부실한 것을 다스린다고 소개한다. 또 장을 편안히 하는 정장약(整腸藥)으로는 1일 10그램 가량을 달여 복용하면 된다.

특히 남성들의 조루증, 즉 음위(陰痿)에는 근피 5그램 정도를 하루 양으로 하여 달여 마시면 효과가 있다. 또 지독한 입 냄새에는 달인 잎을 즙으로 삼아 양치를 하면 냄새를 잡을 수 있다.

병을 앓고 난 다음이면 몸이 허해져 갑자기 귀가 들리지 않기도 한다. 이때에는 「원피석류초」를 처방한다. 8~9월에 석류 1개를 위쪽에 구멍을 내어 미초(米醋)를 채운다. 그 다음에 원피로 덮고 밀가루를 반죽하여 싼 후 불에 굽는다. 이렇게 하여 얻어진 즙을 귓속에 한두 방울을 3일간 떨어뜨린다.

## 비방. 유자청(柚子淸)
### — 여러 종류의 기침에 특효 —

유자는 유자나무의 열매다. 가을에 밀감보다 큰 과실을 맺는데 그것을 쪼개보면 상큼한 향내가 코를 찌르고 열두 개의 쪽이 들어 있다. 오래 전부터 민간에서는 담이 있는 기침에 유자의 껍질과 씨를 버리고 병 속에 넣고 술을 부어 하룻밤이 지나면 스스로 물렁물렁 해진다. 여기에 꿀을 적당히 넣어 잘 저어 마신다. 특히 주독(酒毒)에는 이러한 유자를 먹으면 금방 풀린다.

「유자청」은 유자를 꿀에 갠 음료다. 기침에는 아주 효험이 있다. 오래 전부터 민간에서는 류머치스·산통(疝痛)에는 유자씨를 달여 먹었었다. 특히 씨를 태워 밥에 버무린 후 티눈이나 사마귀에 붙이면 아주 효과가 높다고 했다.

한방에서는 유자의 껍질이 기를 내리는 데 사용한다고 하였다. 그런가하면 음식을 소화시키는 효능도 있으며 입맛이 없는 것도 다스린다고 했다.

오래된 식욕부진에는 다음과 같은 비방도 전했다. 유자를 둘로 쪼개어 속을 긁어내고 그 속에 들깨기름으로 버무린 된장을 채워 넣은 다음 다시 두 쪽을 합하여 유자껍질이 약간 탈 정도로 불에 굽는다. 이러한 들깨기름 된장을 밥에 얹어 먹으면 식욕부진을 물리칠 수 있는데 이것이 「유자된장」이다.

### 비방. 사기환(四氣丸)
### ― 성욕의 과로로 인한 심기가 손상되었을 때 ―

가시연은 검실(芡實)이다. 못이나 늪에서 자생하는데 잎은 둥그스름한 방패모양으로 넓으며, 밑바닥은 붉은빛이 돌거나 자줏빛이다. 열매는 가시연밥이라 하고 씨알맹이는 검인(芡仁)이라 하여 식용과 약용으로 사용한다.

한방에서는 가시연이 진통·간장약으로 쓰인다. 속을 보하고 나쁜 질환을 없앤다는 것이다. 『소송(蘇頌)』이라는 고서에는 가시연의 약효를 이렇게 밝힌다.

<가시연을 짓찧어 햇볕에 말려 다시 갈아 가루를 낸다. 금앵자

(金罌子)을 볶아 달여 함께 버무린 후 환을 만들어 먹는다. 이 환이 하체를 튼튼하게 만든다>

「사기환」은 성욕의 과로로 인한 심기가 손상됨을 다스린다. 가시연과 백복령·연육을 각 2냥, 대추를 10개 준비한다. 만드는 법은 가시연과 백복령·연육 등을 가루로 낸다. 다음으로는 대추를 쪄 가루와 함께 오동씨 만큼의 환을 만들어 한번에 30알씩 소금탕으로 먹는다. 또 정기를 늘리는 데는 검실죽(芡實粥)을 만드는데 이것은 눈과 귀를 맑게 하는 보너스도 있다. 가시연 3홉, 멥쌀 1홉을 준비한다. 먼저 가시연을 삶아 껍데기를 깐다. 쌀과 함께 죽을 쑨다. 날마다 공복에 먹는다.

## 8. 요도 절개(尿道切開)의 비밀

예로부터 성구(性具)를 사용하는 것은 음위(陰萎;임포텐즈)인 경우가 많았다. 이것은 비단 중국뿐만이 아니었다. 예를 들면 보르네오의 말라이 족은 사내의 심벌에 구멍을 뚫고 놋쇠로 된 철사를 감아 여인네의 성기를 간질였다. 그러는가 하면 어떤 때에는 상아·대나무·은제(銀製)로 된 구슬·쇠구슬 등을 심벌에 매달기도 하였다. 그러는가 하면 수마트라의 비타크 족은 사내의 심벌에 구멍을 뚫고 그곳에 돌 조각을 집어넣는다. 이것은 심벌을 딱딱하게 하여 상대하는 여성에게 좀더 충격적인 기쁨을 주기 위한 배려였다. 어디 그뿐인가. 남아프리카의 칼라하리(Kalahari) 사막에 살고 있는 부시맨들은 어려서부터 자신의 심벌을 돌로 끝을 으깬 후 바닷물 속으로 뛰어들었다. 이것은 심벌을 기형적으로 만들어 여성에게 즐거움을 주기 위해서였다.

또 뉴기니아 동부의 카마노 족은 나이 20세가 되어 성인식을

할 때엔 청년의 요도구(尿道口)에 가느다란 풀줄기를 항문이 있
는 곳까지 집어넣었다. 이런 경우는 두세 주일이면 상처가 아문
다. 그 다음엔 이파리를 돌돌 말아 연필 크기만큼으로 만든 후 요
도의 구멍 안으로 밀어 넣는다. 이때 고통을 이겨내지 못하고 비
명을 지르거나 엉뚱한 행동을 하면 인정 사정없이 심벌을 잘라
버린다. 일단 수술이 끝나면 시술의(施術醫)는 예리한 돌칼로 귀
두 끝을 잘라 낸다. 이것은 굵고 멋진 심벌로 만들어진 후라야 성
인으로서 인정해 주기 때문이다.

호주의 서부에 사는 에보리진이라는 종족은 표피의 수술이 끝
나면 요도를 절개하는 수술을 한다. 이때 사용되는 수술 도구는
흑요석(黑曜石)이라 부르는 돌칼이다.

수술 방법은 마치 횟집에서 뱀장어의 껍질과 안쪽에 있는 뼈를
발라내는 것과 같은 형태다. 즉, 음경의 해면체를 절개하여 요도
를 따로 분리하여, 방울입(空道) 부분을 중앙에 위치해 놓지 않고
심벌의 하단부로 끌어내리는 수술이다.

이렇게 하면 남녀가 성행위를 할 때, 여성에게나 남성에게나
필설로 형언키 어려운 쾌감을 가져다주게 된다. 옛날, 중국의 사
이계(姒履癸;걸제)라는 황제가 그런 방법을 사용하여 황음한 놀
이를 즐겼다는 기록도 엿보인다.

## 비방. 해송자환(海松子丸)
### — 변비를 다스림 —

잣은 잣나무의 열매로 산 속에서 자생한다. 잣에는 단백질 등
불포화 지방산이 함유되어 있어 영양식으로도 각광을 받고 있다.
잣을 이용한 재래 음식에는 잣죽(海松子粥)을 비롯하여 잣엿(柏

子飴)·잣단자·잣박산 등이 있다. 잣가루는 고명 음식으로 뿌리기도 하고 무치기도 한다.

고방에서는 잣을 먹는 방법을 설명한다. 잣의 껍데기를 까서 짓찧는다. 그것을 고약처럼 만들어 두고 먹을 때마다 달걀 크기로 하여 술로 먹는다. 이것을 하루에 세 번 복용하는 데, 1백일을 먹으면 능히 몸이 가벼워지고 3백일을 먹으면 5백리를 걸어도 피곤기를 느끼지 않는다. 오래 먹으면 신선이 된다.

이런 이유로 잣은 옛날부터 자양강장제로 알려져 있다. 병후회복이 빠르며 12지장충을 구제하는 효능도 있다. 『의설(醫說)』에는 양고기와 잣을 함께 먹으면 좋지 않다고 소개한다.

현대의 직장인들에겐 변비가 많다. 이러한 변비를 다스리는 데엔 「해송자환」을 먹는다.

잣과 백자인·삼씨를 등분하여 간다. 그것을 진흙과 같은 백랍(白蠟)으로 버무려 오동씨 크기 만큼의 환을 만든다. 이것을 매회 50알씩을 황기탕(黃芪湯)으로 복용한다.

## 비방. 은행신애환(銀杏神艾丸)
### — 담이 있는 기침을 다스림 —

은행은 은행나무의 열매다. 원산지는 중국으로 가로수와 정원 같은 곳에 관상용으로 많이 심는다. 잎은 부채처럼 생겼는데 노란 잎은 보기에도 아름답다. 은행에는 당질이 많은데 대부분 전분이며 단백질 역시 우수하지만, 특색은 고유한 풍비에 있다.

옛날부터 은행은 불에 구워 한번에 4~5개씩 먹으면 정력을 강화시키는 효과가 있으며 한꺼번에 많이 먹으면 오히려 해롭다고 하였다. 한방에서는 은행이 폐기를 늘리고 천식으로 인한 기침을 진정시키는 진해의 효험이 있다고 하였다. 또 잎은 해충 구제에 효험이 있다. 약초에 관한 의서를 살피면 동상이나 화상에는 푸른 은행잎을 말려 달여 그 즙으로 찜질하면 효험을 볼 수 있으며, 폐결핵에는 껍데기를 깐 은행을 생것으로 호마유(胡麻油)에 담가 두었다가 1개월쯤이 지나 하루 3개씩을 꺼내 잘 씹어 먹는다. 은행이 일반인들에게 정력제로 알려진 것은 구워서 까 먹는 것을 가리킨다. 고방에서는 담이 있는 천식에 「은행신애환」을 복용한다. 은행 7개를 불에 구워 쑥을 익혀 환을 7개 만든다. 환 속에 은행 1개씩을 넣어 한지에 싼 채 다시 불에 구워 향내가 나면 꺼내어 쑥을 버리고 먹는다.

### 비방. 향등탕(香橙湯)
#### ― 기를 맑게 하고 술독을 사라지게 함 ―

등자(橙子)는 등자나무의 열매다. 잎은 달걀형으로 초여름에 백색꽃이 핀다. 과실은 녹색 구형(球形)이 맺혔다가 황적색으로 변하여 익을 때엔 다홍색이 된다. 모양으로 보면 등자나무는 귤나무와 비슷하다. 등자 껍질 말린 것을 등피라 하는 데 약용으로 사용한다. 등자를 썰어 술에 담가두면 액체로 변하여 가는데, 이 액체는 손발이 트는 데 특효약이다. 얼굴에 바르면 피부가 몹시 부드러워진다.

『개보본초(開寶本草)』라는 의서에는 이렇게도 소개한다. 등자는 신맛(酸汁)을 씻어 버리고 썰어 소금과 꿀에 버무려 달인 후 두고 두고 먹는다. 속을 평하게 하며 능히 위 속의 악기(惡氣)를 없앤다. 껍질은 장(醬)이나 초(醋)를 만들어 먹으면 좋다.

고방에 전하는 것으로는 「향등탕」이 있다. 효능은 속을 부드럽게 하고 기를 기분 좋게 하며 술독을 사라지게 하는 비방이다.

약재는 등자피 2근, 생강 5냥, 감초 1냥, 사향 반냥이다. 만드는 법은 등자피와 생강을 썰어 볶는다.

다음에는 감초를 구워 가루로 만든다. 이것들을 합하여 작은 떡을 만든다. 먹는 방법은 한번에 1개씩으로 소금을 넣어 먹는다. 『기효방(奇效方)』에 전한다.


## 제3절 탈맥(奪脈)


'전등(剪燈)'이란, 가위로 등불을 잘라 낸다는 의미다. 아무리 큰 가위가 있다 한들 무슨 수로 등을 자르겠느냐 물으면 답변이 궁해질 수밖에 없다. 그러나 중국의 등이 처마에 걸린 등롱(燈籠)이나 들고 다니는 초롱이라는 것을 알고 보면 어느 정도 윤곽이 잡혀진다. 이를테면 가위라는 것은 사내의 결단을 의미하고 등이란 아름다운 여인을 뜻하기 때문이다.

『역경(易經)』의 「음양도」에 '음이 앞서는 것은 아주 불길하다'고 했다. 그런 점에서 예로부터 여인네들은 좋든 싫든 그것을 인내하는 것을 미덕으로 생각했다. 특히 황실에서는 함부로 희락을 얼굴에 그려내면 엄벌에 처해졌고, 어쩌다 인연을 맺은 여도사들 역시 함부로 즐거움을 안면에 펼치지 않았다. 그런 점에서 『소선록(笑禪錄)』에선 앙증맞은 첫날밤 정황을 이렇게 그려낸다.

어느 여도사의 딸이 시집을 갔는데 첫날밤 일을 치르고 나서 황망히 침대에서 내려와 절을 올렸다. 신랑이 놀라 연유를 물으니 신부가 "제가 먼저 실례해 버렸습니다."하였다. 이것은 아무리 좋은 정황이라 해도 함부로 표현하는 것을 삼간다는 뜻이다.

## 1. 운우(雲雨)는 왜 남녀의 방사를 뜻하는가

삼황(三皇)은 복희(伏羲)·황제(黃帝)·신농(神農)을 뜻한다. 때론 황제 헌원씨 대신 여와, 또는 축융, 수인(燧人)을 대신하기도 한다. 전설에 의하면, 복희는 역(易)의 팔괘를 만들어 인사(人事)의 길흉을 점쳤고, 글자(書契)를 발명해 냈으며 그물을 짜 물고기나 새를 잡는 방법과, 여와를 아내로 받아들여 혼인하는 법을 정했다고 기록되어 있다.

황제는 소거(巢居)나 혈거(穴居) 대신 집을 만들었으며 삼베로 옷을 짜는 법을 만들었다. 천문을 비롯하여 역산의 방법을 일깨웠으며 약초를 조사하고 의료술을 발전시켰다. 시장에 관문을 설치하고 또한 딱딱이를 울림으로써 외부 침입자를 막았으며 지남차(指南車)를 발견했다고 씌어 있다.

다음은 신농(神農)이다. 신농의 모습은 사람의 몸에 소머리를 하고 있다. 이로 보아 농업의 신임을 알 수 있다. 염제(炎帝) 신농은 태양의 신으로 빛과 열로 오곡을 익게 하는 법을 가르쳐 식생활에 크게 공헌했다. 또한 신농은 의약의 신이었다.

이러한 신농에겐 세 딸이 있었다. 세 딸의 운명은 순탄치가 않다. 한 명은 '신농의 소녀'라는 이름으로 설화에 등장한다. 이름이 전해지지 않은 이 소녀는 아버지 밑에서 비를 다스리다 훗날 수련을 쌓아 신선이 된 적송자(赤松子)의 뒤를 따라 여선인이 되었다. 다른 한 명은 여와였다. 나이 어린 그녀는 어느 날 동해로 목욕하러 갔다가 그만 파도에 휩쓸려 익사하고 말았다. 그녀의 영혼은 정위(精衛)로 환생하여 발구산(發鳩山) 위에서 살았다. 정위는 자신의 생명을 빼앗은 동해에 보복하기 위해 날마다 서쪽 산에서 자갈과 나뭇잎을 가져와 바다를 메우려는 슬픈 사연이 있다. 나머지 한 명이 요희(瑤姬)다. 요희는 여와처럼 아름답고 정열적인 소녀였다. 어떤 사내가 자신에게 좋은 지를 고르는 도중 그녀는 병을 얻어 죽고 말았다. 그녀는 죽고 난 후 사내가 그리워 고요산(姑瑤山) 허리에 가련한 노란 꽃을 피웠는데 열매를 맺은 한 그루의 요초가 그녀의 화신이었다.

그런데 누구든지 그 꽃의 열매를 따먹은 자는 반드시 이성의 상대를 찾아가 방사를 치르지 않으면 안되었다. 이른바 미약(媚藥)인 셈이다. 아름답고 정열적인 소녀가 갑작스런 죽음을 당한 것을 안 천제께서는 그녀를 사천성(四川省) 무산(巫山) 땅으로 파견해 구름과 비의 신이 되게 하였다.

그때부터 그녀는 아침이면 구름이 되어 떠돌다가 저녁이면 골짜기에 비를 내려 가슴에 품은 한을 식혀 나갔다.

그렇다면 요희의 가슴에 응어리진 욕구불만이 해소된 것인가? 그건 아니다. 그녀의 욕구불만이 해소된 것은 훨씬 후대인, 전국시대 초나라 회왕 때이다.

어느 날 회왕이 고당(高唐)의 대(臺)에서 놀다 깜빡 잠이 들었는데 빛살처럼 휘그르르 나타나 동침하였다. 꿈에서 깨어난 회왕은 그녀가 무산의 여신이라는 것을 알고 난 후 그리운 마음을 지우지 못하고 고당 가까이 조운묘(朝雲廟)를 세워 그녀의 외로운 영혼을 위로하였다.

세월은 흘러 회왕의 아들 양왕(襄王)이 보위에 올랐다. 고당에서 놀다 잠이 들었는데 문득 꿈속에 나타나 다시 인연을 만들었다. 이를테면 부자 2대에 걸쳐 한 여신과 동침하게 된 것이다.

이렇듯 괴이한 정사는 곁에서 왕을 모신 궁정 시인 송옥(宋玉)의 붓에 실려 아름다운 시가로 남는다. 이른바 '고당부(高唐賦)'와 '신녀부(神女賦)'였다. 그런 점에서 남녀 사이의 은밀한 비밀 정사를 '무산(巫山)의 꿈'이라느니 '무산의 운우(雲雨)'라 한다. 이것이 남녀의 방사를 나타내는 최초의 은유적인 표현인 셈이다.

### 비방. 모과신선단(木瓜神仙丹)
#### — 신장의 허랭을 다스림 —

모과는 모과나무의 열매로 중국이 원산이다. 과실은 커다란 타원형인데 가을에 누렇게 익는다. 모과에는 5% 가량이 과당의 형태로 함유되어 있다.

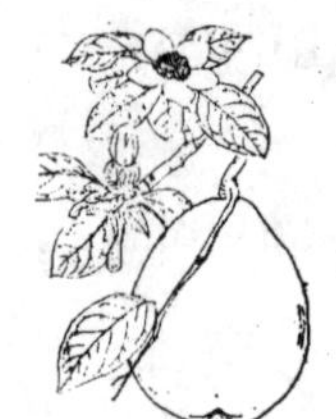

이러한 모과는 설탕에 섞어 먹기도 하는데 재래의 모과 음식에는 모과를 껍질 채 벗기어 속까지 익게 하는 모과숙(木瓜熟), 모과정과나 모과죽 등이 있다. 모과죽은 모과 말린 것을 분말하여 좁쌀이나 찹쌀의 뜨물로 쑤는 죽이다. 여기에 생강즙 탄 죽을 가리킨다.

한방에서는 모과를 곽란이나 중서(中暑)·각기·근육경련(轉筋) 등에 쓰인다. 특히 지해약(止咳藥)으로서 과실이 성숙한 것을 말려 달인다. 하루에 여러 번 마시면 폐렴·기관지염·연주창·선별질증 등에 좋다.

「모과신선단」은 신장이 허랭한 것을 다스린다. 재료는 큰 모과 10개를 껍질과 씨를 벗긴 다음, 여기에 감국화(甘菊花) 가루·가루 소금을 각 1근씩을 함께 시루에 넣고 찐다.

그것을 다시 짓찧어 고약같이 만든다. 새쑥·버섯 2근을 넣고 버무려 오동열매 크기로 환을 만들어 한번에 30알씩을 미음으로 먹는다. 하루에 두 번 복용한다.

## 비방. 복분자묘방(覆盆子妙方)
### — 눈이 어두워지는 것을 다스림 —

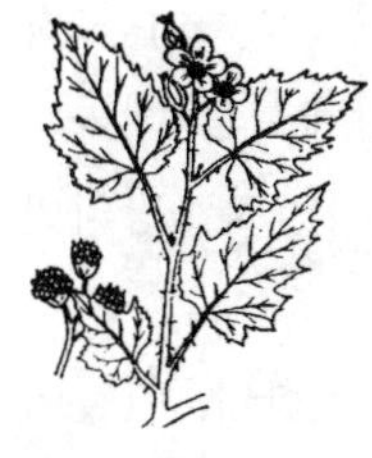

복분자는 나무 딸기다. 4~5월에 붉게 익는데 산사람은 때가 되면 붉게 익는다. 그러므로 옛날에는 복분자를 강장제로 응용하였으며 혈액을 맑게 하는 효과가 있다.

『개보본초』라는 의서에는 복분자가 몸을 보하고 정력과 양기를 강하게 하며 풍허(風虛)를 다스린다. 간을 보하는 한편 눈을 맑게 한다. 한편으로는 복분자를 먹으면 얼굴색이 좋고 즙(汁)을 내어 눈에 떨어뜨리면 눈이 밝아지고 피부가 붉은 것을 없앤다.

복분자잎은 눈을 밝게 하고 눈물을 그치게 하는 효과가 있다. 특히 남성들이 성교불능, 이른바 양사불기(陽事不起)에 처방한다. 복분자를 술에 담갔다가 볶아서 가루를 만들어 매일 아침 3돈씩을 술로 복용한다. 특히 『해상집험방(海上集驗方)』에는 눈이 어두워 물건을 물건을 보지 못하는 사람들에게 아주 특효하다. 이른바 「복분자묘방」이다. 이것은 눈물이 흐르는 것과 청맹·유행성 눈병 등을 가리킨다.

복분자를 햇볕에 말려 급히 곱게 짓찧은 다음 솜에 싼다. 이것을 젖(乳)에 적시어 눈에 한두 방울 떨어뜨린다. 불과 3~4일이면 눈이 밝아진다. 이후에는 술이나 밀가루 기름을 금한다.

## 비방. 초홍환(椒紅丸)
### — 오장이 상하고 눈이 어둡고 귀가 안들릴 때 —

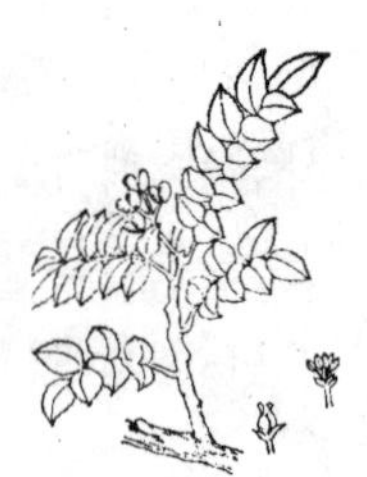

조피(蜀椒)는 조피나무의 열매다. 봄에 황록색의 작은 꽃이 엽액(葉腋)에 몰아서 피고 둥글고 붉고 작은 삭과(蒴果)가 열려 그것이 익으면 가을에 떨어진다. 『본초강목』에는 조피에 대해 설명하기를 진(秦)나라에서 나는 것은 진초(秦椒), 촉나라에서 나는 것은 천초(川椒)라 이른다. 씨는 초목이라 하며 맛은 맵다. 이러한 조피는 한방에서는 해독과 구충 및 진통제로 사용한다. 그래서인지 『명의별록』에는 다음과 같이 소개한다.

<조피는 오래 먹으면 피부가 좋아지고 혈맥을 통한다. 이빨이 굳어지고 눈이 밝아지며 관절을 고르게 하고 능히 추위와 더위를 견디게 한다>

그래서인지 몇몇 처방전에도 조피의 약효가 드러나고 있음을 볼 수 있다. 즉, 심신을 보하는 데는 조피 1근을 볶아 물기를 빼고 백복령 10근을 껍질을 버리고 가루로 만들어 꿀로 환을 오동씨 열매 크기로 만들어 한번에 50알씩을 소금탕으로 복용한다. 눈이 밝아지고 안색이 좋아진다. 「초홍환」은 잘 익은 조피 1근과 생지황즙을 쓴다. 먼저 조피의 눈을 빼고 볶아 짓찧어서 1근을 취한다. 생지황즙을 구리 그릇에 달여 조피가루로 오동씨 크기만큼 만들어 한번에 30알씩을 먹는다.

## 2. 현명한 여인의 일도양단(一刀兩斷)

태원(太原)이라면 성도(聖都)다. 이곳은 당태조 이세민이 봉기한 연유로 곳곳엔 유적지가 적지 않은 편이다. 태사(太史)라면 재상의 반열인데 워낙 어색(漁色)하다 보니 여러 차례 좌천을 거듭

하여 한직으로 밀려나더니 종당엔 태원으로 낙향하였다. 그러나 고향에 돌아와서도 여전히 이태사란 관명으로 행세하는 참이었다. 이태사가 태원으로 돌아올 때 본부인은 10수년간을 독수공방으로 세월을 보내던 참이었다. 이젠 기력이 쇠하여 폐품이 되어 돌아올 줄 알았는데 그게 아니었다. 장안에 있을 때 기방에서 이름을 날리던 두 계집에게 집을 마련하여 주고 심심지 않게 번갈아 가며 출입하였다.

동쪽에 있는 소실에겐 동하(東霞), 서쪽의 소실에겐 서주(西珠)라는 이름을 붙여 주었다. 이를테면 동하는 '동쪽 노을'이고 서주는 '서쪽 구슬'인데 아침은 동하에게서 저녁은 서주의 집으로 행차하면 「동쪽 노을로 서쪽 구슬을 꿴다」는 식의 돼먹지 않은 문자를 만들어 냈다. 한 번 문밖을 나가면 사나흘은 코빼기도 보이지 않자 태사의 부인은 한 가지 꾀를 냈다. 어느 날 동하에게 가려는 남편을 붙잡고 늘어졌다.

"내가 당신과 십수년을 떨어져 살았는데 지금도 집밖에 계집을 데려다 놓았으니 이렇듯 원통할 때가 어딨어요. 그러니 오늘은 그냥 나가실 수가 없고 한 번 하시고 나가십시오."

처지가 이렇다 보니 아내를 다독거리지 않을 수 없었다. 일단은 한 번으로 다독거려 주고 집을 나섰다. 동하의 집에 다녀오자 이번에도 붙잡고 늘어졌다.

"자, 당신이 돌아왔으니 환영하는 뜻에서 한 번 하십시다."

다시 한 번 일을 치렀다. 아침 저녁으로 한 번씩 일을 치르니 이태사의 얼굴은 노랗게 변해 갔다. 그러다 보니 문밖 출입을 자동적으로 삼가게 되었다. 부인이 물었다.

"요즘은 무슨 연유로 소실 댁에 가지 않는 거예요?"

"당신이 아침 저녁으로 나를 못살게 굴었으니 내 기력이 남을

리 있겠소. 그래서 젊은것들은 다른 사내를 찾아보라고 진즉 말해 주었소. 그러니 내가 어디 간단 말이오.”

태사의 한숨 소리를 들으며 그제야 부인은 용봉탕이다 뭐다 하는 보약을 준비시켰다. 소실들에게야 소용 닿지 않을 지 몰라도 자신에겐 소중한 남편이었다.


### 비방. 산초고(山椒膏)
#### — 음낭이 습하고 가려운 것을 다스림 —


분디(山椒)는 분디나무의 열매다. 봄에 옆액에서 담황색의 작은 꽃이 피고 열매는 둥글며 붉게 익는다. 우리나라에서 발행하는 약용사전에는 이렇게 설명한다. 한국의 남부로부터 제주도에 이르기까지 분포한 조피나무는 천초(川椒)·촉초(蜀椒)라 하고, 경상도와 전라도·제주도에서 나는 분디나무를 산초(山椒)·진초(秦椒)라 하고 각지에서 나는 분디나무를 산초(山椒)·천초(川椒)라 하지만 오래 전부터 우리나라에서는 분디나무를 산초(山椒)라 하고 약용으로 사용하였다는 것이다.

우리의 조상님네들은 분디로 기름을 짜 조미료로 사용하였다. 또 생것을 장에 넣어 먹기도 하였다. 본래 장아치라고 하는 것은 분디를 서리 내리기 전에 채취하여 된장에 담근 것을 말한다. 분디 기름은 아주 오래 전부터 절간에서 사용해 왔었다. 한방에서는 분디를 구충이나 해독약으로 사용해 오고 있다.

「산초환」은 음낭이 습하고 가려운 데 사용하는 비방이다. 재료는 분디와 행인(杏仁)을 등분하여 함께 가루를 낸다. 이것을 꿀에 개어 붙이면 효험이 크다. 또한 입안이 허물어 오래도록 낫지 않을 때에도 사용한다. 분디로 죽을 쑤어 공복에 먹으면 구창(口瘡)

을 잡을 수 있다.

## 비방. 왕산과(王山果)
### ─ 머리털이 빠지지 않게 예방함 ─

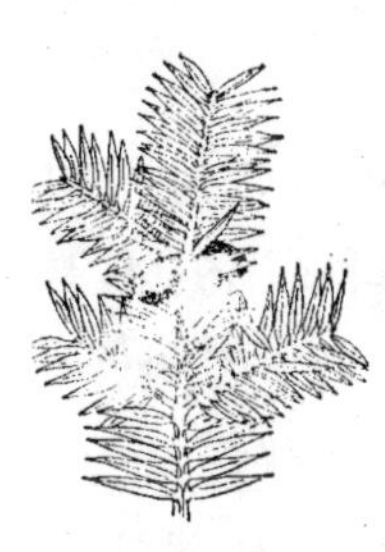

비자는 비자나무의 열매다. 높이는 10미터 이상 자라고 잎은 선형(線形)으로 끝이 뾰족하다. 긴 타원형의 핵과는 기름을 짜서 쓰는 데 열매의 맛은 약간 쓰다.

비자에는 지방분이 많으니 당연히 맛은 쓰다. 옛날부터 비자는 민간에서 조충약(條蟲藥)으로 사용해 왔다. 조충이나 회충이 있을 때에는 비자 5~6홉을 10일간 장복하면 자연히 충이 없어진다. 평소에도 비자를 조금씩 먹으면 기생충을 예방할 수 있다.

고방에서는 비자가 폐병을 다스린다고 했다. 비자를 불에 볶아 먹으면 냄새가 향긋한 데, 많이 먹으면 해롭다. 그런가하면 비자는 음식을 소화시키고 근골(筋骨)을 도우며 눈을 밝게 하고 몸이 경쾌해진다.

이러한 비자를 이용한 「왕산과」 비방은 머리털이 빠지지 않게 예방하는 효험이 있다. 재료는 비자 3개·호도 2개·측백엽(側柏葉) 1냥을 함께 짓찧어 설수(雪水;눈을 녹인 물)에 담근다. 그 물로 머리를 빗질하면 머리털이 빠지지 않고 윤기가 난다.

그런가하면 『성혜방(聖惠方)』에는 갑자기 피를 토하는 데에 비자를 처방한다. 먼저 떡을 2~3개 먹고 비자를 가루 내어 백탕으로 3돈씩을 세 번 복용한다.

## 비방. 괴실분(檟實粉)
### ― 만성이 된 설사를 다스림 ―

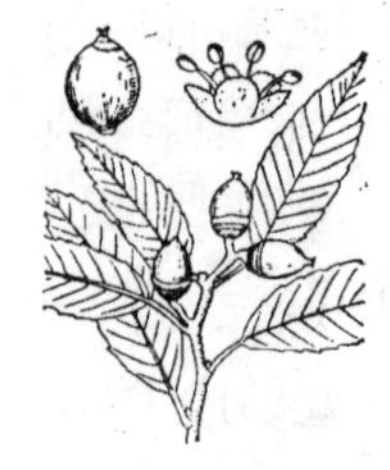

괴실(檟實)이란 도토리다. 4~5월에 잎과 꽃이 함께 나오고 열매는 묵을 만들어 식용한다. 옛날부터 널리 만들어서 식용으로 쓴 도토리묵은 쫄깃하고 감칠맛이 있는 국수를 만들어 음용하기도 한다.

『당본초』라는 의서에 여린 도토리는 치질을 다스리고 하혈과 혈통에 효험이 있다고 하였다. 특히 도토리 알맹이는 찌거나 삶아 가루로 만들어 먹으면 능히 장을 튼튼하게 하고 설사를 다스린다. 어린 도토리는 피와 소변을 이롭게 한다.

보통 임질통(淋疾痛)에는 도토리 나무 잎을 말려 가루로 낸다. 한번 복용에 3돈씩을 파를 달인 탕으로 식전에 복용한다. 하루에 두 번 복용한다.

만성이 된 설사를 다스리는 데엔「괴실분」의 비방을 사용한다. 이것은 도토리나무의 흰껍질을 생강즙으로 다섯 번 구운 것을 1냥, 마른 생강을 거슬린 것 반냥을 준비한다. 이 재료들을 함께 분말하여 한번에 2돈씩을 매일 술로 복용한다.

또한 코피가 그치지 않은 데에도 사용한다. 도토리나무 잎을 짓찧어서 즙을 낸다. 그것을 작은 잔으로 한 공기 정도를 마시면 피가 그친다.


## 3. 도학자(道學者)의 분노

중국의 학자나 문장가들 사이에는 재미있는 일화가 많다. 이를테면 당송팔대가의 한사람인 한퇴지는 여러 글에 능숙했으나 특히「묘비명」을 잘 써 많은 사람들이 부탁하는 바람에 회계 비서까지 둘 정도였다는 것은 널리 알려진 사실이다.『고금담개(古今譚槪)』엔 이런 얘기가 전한다.

강소성 상숙현에 진정선(秦廷善)이라는 도학자가 있었다. 공맹의 도를 숭상한 나머지 역사서를 펼쳐놓고 그 인물의 행장에 눈길을 주다가 선악을 논하며 이를 갈았다. 그것이 도가 지나쳐 자꾸만 서안(書案;책상)을 부수는 일이 많아졌다.

어느 날『십팔사략』을 읽다가 '진회(秦檜), 악비(岳飛)를 횡살(橫殺)하다'는 대목에 이르러 그만 버릇처럼 서안을 내려쳐 부수고 말았다. 아내가 그것을 보고 말했다.

"집에 있는 서안은 모두 스무개였어요. 역사서 안에 있는 악인 때문에 모두 부수고 이제 두 개 남았습니다. 이젠 남은 것은 하나뿐인데 이것은 식사할 때 쓰는 것이므로 부디 자중해 주십시오."

워낙 화가 났는지 아내의 이 말이 귀에 들어올 리 없었다. 다시 며칠이 지났다. 그 동안 보아 온 역사서들은 내버려두고 보지 않은 책들은 그의 아내가 감춰 버렸다. 진정선은 우연히 집어든『금병매』를 읽게 되었다.

여인은 모름지기 다섯 조건을 구비해야 한다는 내용이 그곳에 씌어 있었다. 이른바 백고연홍긴(白鼓軟紅緊)이었다. 이를테면 털도 없고 불룩 튀어나왔으며 부드럽고 붉으며 힘이 없다는 뜻이었다. 흥미를 느낀 진정선은 다시 몇 장을 더 넘겨보았다. 그곳은 금병매의 제32회 정사 장면이었다.

32회엔 반 정도는 서문경과 금련의 정사 장면이 등장한다. 남편인 무대를 독살한 다음 그녀는 서문경의 다섯 번째 부인으로 자리매김을 하는데 방사에 있어서는 색주가 계집들보다 훨씬 능

수 능란하게 사내를 충동시켰다. 특히 사내의 심벌을 입에 물고 출몰시키는 기술, 즉 피리 불기에 일가견이 있었는데 서문경은 그녀의 재주를 감상하며 기분을 돋군다는 내용이었다.

도학자의 얼굴은 벌겋게 달아올랐다. 심상치 않은 기미를 눈치 챈 아내가 가만히 다가가 하나 남은 서안을 치우려 하자 냅다 고함을 질렀다.

"너는 털도 많고 밋밋하기 이를 데 없으며, 딱딱하고 히끄므레하다. 그런데도 굳은살이 배어 있지 않은가! 또한 너는 피리 불기도 못하지 않은가!"

버럭버럭 소리를 지르며 아내를 두들겨 패더니 그날로 갈라서 버렸다. 그러고 보면 무엇이건 한 가지에 미쳐 날뛰는 것을 벽(癖)이라 부르는 옛사람들의 지적이 결코 틀린 것만은 아닌 듯싶다.

## 비방. 귀비탕(歸肥湯)
### — 자한(自汗)과 오로칠상을 다스림 —

용안의 성능은 보비보허(補脾補虛)와 빈혈증 등을 다스린다. 중국의 남부 지방이 원산인 용안은 나무껍질이 검붉은 갈색이며,

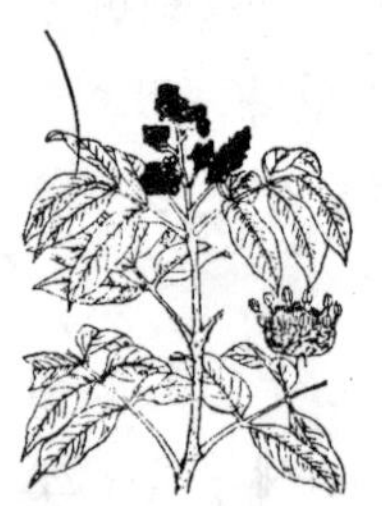

잎은 타원형이며 끝은 뾰족하다. 봄에 옆액에서 작은 백색 오판화가 피는 데 껍질은 다갈색으로 혹 같은 돌기가 있다.

용안의 약효를 살펴보면, 용안은 오장에 숨어든 사기(邪氣)와 음식이 싫어지는 것을 다스린다. 또한 『본초강목』에는 용안이 위(胃)를 열고 비(脾)를 익(益)하며 허(虛)를 보(補)하고 지

(智)를 장(長)한다고 하였다. 자한과 오로칠상을 다스리는 데엔 「귀비탕」을 쓴다. 재료는 용안육이나 볶은 산조인·황기·백출·복신을 각 1냥으로, 묵향 반냥·감초 2돈반·생강 3편·대추 1개를 물 3공기에 넣고 그것이 한 공기로 줄어들면 따뜻할 때 복용한다. 그런가하면 가슴이 뛰고 울렁거리는 데에도 처방한다. 용안의 껍질을 벗기어 삶는다. 그것을 1근 가량 준비하고 대추 1근을 씨를 빼고 함께 짓찧어 환을 만든다. 이것을 새벽마다 열탕으로 한번에 3돈씩 먹는다. 또 빈혈증에는 용안육을 자주 먹던 지 용안으로 술을 빚어 때때로 마시면 피를 보한다.

## 비방. 보신마육환(補身馬肉丸)
### ― 남자의 조루증을 다스림 ―

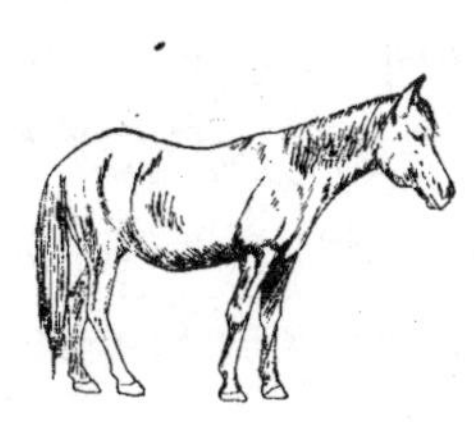

말도 소처럼 우리와는 친근함이 많은 동물이다. 예로부터 동양사람들은 말고기가 독이 있다는 점으로 인하여 식용으로 사용하는 것을 즐겨하지 않았다. 그렇다보니 좋은 것을 밖에다 걸어놓고 실제로는 나쁜 것을 판다는 뜻으로 '우두마육(牛頭馬肉;소머리를 걸어놓고 말고기를 판다)과 같은 말이 생겨났다. 그러나 우리의 옛사람들은 고기를 먹는 것이 희귀했던 탓에 지방에 따라서는 말고기를 먹은 지방도 있었던 것이 분명하다. 즉, 속담에 이르기를 '말이 죽은 집에 소금이 닳는다'는 것이 그 점을 설명해 주고 있는 것이다.

『맹선(孟詵)』에는 흥미로운 처방이 전한다. 창고에 있는 묵은 쌀과 말고기를 함께 먹으면 반드시 큰 병을 얻어 열에 아홉은 죽는다. 또 생강과 함께 먹으면 기침이 생기고 돼지고기와 함께 먹으면 곽란을 일으킨다.

말고기를 먹고 정신이 어지러울 때는 청주를 마시면 곧 풀린다. 고방에서 남자의 조루증을 치료하는 데에 말고기를 이용한 「보신마육환」을 소개하고 있다.

백마의 음경을 음지에서 말려 육종용과 등분하여 가루로 만든다. 풀로 오동씨알 크기 만큼의 환을 만든다. 이것을 공복에 40알씩을 하루에 두 번 술로 먹는다.

## 비방. 보신저육방(補身豬肉方)
### — 신허(腎虛)로 인한 요통을 다스림 —

돼지는 멧돼지과에 딸린 가축으로 길들여 사육한 것이다. 돼지가 워낙 불결하게 음식을 먹는 탓에 시(豕)라는 단어를 사용하였다는 글자풀이가 있는 것이 흥미롭다. 그런가하면 시(豕)의 자(子)를 저(豬;새끼 돼지)라 하는 것이 눈길을 끈다.

옛기록에 의하면 돼지가 중국에서는 5천여년 전에 양돈(養豚)되었다는 기록이 있고 보면 이에 관해 요리의 재료로도 많이 쓰여 왔다.

손사막은 『천금방』에서 이렇게 설명한다.

<고기를 오래 먹으면 남자로 하여금 정자를 적게 하고 숙병(宿病)을 발하게 한다. 새끼고기를 오래 먹으면 사람으로 하여금 근육에 신경통을 오게 하고 기를 적게 한다. 물가에서 키우는 돼지는 많이 먹으면 몸이 무거워진다>

돼지고기는 살코기를 비롯하여 오장 등 거의 약용으로 사용된다. 그러므로 민간요법에서는 많이 쓰인다. 『명의별록』에는 돼지

고기가 미친병이 오래 되어 낫지않은 것을 다스린다고 하였으며, 『당본초』에는 돼지기름이 옹저에 효험이 있다고 소개했다. 특히 손사막은 『천금방』에서 이렇게 덧붙인다.

＜돼지고기는 신기(腎氣)와 허약(虛弱)을 보한다. 돼지피는 하혈을 그치는데 청주에 타서 데워 마신다. 돼지콩팥은 냉리를 없앤다. 돼지불알은 음경 속이 아픈 것을 덜어주며 돼지기름은 냉결(冷結)을 깨뜨리고 숙혈(宿血)을 흩어버린다＞

돼지고기의 약리성을 보면 돼지고기는 여기저기에 쓰는 곳이 많다. 그러나 많이 먹는 것만은 좋지 않다. 그런 점에서 돼지의 두육(頭肉)은 오미(五味)와 함께 삶아 먹으면 속이 허한 기력을 보한다고 했다.

『본초강목』에는 돼지의 목덜미고기(項肉)는 술에 체하거나 얼굴이 누렇게 뜨거나 헛배가 부른 것을 다스리는 데 1냥을 썰어 다진 다음에 감수(甘遂) 가루 1돈과 함께 버무려 만들어 싸서 구운 후에 술로 먹는다. 『천금방』에서는 남녀가 몸에 음창이 있을 때에는 살찐 돼지고기를 삶아 즙으로 씻는다. 약 2근이면 깨끗이 낫는다.

신허(腎虛)로 인한 허리 통증에는 「보신저육방」을 쓴다. 돼지콩팥 1개를 썰어 부추와 소금을 쳐 비릿한 물을 제거하고 두중(杜仲) 가루 3돈을 넣고 연잎으로 싸서 구운 다음 술로 마신다. 그런가하면 신허(腎虛)로 인한 유정(遺精) 증세를 다스리는 법도 소개하고 있다.

돼지 콩팥 1개를 절개하여 콩팥을 씌운 막을 제거한다. 여기에 부자(附子) 가루 1돈을 넣어 습지(濕紙)로 싸서 구워 익힌다. 이것을 공복에 먹고 술을 한잔 마신다. 또한 조루증에는 돼지의 콩팥을 삶아 자주 먹으면 효과가 있다.

그런가하면 손사막은 단석(丹石)의 독을 푸는 방법을 이렇게 소개한다. 살찐 돼지고기 5근에 파·부추 반근을 넣고 푹 삶어 먹는다. 다르게는 곰탕을 만들어 먹기도 한다. 이렇게 하면 반드시 뱃속에서 소리가 나며 그 독이 밑으로 내려간다. 사석(沙石)이 다 녹으면 낫는다.

## 4. 유학자(儒學者)의 규방 유희

이번에는 유학자 쪽이다. 애기의 주인공은 역시 강소성 태생인 양수재(梁秀才)라는 인물. 이 사람은 학문도 높았지만 평소 만 권의 책을 읽어야겠다는 목표를 세우고 일로 정진했다. 그의 학문이 높다는 소문을 듣고 곤산현 현령 진오정(陳梧亭)이 송사를 기록하는 서기로 특채했다.

예교를 존중하던 양수재가『열녀전』을 읽다 문득 아내를 시험해 보고 싶었다. 밤이 되어 그늘진 곳에 몸을 숨기고 있다가 아내가 나타나가기를 기다렸다. 잠시후 아내가 야호(夜壺;요강)를 들고 지나가자 양수재는 뒤에서 급습하듯 껴안았다. 그러자 그의 아내는 소리소리 고함을 지르며 다른 사람에게 구원을 청하더니 들고 있는 야호로 그의 머리를 쳐버렸다. 당연히 야호는 박살나고 그 속에 든 오물을 양수재는 뒤집어썼다. 놀라 뛰쳐나온 집안 권속들을 향해 양수재는 소리를 질렀다.

"우리 집안에 열녀가 있다!"

그는 몸을 깨끗이 씻고 편지를 써서 하녀로 하여금 아내에게 가져가게 하였다.

<…나는 지금 열녀로 손색이 없는 그대와 교합의 정이 샘솟듯 솟아올랐다….>

잠시 후 의관을 정제하고 조상을 모신 다음 아내의 방에 들어가 역사적으로 가장 아름답고 상서로운 얘기를 나누다가 정엄한 목소리로,

"나는 후사를 얻기 원한다."고 말한 후 정을 나누었다. 그런데 흥미로운 사실을 『고금담개』의 작자는 날렵하게 붓을 움직인다. 양수재는 침상에 오르면 일단 유교의 예를 행한 후,

"나는 지금 호색적으로 그대를 껴안은 게 아니라 조상을 위하고 혈통을 보존하기 위해 행하는 것이다."하고 한 번 찌르고 나서 두 번째엔,

"나는 색이 좋아 그러는 것이 아니라, 조정과 나라를 위하고 사람을 늘리기 위해 행한다." 하고 또한번 찌르고 세 번째엔,

"나는 현오(玄奧)하기 이를 데 없는 하늘의 양성을 돕기 위해 찔러 본다."고 했다. 소문을 들은 현령 진오정이 양수재의 집안일을 거드는 집사에게 물었다.

"만약 네 번째로 공격하여 찌른다면 무어라 하겠는가?"

집사가 말했다.

"그분은 여느 사람과 달라 두뇌가 명석하므로 자연이 정기가 예민할 수밖에 없습니다. 그러므로 세 번 찔러 일을 끝내기 때문에 네 번째 말은 준비할 필요가 없을 것입니다."

『고금담개』의 저자가 밝히지 않았지만 아마도 양수재는 조루증 환자였음이 분명하다. 그렇지 않다면 굳이 『전등여화』에 이름을 올리지 않았을 일이다.


**비방. 무술환(戊戌丸)**
**— 기력이 허한 것을 다스림 —**

개는 늑대와 이리 등과 비슷한 모양의 동물이다. 사람을 잘 따르고 영리하며 냄새를 잘 맡기 때문에 많은 귀여움을 받는다. 이시진(李時珍)은 개의 사용에 대하여 세 가지로 나누었다.

첫째는 전견(田犬)으로 사냥개이며, 둘째는 집을 지키는 폐견(吠犬)으로 주둥이가 짧은 것이 특징이며, 셋째는 식용으로 사용하는 식견(食犬)이다.

개를 사육하였다는 기록은 아주 오래 되었다. 기원전 1만6천년대 부터 사육하여 군용으로 사용하였다. 그런가하면 개고기를 먹는 풍습은 사마천이 쓴 『사기(史記)』의 기록으로 짐작케 한다. 『사기』의 「진기(秦記)」 5장에는 진덕공(秦德公) 2년의 삼복(三伏)에 제사를 지내는 데 성 안의 사대문에서 개를 잡아 충재(蟲災)를 막았다고 기록되어 있다.

『동국세시기』라는 우리 나라의 세시풍속에 관한 서적에도 '개를 삶아 파를 넣고 푹 끓인 국을 구장(狗醬)이라 한다. 여기에 죽순을 넣으면 더욱 좋다. 게장에 고춧가루를 타서 밥을 말아먹기도 한다. 이렇게 먹고 더위를 물리치고 허한 것을 보충한 탓에 시장에서는 개고기를 판다'고 하였다.

그러나 도가(道家)의 사람들은 개고기를 싫어하고 먹지 않는다. 특히 개고기는 구워 먹는 것은 좋지 못하다는 게 고방의 지적이다. 임부가 먹어도 좋지 않고 계절적으로 9월에 먹으면 신(腎)이 상한다고 경고한다. 약용적인 면에서 보면 개고기는 오장을 안정시키고 절기(絕氣)를 보한다. 따라서 몸은 가벼워지며 기를 늘린다.

『약성본초』에는 개의 쓸개가 콧속에 고기 생긴 것을 다스리며, 대가리 뼈를 태운 재는 오랜 이질과 기력이 떨어지는 것을 잡는다고 하였다.

남자의 기력이 허한 것을 다스리는 데엔 『무술환』을 쓴다. 이 비방은 모든 허약한 것을 다스린다. 재료는 황구의 새끼 두 마리, 지골피(地骨皮) 1근, 전호(前胡)·황기(黃芪)·육종용을 각 4냥으로 한다. 당귀말 4냥, 연육·창출말 각 1근, 후박·귤피말 10냥, 감초말 8냥 등을 준비한다.

만드는 법은 개의 껍질과 털·내장을 버리고 술과 초 8분과 물 2되에 넣고 지골피·황기·육종용·전호를 함께 넣고 하루 동안 삶는다. 약을 버리고 다시 하루를 삶는다. 뼈를 버리고 고기만을 다시 진흙처럼 삶는다.

여기에  당귀말(가루)·연육·창출말·후박말·귤피말·감초말을 넣고 짓찧어 동동씨알 크기로 만든다. 이것을 한번에 공복의 상태에서 50~70알 씩을 소금물로 먹는다.

그런가하면 무술주(戊戌酒)의 비방도 전한다. 이 술은 원기를 크게 이롭게 하며 보한다. 재료는 누런 개고기(黃狗肉) 1마리, 찹쌀밥 3말 등이다.

개고기를 푹 삶아 짓찧어 진흙같이 하여 즙에 갠다. 여기에 찹쌀과 누룩을 넣고 보통 술을 빚듯이 한다. 이것이 익으면 매일 아침 공복에 마신다.


## 비방. 양육탕(羊肉湯)
### — 허약한 것을 다스림 —


염소는 소과에 딸린 반추하는 가축 동물로 성질은 활달·조급하고 꼬리는 짧다. 모든 풀과 나뭇잎을 먹는다. 일반적으로 염소 고기를 이용한 음식은 스테미너 식이 대부분이다. 손사막은 『천금방』에서 '염소 고기는 통증을 그치게 하고 산부에게 이롭다.

또 염소 기름은 이질과 탈항(脫肛)을 다스리고 풍독과 산후 복통을 없앤다. 염소의 골수는 풍열을 물리치고 독을 없앤다. 오래 먹어도 사람에게 손해가 없다. 염소의 허파는 내장을 다스리고 허약함을 보하며 풍사(風邪)를 없앤다. 염소의 오줌통은 하체가 허하여 자주 오줌이 나오는 데 처방한다. 방광 속에 물을 채워 넣고 불에 구워 공복에 먹는다'고 하였다.

신허(神虛)로 인하여 정액이 고갈되기 시작하였을 때엔 염소 콩팥 1개를 썰어 약전국즙에 넣고 찹쌀과 양념을 가하여 장죽(醬粥)을 끓여 복용하면 효험이 크다.

허약을 보하는 「양육탕」은 염소고기 1근, 당귀 5냥, 황기 8냥, 생강 6냥을 준비한다.

먼저 양고기를 물 1말에 넣고 삶아 8되로 졸인다. 당귀·황기·생강 등을 넣고 다시 달여 2되로 졸인다. 즙을 4등분하여 하루에 마신다.


## 비방. 음위불기산(陰痿不起散)
### ― 조루증과 음경에 힘이 없음을 다스림 ―

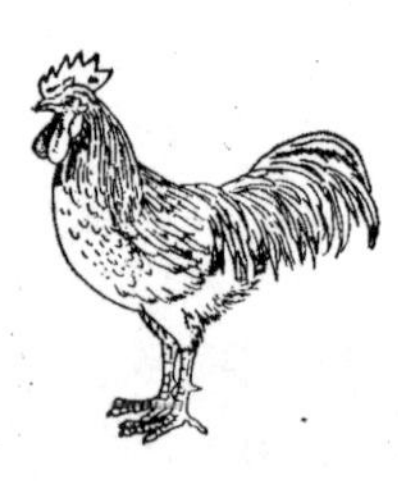

닭은 꿩과에 달린 육축(六畜)의 하나로 지금은 곳곳에서 구경할 수 있다. 이러한 닭고기의 소화흡수율은 단백질이 96.74%이고 지방이 97.13%이다. 알에서 깨어난 지 백일 전후에는 수놈이 맛이 좋고 성장하면 암놈의 육질이 뛰어나다는 게 정평이다.

닭을 죽일 때에는 단번에 처리를 해야지 그렇지 않고 고통을 주면 유산(乳酸)이 생겨 고기의 맛이 나빠진다. 또 닭을 잡아 여름에는 2일간, 겨울에는 사흘 남짓을 매달아 두었다가 요리를 하면 육질이 몹시 부드러워 맛이 뛰어나다. 일반적으로 조류(鳥類)는 배에서부터 부패하기 시작한다. 그러므로 매달아 둘 때에는 대가리를 위로 가게 해야 한다. 그 반대로 했을 때에는 고기가 빨리 상한다.

닭을 약으로 쓰는 데엔 너무나 많다. 『명의별록』에는 닭에 대한 흥미로운 기록이 보인다.

<붉은 닭고기는 허를 보하고 속을 따뜻하게 하며 혈을 그치게 하며 오래된 창이 낫지 않은 것을 다스린다. 그런가하면 흰수탉고기는 기미가 시고 미온하며 독이 없다. 또 검은 수탉고기는 속을 보하고 통증을 그치게 하며, 검은 암탉고기는 국을 만들어 먹으면 좋다>

고방에서는 다음과 같은 효험을 소개한다.

검은 암탉고기는 구토와 복통·골통·어린이의 종기 등을 다스린다. 「음위불기산」은 조루증을 다스린다. 수탉의 간(肝) 3마리분을 말려 토사자(兎絲子) 1되와 함께 가루로 내어 참새알을 깨뜨려 개어 환을 팥알 크기로 만들어 한번에 1백알씩을 술로 복용한다. 그런가하면 근골(筋骨)이 손상됐을 때에도 사용한다. 「청낭방(靑囊方)」에는 닭고기 피를 내어 술에 타서 한잔을 마시면 통증이 즉시 그치는 신험한 처방이다.

또한 신허(腎虛)로 귀가 멍멍한 데는 검은 수탉 1마리를 무회주(無灰酒;순주) 3되에 넣고 삶아 따뜻하게 먹는다. 계속해서 3마리 이상을 먹으면 효험을 볼 수 있다.

유정(遺精)에도 처방한다. 수탉의 콩팥 껍질(腎皮) 여러 개를 달여 열탕에 복용한다.

허손(虛損)으로 잔병이 잦은 데엔 다음의 처방이 필요하다. 검은 암탉 1마리의 뱃속에 생지황(生地黃) 1근과 엿(飴) 1되를 넣고 동여맨 다음 쌀 5되를 함께 넣고 시루에 쪄서 고기를 먹고 즙을 마신다. 한 달에 한 번 먹으면 효험이 크다.

비허(脾虛)로 설사가 잦은 때에는 누런 암탉 1마리를 불에 구워 소금과 초를 발라 푹 삶아 먹는다.

중풍으로 혀가 굳어 말을 못하는 데는 검은 암탉 1마리를 깨끗이 씻어 술 5되에 넣고 삶아 2되로 졸여 닭은 꺼내고 즙은 3번에 따뜻하게 먹는다. 또 파와 생강을 넣고 죽을 쑤어 먹고 누워서 땀을 낸다.

그런가 하면 「다산방」에는 종기가 난 데는 닭의 볏피를 자주 바르면 된다.

## 5. 백면서생(白面書生)의 첫날밤

동가식 서가숙(東家食西家宿)이란 말은 『풍속통(風俗通)』에 나오는 얘기다. 한(漢)나라의 응소(應邵)라는 이가 지은 이 책엔 제(齊)나라의 미색이 뛰어난 처녀에 대한 얘기를 다루고 있다. 아름다운 처녀에게 두 곳에서 청혼이 들어왔다. 동가(東家)의 젊은이는 인물은 변변치 않았으나 재산이 많았고, 서가(西家)의 젊은이는 훤칠한 용모에 귀골 타입이었으나 가난했다. 중국에서는 처녀의 뜻을 알아보기 위해 어깨벗기를 한다. 이것은 입고 있는 옷의 오른쪽을 벗으면 동가, 왼쪽을 벗으면 서가로 시집간다는 의사표시다. 망설이던 처녀는 양쪽을 모두 벗어버렸다. 놀라워하는 부모에게 처녀는 자신의 심정을 이렇게 토로했다는 것이다.

"나는 밥은 동가에서 먹고 잠은 서가에서 자고 싶어요."

이 정도면 인생사를 터득한 수준이다.

이와는 달리 공맹의 학풍이 선비들에게 몰아칠 때, 어색(漁色)이라는 것은 참으로 구린네나는 것으로만 이해되었다. 물론 우리나라에서도 이에 대한 소화(笑話)가 없는 것은 아니지만, 대부분 서생들은 공맹의 학리에 따라 색을 경계해 온 것만은 틀림없는 사실이다. 그래서 이 부분에 대해 중국의 대다수 「염소담(艶笑談)」엔 '치(痴)'라는 말이 등장한다.

이 글자를 분석해 보면 아는 것(知)과 병들어 기댄다(疒)는 말의 합성어이다. '아는 것 때문에 병이 든다'는 것은 아무래도 학문하는 쪽과 깊은 관계가 있다. 그래서 서치(書痴)라는 말이 생겨났다. 이렇게 되면 치라는 것은 '어리석다' '미련하다' 또는 '미치다'라는 의미를 포함하게 된다. 이 말이 색도에 얽히면 치한(痴漢)이 되고, 치인(痴人)이 되면 대소변을 가리지 못하는 인간으로 전락하고 만다. 치인에 대한 한 토막이 『천금방』에 전한다.

강소성에 사는 한 청년이 장가를 들게 되었으나 초야의 방법에 대해선 아는 바가 없었다. 친구들이 하는 말을 귀동냥으로 들었으나 전부 이해한 것은 아니었다. 신부의 옷을 벗기고 위로 올라가 흔들고 어쩌고 하다 우연히 신부의 문안으로 들어가게 되었다. 그는 몹시 놀라 혼비백산 도망쳤다. 한 사나흘 사당 안에 숨어 있다가 밤이 깊어져 건너편 과부 집에 나타났다.

"우리 집 신부가 뱃가죽이 찢어졌다는 소문이 있던데 생명에는 아무 지장이 없겠습니까?"

과부는 잠깐 생각해 보고 나서 전후 사정을 눈치챘다. 그녀는 신랑을 발가벗긴 후 차근차근히 그 일을 가르쳐 주었다. 사내가 몸을 움직이다 보니 절정에 이르렀다.

"잠깐만 기다려요, 오줌 마려워요!"

"괜찮아, 그냥 해요. 나도 그렇게 해서 태어났으니까."

사내는 과부가 시키는 대로 순순히 따랐다. 한숨을 가볍게 몰아쉬며 돌아눕더니 나직이 중얼거렸다.

"참, 그 사람도 바보군요. 오줌을 누워 여자가 태어났다면, 만약 똥을 누웠으면 아들이 나왔을 것 아닌가."

웃고 넘어가야 할 얘기지만 당시엔 이런 정도의 사내가 수두룩했던 모양이다. 사실 색도는 가르쳐 주지 않아도 스스로 알게 마련이다. 그런 점에서 공자는 탄식한다. 『논어』에 그런 말이 있다.

<…나는 아직도 덕 좋아하기를 색을 좋아하는 것만큼 하는 자를 보지 못했다.>

이렇게 보면 색도라는 것은 인간이 뛰어넘기가 쉽지 않은 '인생 이라는 층계'의 끊어진 계단임이 분명하다.

## 비방. 치육방(雉肉方)
### — 비장이 허하여 설사가 심할 때 —

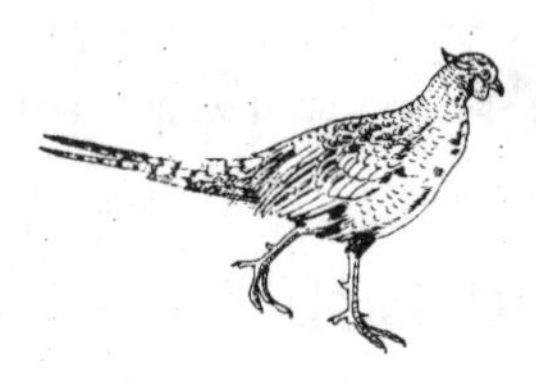

꿩은 꿩과에 딸린 새로 수컷은 장끼, 암컷은 까투리라 한다. 수컷은 털이 길고 아름다운 반면에 암컷은 조금 작고 털빛깔도 고운 편이 아니다. 『명의별록』에는 들닭(野鷄)이니 산닭(山鷄)으로 설명되어 있다. 고서엔 꿩에 얽힌 흥미로운 기록들이 눈에 띈다.

<꿩은 교미하면 두 번 다시 교미하지 않는다. 알은 갈색이며, 그 알을 보살필 때는 암컷은 피하고 수컷이 품는다. 그렇지 않으면 수컷은 알을 먹어치우기 때문이다. 겨울 꿩은 수놈이 발정하면 그 목을 굽히고 운다. 초겨울에는 큰 강물에 들어가 큰 조개가 된다>

여기에서 꿩이 조개가 된다는 것은 이해할 수 없는 것이지만, 아무래도 이런 기록은 꿩이 뱀과 교합하여 색다른 동물이 탄생한다는 점에 힘을 싣기 위한 것이 아닌가 싶다. 한방에서는 꿩고기가 속을 보하고 기력을 늘리며 설사를 그치게 하고 오래된 종기를 다스리는 효험이 있다고 소개한다.

「치육방」은 비장이 약하여 설사가 잦은 데 사용하는 것으로, 꿩 1마리를 잡아 깨끗이 씻어 귤껍질과 파를 적당히 넣고 다섯가지 양념을 넣어 공복에 먹는다.

## 비방. 순육방(鶉肉方)
### ― 습열이 쌓여 사지가 굳어진 것을 다스림 ―

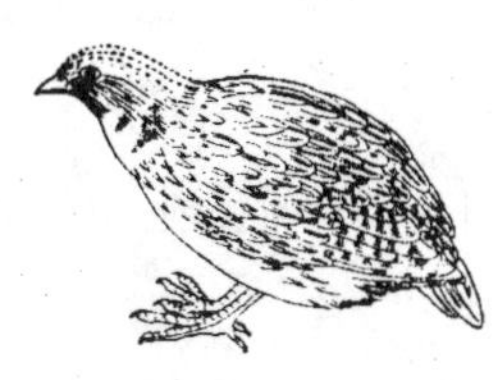

메추리는 오장을 보익(補益)하며 강정 효과가 높다. 크기는 집에서 키우는 닭 병아리만 하지만 머리가 가늘고 꼬리가 없다. 털에는 반점이 있으며 살이 오동통하다. 수컷은 발이 길고 암놈은 발이 짧다. 그 성질은 추위를 두려워 한다. 밭이나 들에서 사는데 밤이면 떼를 지어 날고 낮이면 풀속에 숨는다. 「순육방」이란 『집험방(集驗方)』에도 내용이 보인다. 책에 의하면, 위수재(魏秀才)라는 사람의 부인이 병을 얻어 배가 몹시 부풀어 올랐다. 그 모양이 마치 북과 같았다는 것만 보아도 병의 정도가 얼마나 심각한 지를 짐작케 한다.

사지는 굳어지고 앉을 수도 없었다. 겨우 누워 있었으며 음식을 넘기지 못하여 굶은 지 여러 날이 되었다. 이때 위수재는 고방에 쓰여 있는 「순육방」을 생각해 냈다. 메추리로 국을 끓여 먹는 방법이다. 그것을 먹자 땀이 비오듯 쏟아지더니 소변에서 마치 엉킨듯한 기름 같은 것이 나왔다.

그것은 거위(鵝)의 기름 같은 것이었는데, 이런 기름이 여러 차례 나온 다음에야 자리에서 일어났다. 의원은 말했다. '이것은 중초(中焦)에 습열이 쌓였기 때문이다'.

### 비방. 곤포탕(昆布湯)
### — 방광의 결기를 다스리고 하기(下氣)를 도움 —

곤포는 다시마다. 황갈색이나 흑갈색의 넓은 띠와 같은 것인데 길이는 2∼4미터 남짓이다. 다시마의 영양을 살펴보면,

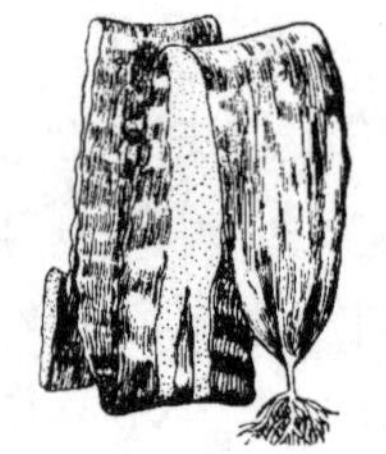

첫째는 알칼리성 식품이다.
둘째는 칼슘의 함량이 높다.
셋째는 요드(沃素)가 많다.
넷째는 알칼리성 무기질이 많기 때문에 고혈압을 억제하는 효과가 있다.

다섯째는 섬유질이 함유되어 있다.

요즘에는 다시마차(茶)가 유행이다. 자양강정에 효과가 있으며 특히 동맥경화 예방에 아주 효험이 크다. 의학자들의 연구 보고서에 따르면 바닷가 지방 사람으로 다시마를 상식하여 장수자들이 많다는 것과 불가(佛家)의 중요 음식 가운데 하나라는 것도 특기할만한 점이다.

「곤포탕」은 방광과 결기, 그리고 하기(下氣)를 다스린다. 재료는 곤포 1근, 흰 줄기 파 한줌 등이다. 먼저 곤포를 쌀 뜨물에 담가 하룻밤을 지낸다. 물에 씻어 짠맛을 버리고 물에 삶아 잘게 썬

다. 파를 썰어놓고 다시 삶는다. 푹 끓여 고명을 얹어 먹는다. 이때는 기장밥이 좋다

## 6. 모사(謀士)는 떠날 시기를 안다

장의(張儀)는 전국 시대 세객이다. 이른바 웅변가라는 뜻이다. 그의 혀는 부드러우면서도 때론 창칼보다 날카로워 많은 재사(才士)들이 그를 따랐다. 언젠가 초나라에 갔을 때였다. 그는 이곳에 와서 여관에 머무르는 동안 남아 있는 돈이 떨어졌다. 당연히 무리들의 불평 불만은 이만저만이 아니었다. 그들의 대표가 장의를 찾아와 처지를 설명했다.

"선생님, 저희들은 선생님을 따라 이곳까지 왔습니다만, 아시다시피 급료를 얻지 못하면 더 이상 뜻을 받들 수가 없습니다. 아무래도 선생님과 작별해야 될 것 같습니다."

장의는 태연한 얼굴로 미안하다는 말을 하고 여관을 나섰다. 그는 곧 준비된 가마를 타고 궁안으로 가서 초회왕에게 면담을 청했다. 기별이 왔다. 지금은 바쁘다는 것이다. 장의가 다시 말했다.

"나는 내일 진(晉)나라로 떠날까 합니다. 오늘은 인사차 온 것이니 다시 가서 일러주십시오. 그 동안 신세를 지고도 그냥 떠난다는 것은 예의가 아닙니다. 이점 재삼 강조해 주십시오."

시종이 안으로 들어가자, 곧 시녀가 차를 내왔다. 그러자 장의가 물었다.

"지금 왕이 후궁으로 있는 남후(南后)님과 정수(鄭袖)님을 사랑하고 계십니까?"

시녀는 그렇다고 대답했다. 곁들여 다른 궁인들은 얼씬도 못한

다는 말도 함께 들려주었다. 왕에게 갔던 시종이 나타나고 장의
는 안으로 안내되었다. 장의는 정중히 말했다.

 "제가 이 나라에 머무는 동안 극진한 대접을 받았습니다. 그 은
혜의 만 분의 일이라도 갚을까 하온대 무엇이건 원하는 것이 있
으면 말씀해 주십시오."

 왕이 웃었다. 예로부터 초나라는 물자가 풍부하여 진귀한 것은
모두 가지고 있다고 느긋하게 혀를 놀렸다. 아름다운 여자도 필
요 없느냐고 장의가 물었다. 그제야 왕에게서 반응이 왔다.

 "아름다운 여자가 있는가?"

 "그렇습니다. 정나라나 주나라에서 볼 수 있는 아름다운 여자
들을 구해 드릴 수 있습니다. 그 여자들은 대부분 꽃망울을 머금
고 있다가 적당한 사내를 만나면 활짝 꽃을 핀답니다. 그래서 사
내들은 도삽연화(倒揷蓮花)라는 말을 쓴답니다."

 도삽연화란 연꽃을 거꾸로 쥔다는 의미다. 여인네의 은밀한 부
분이 실로 요요하기 이를 데 없다는 뜻으로 왕은 받아들였다. 당
시에 유행하던 초나라의 방술은 일흡일호일식(一吸一呼一息)이
었다. 들숨을 단전까지 몰아쉬는 것을 일흡, 다시 이것을 머리로
보내어 흩어지게 만드는 것을 일호, 그 다음 호흡으로 이것들을
조절해 나가는 방술을 일식이라 했다. 그런데 어디서 들었는지
왕은 팔천이심(八淺二深)에 깊은 매력을 느끼고 있었다. 왕이 후
궁들을 상대할 때 여덟 번은 얕게 두 번은 깊게 찌르는 방술이었
다. 이 분야에 대해 대단한 자부심을 가지고 있었기에 상대한 후
궁들은 곧 죽는다고 앙탈을 부렸다.

 "팔천이심의 권위자는 짐이 아니고 또 어디에 있겠는가!"

 이것은 왕의 기분을 부추겨 준 것이지 사실은 대단한 것이 아
니었다. 상대한 여인들은 알고 있었지만, 왕만은 사실을 몰랐다.

장의의 혀가 부드럽게 풀려 갔다.

"정나라나 주나라의 미인들은 세 가지 기술에 능하다고 합니다. 첫째는 여는 기술, 둘째는 닫는 기술, 마지막으로 조이는 기술이지요. 그 미인들을 상대하면 온 몸의 뼈가 녹아 나는 즐거움을 맛볼 수 있답니다."

왕은 주위의 눈도 있고 하여 짐짓 못이기는 척 분위기를 잡다가 조안석 하나를 건네주었다. 이것은 돈으로 환산하면 황금 천근에 해당하는 물건이었다. 장의는 이틀 후 출발하겠다는 말을 하고 숙소로 돌아왔다. 조안석은 자신을 따르는 무리들에게 주어 그 동안 밀린 급료로 충당시켰다.

왕과 장의의 대화를 문밖에서 듣고 있던 후궁의 촉수들이 그냥 있을 리 없었다. 재빨리 모시는 상전에게 달려가 가쁜 숨을 몰아쉬었다. 그렇게 하여 남후가 보낸 사자가 찾아왔다.

"그 동안 어찌 지내셨습니까. 우리 남후 님께서는 선생께서 멀리 떠나신다는 말씀을 듣고 얼마나 서운해 하시던 지…. 이렇게 급히 떠나실 줄 알았으면 처소로 모시어 미주가효(美酒佳肴)를 대접해 드릴 터인데 참으로 섭섭해하십니다. 약소하지만 여기 황금 천근이 있으니 가시는 길에 노자로나 보태 쓰십시오."

남후의 사자가 돌아가자 이번에는 정수의 사자가 찾아와 황금 1천근을 내놓고 돌아갔다. 장의는 다시 이것들을 무리들의 몫으로 내놓았다. 누군가 걱정스러운 어조로 물었다.

"선생님, 두 사자가 왔다 간 것은 아름다운 미인을 소개하지 말라는 뜻이 아닙니까. 그런데 이렇듯 돈을 받았으니 어찌 하실 생각이십니까?"

장의는 두고보라는 듯이 씩 웃었다. 마침내 떠날 때가 되어 왕 앞에 나간 그는 큰 죄나 지은 듯한 태도를 취했다.

"정말 죄송한 말씀을 드려야 할 것 같습니다. 제가 여러 나라의 미인들을 보아 왔습니다만, 이곳에 있는 남후님과 정수님을 따를 만한 얼굴은 아니었습니다. 진즉 두 분에 대한 얘기를 들었다면 이런 실수를 저지르지 않았을 터인데 정말 죄송합니다. 그러므로 보석은 돌려 드려야…."

왕은 오히려 흡족한 낯으로 빙그레 웃었다. 한 손을 들어 그럴 필요가 없다는 듯이 손을 내저었다. 장의는 어전을 물러 나오면서 남후와 정수를 향해 의미 있는 미소를 나누었다.

장의는 곧 그 길로 초나라를 떠나 버렸다. 그는 이곳에 온지 얼마후 왕의 심지가 짧고 호색하다는 걸 알아차렸다. 더구나 결단력이 부족하니 장차 자신이 섬겨야 할 군주가 아니라는 결론을 내려놓고 있었다. 다만, 떠날 시기와 명분만을 만들지 못한 것이다. 그것을 초회왕이 제공한 것이다.

## 비방. 즉어방(鯽魚方)
### ─ 소갈을 다스림 ─

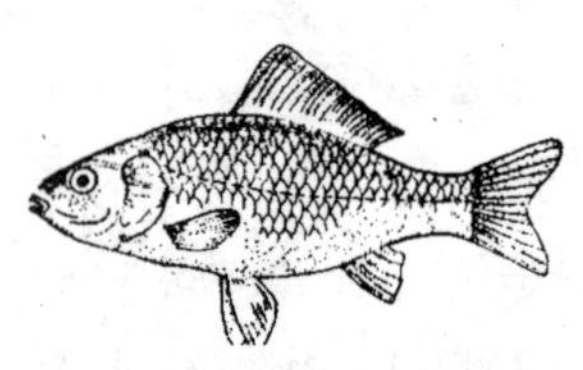

붕어는 잉어과에 딸린 민물고기로 잉어와 비슷하지만 수염이 없다. 등은 연흑색이고 배는 암백색이나 금색이다. 붕어는 즉어(鯽魚) 또는 부어(鮒魚)로 표기한다. 붕어를 이용한 음식은 동맥경화 등 혈관질환을 앓는 사람들에게 좋다. 산성식품이기는 하지만 칼슘과 철분의 함량이 높아 성장기의 어린이나 빈혈이 있는 사람들에게 좋은 식품이다.

붕어를 요리할 때는 흙냄새를 제거하는 것에 힘을 써야 한다.

붕어에는 간 디스토마가 있기 때문에 회를 내서 먹는 것은 주의해야 한다.

붕어의 음식 가운데 붕어죽을 들 수있다. 이것은 붕어를 흠씬 고아서 체에 밭인 채 그 즙에 멥쌀을 넣고 후추가루와 생강가루를 쳐서 쑨 죽이다. 이것은 보건식으로 좋다. 이러한 붕어는 옛날부터 건강식이나 민간에서 약으로 많이 응용하고 있다.

「즉어방」은 소갈을 다스린다. 붕어 1마리를 비늘을 둔 채 내장을 빼버린다. 거기에 차(茶) 잎을 가득 채워 넣고 종이로 싸서 구워 먹는다. 몇마리를 먹으면 효과가 있다. 또한 치루(痔漏)에는 붕어의 내장을 빼버리고 백반을 채워 넣고 불에 구워 분말로 만들어 수시로 바르면 효험이 크다.

## 비방. 점어신포산(鮎魚神炮散)
### ― 몸과 얼굴에 흰얼룩이 생긴 것을 다스림 ―

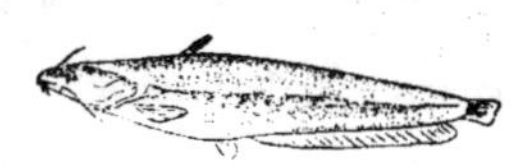

점어(鮎魚)란 메기다. 머리는 넓적하고 몸은 비늘이 없으며 끈끈한 액(液)이 있고 입은 크고 두 쌍의 긴 수염이 있다. 메기는 다른 어류에 비하여 철분이 많기 때문에 부기를 빼고 소변을 잘 나오게 하는 효과가 있다. 특히 민간에서는 복막염에 좋은 식품이기 때문에 메기구이와 탕을 먹었다.

이러한 메기는 종류에 따라 독이 있는 것으로 조사되었다. 특히 메기에겐 타액(唾液)이 많은 데 이것은 소갈증을 다스린다. 그런 이유로 특히 당뇨병 환자에게 좋은 물고기다. 그래서인지 고방에서는 메기의 침(涎)은 소갈병에 황련 가루를 침으로 개어 환

을 만든다. 이것을 오매탕(烏梅湯)으로 한번에 5~7개씩을 복용
한다.

「점어신포산」은 몸과 얼굴에 반점이 생길 때 내리는 처방이다.
메기를 반근 짜리로 1마리를 준비한다. 내장을 빼고 멥쌀밥・소
금・후추를 넣고 보통 젖을 담그듯이 하여 연잎(蓮葉)으로 3포
(包)를 만들어 묶는다. 다시 연잎으로 거듭하여 싼다. 그리고 나
서 먼저 수건으로 환부가 붉어지도록 문지르고 나서 젖을 싼 포
를 불에 구워 뜨겁게 문지르면 땀이 난다. 이후엔 환부에 바람을
쏘이지 않아야 한다.


## 비방. 문어신험방(文魚神驗方)
### ─ 모든 기를 내리는데 특효 ─

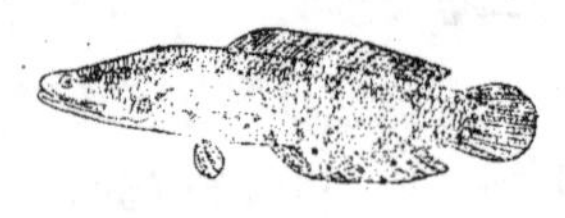

문어(文魚)는 가물치다. 이외에 동
어・풍어・사어 등의 다른 이름이 있
다. 가물치는 숭어와 비슷하고 몸은
둥글고 머리는 넓적하며 턱은 위턱보
다 길며 입은 크고 눈이 작다. 오래 전부터 민간에서는 가물치를
보신용으로 애용하여 왔다. 푹 고아 만든 곰탕은 별미에 속하며,
특히 가물치회는 가물치의 껍질을 벗기고 살만 도려내 막걸리로
빨아낸 다음 초고추장에 버물려 만든다. 가물치를 막걸리에 빠는
것은 생선 특유의 비린내와 잡맛을 제거하기 위해서이다.

민간에서는 오래 전부터 가물치의 쓸개를 급성인두염의 특효
약으로 애용하여 왔다. 급성 인두염엔 쓸개즙을 목구멍에 바르는
데 만성신장염에는 동아와 파 흰줄기를 넣고 곰탕을 끓여 먹으면
효과가 있다. 이러한 가물치의 쓸개는 다른 생선의 쓸개와 다르

게 단맛을 가지고 있다.

「문어신험방」은 모든 기를 내리는 효험이 있다. 큰 가물치 1마리를 배를 째고 후추가루를 반냥·마늘 3톨을 넣고 봉합한 다음에 팥 1되와 함께 삶아 주먹 크기만한 무 1개·파 한줌을 넣고 다시 삶아 공복에 먹는다. 배부르게 먹고 즙도 마시는데 5일이 지나 다시 만들어 먹으면 완쾌된다.


## 제4절 기설(氣泄)

성의학서에 등장하는 미약(媚藥)이나 기이한 황음놀이는 구전되어 오다 수당(隋唐) 연간에 문권(文券)으로 집대성되었다. 이를 실험하기 위해 수조 때에는 양제가 동교(東交)와 양주(揚州)를 잇는 남북의 신도(新都)에 이궁(離宮)을 세워 운하 기슭에 마흔 여덟 개가 넘는 별궁을 마련해 6천명의 미인을 머무르게 하였다.

모두가 하음(下淫)인 민간의 처녀들. 가무와 시서에 뛰어나고 체형적으로 명기의 반열에 드는 처녀들이었다. 이들은 별궁에서 환관 학사들이 가르치는 미술(媚術)을 익히며 때가 무르익기를 기다렸다. 황제가 근방을 어행할 때 착출되어 나가면 이동용 성전인 행궁(行宮)에서 그 동안 익힌 미술을 맘껏 발휘하여 황제에게 즐거움을 선사했다.


### 1. 명림(鳴琳)이 하늘에서 내려오다

수나라의 양제가 '무도하기 이를 데 없는 호색 황제'라면 당나라 때엔 중국 역사상 최대의 미녀 군단을 거느린 현종(玄宗)을 들

수 있다. 현종은 수많은 미녀 가운데 단 세 사람만을 총애하였다. 첫째는 무혜비(武惠妃)이고 그 다음으로 양귀비 마지막이 야사(野史)에 이름을 날린 매랑(梅娘)이었다. 매랑은 양귀비가 액살 당한 후 얻어 들인 미인이었으므로 아무리 색도에 이력이 난 현종이라도 그 즐거움은 그렇게 끈끈한 것만은 아니었을 것이다.

독자의 예측을 완전히 가위질해 버린 매랑과 현종의 행위는 양귀비라는 거목의 그늘에 가려 버렸지만, 방사의 요란함은 양귀비의 그것보다 훨씬 앞서 있었다고 기록한다.

양귀비가 『삼봉단결』에 나오는 여러 조건에 부합되는 여인이었다면, 매랑은 선도에서 가려뽑힐 「정기(鼎器)」라는 조건에 합격점을 받은 여인이었다. 즉, 사내에게 환락과 이로움을 주는 여인이었던 셈이다.

절세의 아름다움을 지니고 있었지만 고력사에게 목이 졸려 비명횡사한 양귀비. 절망과 비탄에 빠진 황제 앞에 나타나 온갖 시름을 잊게 하는 방술을 펼친 매랑.

이 두 여인을 놓고 중국의 시인·묵객들은 한결같이 양귀비에게 비점을 찍으며 비가(悲歌)를 읊고 있다. 백낙천은 「장한가」에서 애절한 탄식을 쏟아 냈고, 『훈몽호색도휘』의 작가 역시 매랑보다는 양귀비 쪽에 연민의 점수를 주고 있다.

그런 점에서 작가는 제62편의 「기재(器材)」라는 항목에 '명림(鳴琳)'이라는 항목을 만들고, 그 주인공을 매랑이 아닌 양귀비로 뒤바꿔 놓은 것이다.

중국 고대 방중술에는 황제에게 즐거움을 주기 위해 성구(性具)가 등장한다. 이것은 순금이나 순은으로 만든 팔찌와 같은 장신구였다. 이것들은 황제가 쉽게 사정하려 들면 얼른 장신구를 빼내 황제의 심벌에 감아 혈행이 고르지 못하도록 막아 버렸다.

이를테면 조루(早漏)에 대한 방지책이었다.

그렇다면 명림이란 무엇인가? 이것 역시 성구의 하나였다.『훈몽호색도휘』의 저자는,

<…연로한 현종 황제가 양귀비에게 성적인 만족을 주기 위해 하늘에 빌었더니 이 알(명림)이 떨어졌다. 그것을 손바닥에 올려 놓으니 꿈틀거렸다. 황제가 몹시 기뻐하여 양귀비의 문 안에 집어넣으니 한없이 즐거워하며 몸부림쳤다….>

이 부분을『고금담개(古今譚槪)』는 다르게 풀이한다.

<…황제가 나이 들어 젊은 양귀비의 갈증을 채워 주지 못하자 고시종이 헌책 했다. 황궁의 궁전 건축가인 하대(河帶)란 자가 무소뿔의 안쪽을 파고 기관을 설치하였는데, 이것을 양귀비의 몸안에 집어넣으면 자연적으로 기관이 발동되어 마치 거양(巨陽)을 집어넣은 것처럼 효험이 있었다….>

그런데 또 하나의 기록이 읽는 이의 소름을 끼치게 한다. 바로『수곤야사(繡棍野史)』이다.

<…양귀비의 몸을 다독거리지 못한 황제는 깊은 시름에 빠져 있었다. 이를 본 고시종은 은밀히 처방을 준비하여 상재했다. 황제가 허락하자 그 비방을 사용하게 되었는데, 그것은 장어를 이용한 비법이었다. 대(大) 자 형의 틀을 준비한 고시종은 양귀비의 팔과 다리를 묶고 준비된 한 자 세 치 남짓의 장어를 음문으로 밀어 넣었다. 이때 장어의 꼬리 부분 한 치 어림엔 구멍을 뚫고 그곳으로 명주실을 꿰어 둥그렇게 만든 후 검지손가락에 끼웠다. 장어는 본디 앞으로만 진입하려는 속성이 있으므로 꼬리 부분 두 치 어림까지 들어가면 그제야 실을 당겨 밖으로 뽑아 냈다. 이렇게 하기를 이 각(二刻;30분) 남짓 되풀이하면 그제야 장어를 완전히 밖으로 뽑는다. 이때 양귀비는 깊은 환락으로 정신을 잃고 있

더라…>

　흥미로운 점은 이 장어를 황제가 늘늘하게 달아오른 숯불에 구워 먹어 예전의 기력을 찾았다는 점이다.


### .비방. 석어분(石魚粉)
### — 방광 결석을 다스림 —


　석어(石魚)란 석수어(石首魚)로 조기를 가리킨다. 이러한 조기는 크기에 따라 이름이 달라진다. 1.5센티의 것을 물강다리, 그보다 약간 큰 것을 강다리, 그것보다 좀더 큰 것을 세레니, 15센티 이상의 것을 조기라 한다.

　조기에는 비타민A와 D가 풍부하다. 오래 전부터 관혼상제의 상(床)에는 없어서는 안될 필수불가결한 식품으로, 죽을 쑤어 노인과 어린이의 영양식으로 애용되었다.

　의서에는 굴비(仇非)를 비롯하여 기운을 돕는다는 의미의 조기(助氣) 또는 조기(朝起)라는 기록이 보인다. 조기의 기름에는 인체의 세포 발육을 촉진시키는 영양분이 들어 있기 때문에 어린이들의 병후 관리에 긴요하게 애용된다. 특히 숙식(宿食;묵은 체증)을 없애고 중독을 사라지게 한다.

　민간에서는 조기가 식욕을 촉진시키는 의미에서 병후 환자의 회복에 쓰이고 있다. 특히 한방에서는 소화촉진이나 급성설사에 조기포(脯)를 쓴다.

　「석어분」은 석림(石淋)이라 부르는 방광결석을 다스리는 데 큰 효험이 있다. 두중석 2개를 태워 가루로 낸 다음, 왕골속(燈心) 탕에 타서 먹는다.

### 비방. 도어방(刀魚方)
#### ― 치루(痔漏)로 인해 구멍이 난 것을 다스림 ―

도어(刀魚)는 갈치다. 몸 길이는 1미터 남짓으로 긴 칼같이 홀쭉하다. 갈치는 꼬리 쪽으로 점점 가늘어져 끝이 아주 가늘다. 등의 지느러미는 목에서 꼬리까지 잇닿아 있으며 배에는 지느러미가 없다. 온몸엔 비늘이 없으며 은백색 가루로 몸은 덮여 있는데 이것을 인공진주(人工眞珠)라고 한다. 갈치의 새끼를 '풀치'라고 칭하는 것도 흥미롭다.

갈치는 물고기 가운데 상품에 속한다. 입맛을 잃었을 때 먹으면 구미를 돋구는데 많이 먹으면 설사 기운이 있다. 이시진(李時珍)은 말한다.

<갈치는 고기의 살 속에 잔뼈가 있다. 끓이거나 굽거나 젖을 만들어 먹어도 맛이 좋다. 『회남자』에 이르기를 '갈치와 술은 먹지 않는다'고 하였으며, 『이물지』에는 '갈치는 초여름에 바다 속으로 쫓아간다. 그 길이는 한 자가 넘고 배는 마치 칼과 같다'고 하였다>

「도어방」은 손사막이 『천금방』에서 내린 처방이다. 치루(痔漏)로 인하여 구멍이 난 것을 다스린다. 흙을 불에 붉게 태운다. 그것을 초에 담가 그 흙을 갈치의 젖으로 개어 붙인다. 하루에 한번씩 갈아붙인다.

### 비방. 백룡산(白龍散)
#### ― 입질과 종기가 아물지 않는 것을 다스림 ―

오징어는 오적어(烏賊魚)다. 몸은 원추형으로 길이는 30~40센티다. 머리에 10개의 팔이 달렸는데 그 가운데 둘은 길다. 등은 회갈색이며 흰 점이 많다. 특히 몸 속에는 보신용으로 사용하는 먹물이 있다. 대다수의 사람들은 오징어에 별다른 영양소가 없는 것으로 알고 있다. 그러나 그것은 잘못된 이해이다. 오징어에는 육류에 못지않은 영양가가 있다. 단백질은 소나 돼지 또는 조류 등에 떨어지지 않고 소화율도 좋다.

『명의별록』에는 오징어가 기를 늘리고 정기를 강화시킨다고 소개한다. 흥미로운 점은 오징어의 뼈를 우물에 넣으면 수충(水蟲)이 전멸한다는 점이다. 일찍이 도가(道家)에서는 오징어의 뼈를 누렇게 구워 약재로 사용하였다.

「백룡산」은 임질과 종기가 아물지 않는 것을 다스리는 처방이다. 오징어뼈를 분말하여 뿌리면 유효하다는 것은 다산방(茶山方)에도 처방이 보인다. 임질에는 오징어뼈를 분말하여 1돈씩을 생지황(生地黃) 즙에 타서 복용하면 효과를 볼 수 있다. 그런가하면 눈물이 자주 흐르는 데엔 오징어뼈·굴조개를 등분으로 삼아 가루로 만들어 풀로 환을 도토리 크기 만큼으로 만들어 한번에 1개씩 돼지간과 함께 쌀뜨물로 삶아 익혀 먹는다.


## 2. 여자는 외로움을 견디지 못한다


금(金)나라 해릉왕(海陵王) 때에 절도사를 지낸 오대(烏帶)에겐 기품 있고 우아한 미인 아내 정가(定哥)가 있었다. 나라에 좋은 일이 있자 신하들은 아내를 데리고 연회에 참석했다. 지금의 부부 동반과 같은 형식이었지만, 웬일인지 부인들은 내실에서 그들만의 연회를 따로 치르라는 명을 내렸다. 여기에는 혜릉왕의 책략이 숨어 있었다. 많은 고관 대작의 부인들이 연회를 열고 깔

깔거릴 때 기둥 사이에 몸을 감춘 혜릉왕이 불쑥 얼굴을 디밀었
다. 소스라치게 놀란 부인들을 바라보며 왕이 곁을 따르는 내관
에게 명을 내리면, 그 여인은 즉시 침전으로 안내되었다.

이 놀이판에 오대의 아내 정가가 걸려들었다. 워낙 곱상한 용
모인데다 한 번 혜릉왕의 살을 맞대자 날이 밝도록 왕을 충동질
했다. 이렇게 되면 누가 누구를 밀통한 것인지 알 수 없게 된 것
이다.

다음날 왕의 제안이 엉뚱했다.

"내 말을 들으면 한사람이 살고 듣지 않으면 두 사람이 죽는다.
어찌 하겠는가?"

정가는 핼쑥한 낯으로 더듬거렸다.

"하명해 주시면 따르겠사옵니다."

"네가 너의 남편 오대를 죽인다면 황후를 시켜 주마. 그러나 내
말을 따르지 않는다면 너를 비롯하여 너의 집안은 멸문을 당할
것이다. 기회는 오늘밤뿐이다."

정가는 망설였다. 그러나 남편보다는 자신의 영달과 집안의 부
귀공명을 택했다. 궁에서 돌아온 후 그녀는 오대를 독살시켜 버
렸다. 약속대로 그녀는 황후가 되었으나 혜릉왕은 한 번도 그녀
를 가까이 부르지 않은 것이다. 반년을 독수공방으로 지내던 정
가는 집에서 부리던 하인 염걸아(閻乞兒)를 큰 상자 안에 넣어 궁
으로 데려왔다. 문지기가 상자 안을 보겠다고 우기자 정가는 대
뜸 고함을 질렀다.

"네가 왕후를 업신여긴단 말이냐? 정히 죽고 싶다면 상자를 열
어라."

아무래도 문지기는 목숨만은 내놓을 수 없어 길을 열었다. 염
걸아가 들어 있던 상자는 황후의 침전으로 옮겨졌다. 육욕에 굶

주린 황후는 염걸아가 목욕할 틈을 주지 않고 침상으로 끌어들였다. 반년 동안 코빼기도 보이지 않던 혜릉왕이 무사들을 데리고 나타나 정가를 비롯하여 염걸아, 그곳에 있던 모든 사람들이 형장의 이슬로 사라졌다.

## 비방. 토육난탕(土肉卵湯)
### ― 강정과 고혈압을 다스림 ―

해삼(海蔘)은 토육(土肉)·해서(海鼠) 등의 이름을 가지고 있다. 근해의 바위틈이나 모래나 돌 밑에 널리 퍼져 있다. 몸 길이는 15센티이며 촉수는 20개다. 모양이 약간 괴상하여 먹지않은 사람도 있지만 영양가는 아주 우수한 식품이다. 해삼은 신선한 것을 썰어놓으면 금방 딱딱해진다. 그러나 상한 것은 늘어지고 냄새가 나며 식중독을 일으키므로 조심해야 한다.

전해오는 애기로는 동면(冬眠)이나 하면(夏眠)을 일정기간 하는 동물들은 정력에 크게 이롭다는 말이 있다. 그래서인지 한방에서는 해삼은 신장을 튼튼히 하고 양기를 돋으며 성능력이 쇠약해졌을 때에 그것을 회복시키는 유효한 식품으로 소개한다.

「토육난탕」은 해삼을 이용한 음식이다. 젓국물에 해삼알·쇠고기·파·두부를 넣고 끓인 음식이다. 이것은 남자들의 정력을 증진시키고 식욕을 돋구며 신진대사를 왕성하게 만든다. 그러므로 중국에서는 인삼과 맞는다는 의미로 해삼이라 한 것이다.

해삼은 바다 깊이 10~30미터의 되는 곳에서 살다가 온도가 16도 이상이 되면 깊은 바닷 속으로 가서 그곳에서 여름 잠(夏眠)을 잔다. 알은 여름잠을 자기 전에 까놓는다. 뱀과 개구리의 동면과는 정반대다.

## 비방. 모려본사방(牡蠣本事方)
### ─ 기가 허하고 도한을 다스림 ─

모려는 굴조개를 가리킨다. 보통은 긴 달걀형인데  왼쪽 껍데기는 크고 오른쪽 껍데기는 작다. 껍데기는 잿빛인데 자갈색 반점이 있다. 산란기는 6~7월이고 1년만에 성숙한다.

이러한 굴조개는 옛날부터 빈혈을 비롯하여 간장병 등등의 병후의 체력 회복에 좋은 식품으로 알려져 있다. 싱싱한 굴에 레몬즙을 쳐 먹으면 더욱 맛이 좋다.

고방의 기서인 『해약본초(海藥本草)』에 의하면 '굴조개는 남자의 허로(虛勞)를 다스리고 신(腎)을 보하며 정신을 안정시킨다'고 소개하고 있다. 또한 굴조개를 구워 먹으면 사람으로 하여금 피부를 부드럽게 하는 효과가 있다고 덧붙인다. 이런 점에서 몸이 허하고 열이 많은 사람은 지황·원지 등과 쓰면 효험을 볼 수 있다 하였다.

「모려본사방」은 기가 허하고 도한(盜汗)이 나는 것을 다스린다고 하였다. 굴조개분·마황근(麻黃根)·황기를 등분으로 하여 가루로 낸다. 이것을 한번에 2돈씩 물 2잔에 달여 먹는다. 1일 1회 공복에 먹는다.

식은땀이 심하게 나는 데엔 마른 굴·방풍·백지(白芷)를 등분으로 분말 하여 한번에 1돈씩을 술로 복용한다.

## 비방. 석결명분(石決明粉)
### ─ 간이 허하여 눈에 백태가 낀 것을 다스림 ─

『명의별록』에는  전복(全鰒)을  석결명(石決明)으로  풀이한다.

전복과에 딸린 조개류의 일종으로 패각(貝殼)의 길이는 20센티 정도다. 껍데기의 빛은 갈색이나 푸른빛을 띤 자갈색으로 주로 암초나 돌에 붙어서 서식한다. 재래의 전복 요리에는 전복찜이나 전복다식(茶食)·전복장아치·전복초(炒)·전복탕·전복포(包; 전복쌈) 등이 있다.

『명의별록』에서는 전복의 껍데기가 눈에 백태가 끼고 아픈 것과 녹내장을 다스린다고 하였다. 전복 껍데기는 간·폐의 풍열과 청맹·골증·노열(勞熱) 등을 다스리는 효능이 있는 것으로 소개하고 있다.

특히 「석결명분」은 간이 약해져 눈에 자꾸만 백태가 끼는 것을 잡아낼 수 있는 처방이다. 전복 껍데기를 태운 재와 목적(木賊)을 볶아 등분하여 함께 분말로 만들어 한번에 3돈씩을 생강과 대추 달인 물로 하루에 두 번 복용한다.

승금방(勝金方)에는 임질을 다스리는 데에도 뛰어난 효험이 있는 것을 설명하고 있다. 전복의 꺼칠꺼칠한 껍데기를 벗겨버리고 그것을 가루로 내어 백탕(白湯)에 2돈씩을 먹는다. 하루에 두 번 먹는다.

### 3. '재를 후빈다'는 파회(爬灰)

북방계 중국 황제의 영향을 받아 민간 사람들 역시 시아버지와 며느리의 불륜을 뜻하는 은어로 '재를 후비는 일'이 생겨났다. 이를테면 당현종이 수왕 이모의 비 양옥환을 총애하는 것이나, 후량(後梁)의 시조인 주전충(朱全忠)이 여러 아들을 왕으로 봉해 그들을 영지로 떠나 보내고 며느리들과 통정한 것이 바로 그런 경우다. 『치파자전』에 나오는 얘기다.

아나라는 여인의 시아버지는 난옹(欒翁)이다. 난옹은 큰아들 극사에게 잦은 심부름을 시켰기 때문에 그의 아내 사씨는 외로움을 많이 탔다. 어느 날 사씨가 세수하고 있을 때 시아버지인 난옹이 그녀를 뒤에서 끌어안고 침상으로 잡아끌었다. 이 부분을 원서의 표현을 빌리면,

<…난옹은 사씨의 발을 높이 쳐들게 하더니 그 사이로 몸을 디밀었다. 자연스럽게 난옹의 수염난 턱이 사씨 얼굴에 닿았다. 잠시 수치심으로 몸을 떨었으나 사씨는 두 손으로 낯을 가린 체 가만히 있었고, 난옹은 끝내 만족을 얻었다.>

이같은 사실을 아나가 목격했다. 우연히 사씨의 방을 찾아갔는데, 침대 휘장이 흔들리고 침상이 삐꺽대는 소리가 들린 것이다. 사씨의 남편 극사가 돌아온 것이라 생각하고 슬쩍 휘장을 들추었는데 놀랍게도 시아버지와 사씨가 엉켜 있는 그림을 본 것이다. 놀라 도망치는 아나의 뒤통수에 사씨의 고함이 날아들었다.

"아버님, 어서 아나를 붙잡으세요. 입을 막아야 하잖아요!"

이렇게 하여 아나도 난옹의 수중에 떨어졌다. 그런데 이번에는 사씨가 한술 더 뜬다. 그녀는 아나를 향해,

"이봐요 동서, 난옹은 아버지야. 그러니 우리가 몸으로써 효도를 해야 하는 게야."

결국 아나는 사씨에게 손이 눌리운 체 시아버지의 몸을 받는다. 여기에 중국인 특유의 해학이 숨어 있다. 아나는 일을 치르고 나서 두 사람을 번갈아 보더니 퉁명스럽게 말했다.

"나는 이제까지 자식이 넣어야 할 곳에 아버지가 넣는다는 말을 들어본 적이 없어요. 만약 아이가 태어나면 자식이 됩니까, 아니면 손자라고 불러야 합니까?"

아마도 성이 문란해진 당시의 상황을 꼬집은 것으로 보여지는

소화(笑話)다. 그래서 작자는 이같은 파회(爬灰)의 간통 현장을 '女+男+女'라는 색다른 조어를 만들어 낸 듯 싶다. 만약『치파자전』의 작자가 이런 식으로 글풀이를 했다면, 아나가 상대한 사내의 수는 '여+남∞'라는 등식이 될 것이다.


## 비방. 함장산(含漿散)
### — 적취(積聚)로 심복통이 그치지 않을 때 —


방합(蚌蛤)은 방합과에 딸린 물조개로 패각의 길이는 10세티 남짓이다. 모양은 긴 타원형이고 둥근 무늬가 많으며 암흑색의 각피가 있다. 안쪽은 고운 진주광택이 나므로 공예 재료로 많이 쓰인다.

일반적으로 방합은 고기의 맛이 좋은 것으로 알려져 있다. 껍데기는 가루로 만들어 방분(蚌粉)이라 하는 데 허약한 부인이나 노인들에게 약재로 많이 쓰인다.

의서에는 방합이 갈증을 그치고 열을 덜어준다고 소개한다. 한편으로는 눈을 밝게 하고 습을 덜어주는 효능에 대해서도 설명하고 있다.

고방에는「함장산」이 있다. 이것은 적취(積聚)로 심복통이 그치지 않는데 사용한다. 먼저 방분을 볶아 환을 만드는 데, 방분 1냥·파두(巴豆) 7알을 함께 볶은 다음, 파두는 꺼내 버린다. 그것을 초에 버무려 환을 오동씨 크기로 만들어 한번에 30알씩을 생강주로 먹는다.

남자의 제복통(臍腹痛)에는 회향탕(茴香湯)으로 먹고 여인의 혈기통(血氣痛)에는 동뇨(童尿)에 술을 타서 먹는다. 또 술독을 푸는 데는 방합을 끓여 먹으면 스스로 풀린다.

## 비방. 동해부인탕(東海夫人湯)
### — 백발증(白髮症)을 다스림 —

    홍합은 홍합과에 딸린 바닷물 조개다. 모양은 긴 타원형으로 두껍고 둥그스름하나 앞쪽 끝은 새의 부리처럼 매끄럽고 뾰족하다. 빛깔은 흑갈색이고 안쪽은 청자백색이다. 살은 붉은빛을 띤 적등색(赤橙色)이다.

    고방에 의하면 홍합은 동남의 바닷 속에서 나는데 주모(珠母)와 비슷하고 대가리가 작으며 속에서는 잔실 같은 털이 삐져 나온다고 소개한다. 맛이 감미하다는 점도 덧붙인다.

    홍합은 맛도 좋지만 조개 중에서 많은 식용이 된다. 재래의 홍합음식에는 홍합백숙·홍합장아찌·홍합젓·홍합초·홍합회 등이 있다. 특히 담채(淡菜)라고 하는 말은 바다에서 나는 고기는 모두 짜되 오로지 홍합만은 담(淡)하기 때문에 담채라 한다.

    약용적인 면을 살펴보면 홍합은 삶아 먹으면 능히 오장을 보한다고 소개한다. 「동해부인탕」은 백발증을 다스리는 것으로, 홍합 2냥을 깨끗이 씻어 하수오(何首烏) 3돈을 섞어 물에 달여 매일 먹는다. 이것을 1~2개월 계속하여 먹으면 능히 흰머리를 검게 만드는 효험이 있다. 한편으로 남자의 유정(遺精) 증상에는 홍합을 술로 깨끗이 씻어 공복에 점심을 대신하여 먹으면 효험이 있다.

## 비방. 해합분(海蛤粉)
### — 남자의 유정(遺精)을 다스림 —

    바지락 조개는 개탕 조개과에 딸린 바닷물 조개를 가리킨다. 패각은 구상(球狀)의 삼각형이며 길이는 6센티 남짓이다. 껍데기는 문채(文彩)가 있는 것과 없는 것이 있다. 이러한 바지락 조개의 효험에 대하여 『본초보유(本草補遺)』에는 다음과 같이 소개하고 있다.

<바지락조개 껍데기는 기미가 짜고 한하여 독이 없다. 합리분은 열을 맑게 하고 습에 이롭다>

여기에서 말하는 합리분은 바지락조개를 태워 분말한 것으로 전제(煎劑)에는 사용하지 않는다. 이러한 합리분을 쓰는 데는 입이 붉은 바지락조개를 취하여 숯불에 태우고 괄루(括蔞)를 씨 채로 익혀 함께 짓찧어 바람에 말려 쓰면 효험이 있다.

「해합분」은 남자의 유정을 다스린다. 합리분을 볶은 것 1근, 황벽(黃蘗)을 볶은 것 1근을 함께 분말하여 끓는 물로 환을 오동씨 크기 만큼으로 환을 만든다. 이것을 한번에 1백알씩을 공복에 데운 술로 먹는다.

술에 취했을 때에는 합리분을 한 숟가락씩 물에 타서 먹으면 즉시 깬다 그런가하면 기침이 그치지 않는 데에는 합리분을 볶아 1돈씩을 물로 먹으면 효험이 있다.

## 4. 『환희원가(歡喜寃家)』는 반대 등식

한 집안에 사는 사람들끼리의 염사(艶事)는 대부분 남자 쪽에서, 그것도 나이 많은 쪽에서 강압적으로 이뤄지는 게 보통이다. 그러나 가끔은 여자 쪽에서 사내를 유혹하는 경우도 생겨났다. 이를테면 『금병매』에서 반금련이가 남편(무대)보다는 시동생 무송을 침상으로 끌어들이는 대목이다. 물론 의혈남아인 무송은 말려들지 않지만 이같은 정경은 호색문학의 곳곳에 나타난다. 그런 점에서 환희원가가 이에 해당된다.

이월선(李月仙)이란 여인은 주인 여씨(呂氏)가 기방에서 사들인 미인이다. 생김생김이 곱상한데다 침상 위에서의 기술이 뛰어난 모양이었지만, 연로한 여씨의 체력으로는 그녀의 갈증을 채워주기엔 힘이 들었다. 그런 점에서 여씨는 자주 집을 비웠다.

어느 여름날. 돗자리에서 잠을 자고 있던 장필영(章必英)이란 젊은이의 모습을 보고 욕정을 일으킨다. 급습하듯 그의 몸을 덮치자 자연스럽게 장필영과 관계를 맺는다. 그러는가 하면 이 집안에 있던 여씨의 큰마누라인 막부인은 우연히 집앞을 지나가던 향채근(香菜根)이라는 젊은이에게 반해 은밀히 집안으로 불러들여 정을 통한다. 그렇기 때문에『환희원가』의 작자는 책의 제목을 붙일 때에 '원(寃)'이라는 명칭을 사용한 것 같다. 이를테면 주인인 여씨의 입장에서는 비싸게 사들인 물건을 날마다 도둑질 당하고 있기 때문이다. 여씨가 알았으면 얼마나 원통하고 분통이 터진 일이었을까를 은유적으로 표현하고 있다.

## 비방. 흑합즙(黑蛤汁)
### — 황달을 다스림 —

가막조개는 가막조개과에 딸린 민물조개다. 모양은 삼각형태의 구상(球狀)으로 빛깔은 갈색·녹갈색·암갈색 등의 바탕에 검정 반문(斑紋)이 있으며 거죽엔 줄이 가로로 지고 안은 자줏빛이다.

가막조개 음식은 주로 된장국을 이용하는 것이다. 여름에 끓이는 가막조개국은 몸을 보한다고 하여 예로부터 애용되어 왔다. 가막조개 된장국은 빈혈이 있는 사람에게도 좋은 식품이다.

「흑합즙」은 황달의 특효약이다. 가막조개 1되를 술 1되에 넣고 1시간 쯤 삶은 후 조개를 건져내고 그 즙을 다시 달여 3홉으로 줄어들만큼 졸인다. 이때 약간의 간장을 쳐 먹으면 된다.

가막조개는 반위(反胃)와 음식을 토하는 데에도 효험이 있다. 누런 가막조개 껍데기와 우렁이 껍데기를 등분한다. 그것들을 볶아 가루로 낸다. 이렇게 한 2냥을 백매육(白梅肉) 4개로 개어 환을 만들어 다시 대강 태워 가루로 만든다. 한번에 2돈씩 인삼과 축사(縮沙)탕으로 먹는다.

그런가하면 땀을 비오듯 쏟아내며 헐떡거리며 기침을 쏟아질 때에도 처방을 한다. 흰가마조개 껍데기를 대강 태워 가루로 만든다. 그것을 미음으로 한번에 1돈씩을 먹는다. 하루에 3번을 복용한다.

## 비방. 무양공자분(無陽公子粉)
### — 골절이 이탈되는 것을 다스림 —

게는 갑각류에 딸린 동물로 몸은 납짝하고 등과 배는 딱딱한 딱지에 싸이고, 다섯 쌍의 발이 있는데 한 쌍의 앞발에는 집게가 있다. 물 속에서 살며 물 밖으로 드나들며 옆으로 기어다닌다. 그래서 별명이 횡행거사(橫行居士)다. 고방에는 이렇게 소개한다.

<게는 서리가 오기 전의 것은 아주 독이 있다. 사람들이 많이 먹고 많이 상한다. 게 엄지발가락이 하나거나 눈이 하나거나 두 눈이 서로 맞보거나 발이 여섯 개거나 발이 네 개거나 배 아래 털이 있거나, 뱃속에 뼈가 있거나, 등에 성점(星點)이 있거나, 발이 알록달록하고 눈이 붉거나 하는 것 등은 먹지 못한다. 독이 사람을 상하게 한다. 동아즙을 비롯하여 차조기즙·마늘즙·약전국즙·갈대뿌리즙 등은 모두 독을 푼다>

약용적인 면을 살펴보면 게는 지방의 함량이 적어 고단백질은

필요로 하는 비만증·고혈압·간장병 환자에게 이로운 식품이다. 특히 어린이의 발육에 좋다.

「무양공자분」은 골절이 이탈되는 것을 다스린다. 살아 있는 게를 짓찧어 뜨거운 술에 넣어 여러 잔을 마시고, 그 찌꺼기는 바른다, 12시간 안에 뼈 속에서 소리가 나고 좋아진다. 마른 게를 태워 술로 먹어도 좋다.

## 비방. 귀안정액(鬼眼睛液)
### ─ 겨드랑이 냄새를 다스림 ─

우렁이는 우렁이과에 달린 고둥이로 흔히 수렁이나 논에 산다. 패각은 원추형으로 우선(右旋)이며 소라와 비슷하지만 작다. 빛깔은 고운 녹갈색이고 암색(暗色)의 줄이 세로로 나 있으며 살은 맛이 좋고 자양이 풍부하다.

민간에서는 우렁이를 이용한 여러 가지 요법이 있다. 특히 각기병에 삶아 먹으면 대단한 효과가 있다. 약초에 관한 지식을 살펴보면, 첫째 우렁이는 각기병에 삶거나 태워 먹는다. 둘째, 복수(腹水)나 신장에 부종이 심할 때에는 산 우렁이살을 밀가루에 반죽하여 배꼽 아래 붙인다. 셋째 맹장염에도 같은 방법으로 붙인다. 넷째, 신장염(腎臟炎)에는 산우렁이를 짓찧어 발바닥에 붙이고 붕대를 감아둔다.

「귀안정액」이라는 처방은 겨드랑이 냄새를 제거하는 것이다. 우렁이 1개를 물에 하룻밤 담가 두었다가 살 속에 파두인(巴豆仁) 1개를 넣어 잔 속에 넣어 둔다. 여름이면 하룻밤, 겨울이면 7일간을 넣어두면 물이 되는 데, 이 물로 겨드랑이에 자주 바르면 냄새를 제거한다. 또 소변이 불통으로 하복부가 팽만해졌을 때에는 큰 우렁이 1개에 소금 반 숟가락을 넣고 짓찧어 배꼽 아래 1촌 3분에 붙이면 통한다.

## 5. '증(烝)'은 연상의 여인에게 구애의 표시

마음에 드는 여인을 발견하고 속앓이를 할 때, 그 여인이 이쪽의 마음을 잘 몰라줄 때엔 증(烝)을 요구한다. 이것은 서양의 그 것과는 사뭇 차이가 있다. 얼마전 우리 나라에서 상영된 바 있는 러시아의 발레인 「장미(薔薇)의 기사」는 전 3막으로 된 오페라이다. 대본은 호프만스탈이 썼는데 초연은 1911년 1월 드레스텐이다. 여기에 은장미(銀薔薇)에 대한 애기가 나온다. 18세기 중엽 독일의 귀족 사회엔 무도회가 빈번히 열렸다. 이때가 되면 결혼을 앞둔 선남선녀들은 장미 한 송이를 들고 나와 마음에 드는 남자에게 꽃을 바친다. 구애의 표시인 셈이다.

「장미의 기사」란 꽃을 받은 남자들이다. 일단 꽃을 받으면 처녀가 마음에 들었을 때엔 은으로 장미 문양을 만들어 보내는데 이것이 두 사람의 약혼 표시였다.

한 송이의 꽃으로 구애를 하는 「장미의 기사」와는 달리, 중국 호색문학에 나타나는 '증'은 연상의 여인에게 사랑을 구하는 것으로 대부분 불륜의 현장인 경우가 많다. 이런 때의 여인의 표현이 너무 직설적이다.

"좋아요, 당신도 어른이니 젖을 먹여 드리지요."

대가족 제도하의 이런 불륜은 급기야 태어난 아이의 아버지가 누구인지를 놓고 자못 심각해질 수밖에 없다. 외간 남자나 여자를 끌여들여 바람을 피운다는 것과는 의미가 상당한 차이가 있음을 알 수 있다.

## 비방. 산와각(山蝸角)
### ― 여러 가지 이유로 코피가 그치지 않을 때 ―

달팽이는 흑갈색 바탕에 무늬가 있으며 기어간 자리에는 자국이 남는다. 살에서 나오는 이 점액(粘液) 때문에 능히 지네(蜈蚣)와 전갈을 물리칠 수 있다.

달팽이는 자웅동체(雌雄同體)다. 두 마리가 교미 하면 어느 한쪽이 수태된다. 교미를 한 후 12~15일이면 달팽이는 습한 장소를 찾아가 8센티 남짓의 굴을 파고 거기에 26개 정도의 알을 떨어뜨린다. 그리고는 흔적이 나지 않게 굴을 메우고 가버린다. 3주나 4주 후에 알은 종이와 같은 엷은 껍데기의 유충(幼蟲)이 된다. 달팽이의 평균 수명은 5년에서 8년이지만 어떤 것은 10년을 훨씬 넘게 사는 것도 있다. 달팽이는 효용면에서 보면 달팽이가 분비하고 있는 위액은 인간의 부신(副腎) 호르몬과 밀접한 관계가 있는 것으로 밝혀졌다. 특히 달팽이는 한방에서는 치질을 비롯하여 탈항 및 소변이 불통되는 것 등에 쓰인다.

「산와각」은 여러 가지 이유로 인하여 코피가 그치지 않을 때에 사용하는 방법이다. 달팽이 1개를 불에 말리고, 오징어뼈를 가루 내어 함께 섞는다. 그것을 콧속에 넣으면 코피가 흐르는 것을 막을 수 있다.

## 비방. 역간방(易簡方)
### ― 유정(遺精)을 다스림 ―

달걀은 닭이 나은 알이다. 어떤 달걀이 좋은가에 대하여 고방(古方)에서는 누런 암탉의 것이 상(上)이고 다음으로는 검은 암탉의 것이라 했다. 달걀의 대부분은 단백질로 되어 있다. 흰자위는 유기물의 흡수력이 있기 때문에, 술에 취했을 때는 생으로 먹으면 알콜분을 흡수하는 효험이 있다.

　요즘에는 상당수의 사람들이 '초란(醋卵)'에 깊은 관심을 보인다. 이것은 달걀을 5~6일간 식초에 담가두면 껍질은 식초에 녹아 부드러워지고 흰자위는 마치 반숙을 한 것처럼 굳어진다. 물론 노른자위는 변하지 않는다. 이것이 초란이다. 이렇듯 달걀의 껍질이 녹아 부드러워지는 것은 식초의 주성분인 식초산이 석회분을 용해시키기 때문이다.

　이렇게 만들어진 초란은 소화 흡수가 잘 되고 체력을 정상으로 돌리는 효과가 있다. 초란의 성분인 초산칼슘은 체액의 산도를 중화하고 정상적인 알카리성을 유지하게 되므로, 고혈압을 비롯하여 동맥경화를 예방하고 간장염·당뇨병 등에 좋다. 아무리 피로한 사람이라도 초란을 마시면 회복이 빨라진다. 「역간방」은 생 달걀에 구멍을 내어 후추알을 채워 넣고 구멍을 막은 후 밥에 쪄 먹는다. 하루에 7개씩을 먹으면 낫는다.

## 비방. 계봉백화사고(鷄峯白花蛇膏)
### ― 양소음다(陽小陰多)와 수족마비를 다스림 ―

　뱀은 독이 있는 것과 그렇지 않은 것의 두 종류가 있다. 그러나 약재로 사용하는 것은 거의 독이 있는 뱀이다. 특히 산무애뱀(白花蛇)은 독사의 일종으로 몸은 갈색 바탕에 네 개의 검은 줄무늬가 있다. 이시진(李時珍)은 이렇게 설명한다.

　<산무애뱀은 24개의 갈비와 모가 난 무늬가 있다. 배에는 아롱진 염주(念珠)가 있다. 입엔 4개의 긴 이빨이 있으며 꼬리 위에

하나의 지갑(指甲)이 있다>

　아주 옛날부터 뱀은 정력제로서 사람들의 입을 빌어 전해졌다. 한방에서든 민간에서든 뱀을 먹고 정력이 강해졌다는 말은 수없이 듣는다.

　「계봉백화사고」는 양소음다(陽小陰多;양이 적고 음이 많음)와 수족이 마비되는 증세를 다스린다. 재료는 산무애뱀 고기 1냥, 천마·구척(狗脊;고비) 각 2냥, 술 1되, 생강즙 반잔 등이다. 만드는 법은 뱀을 술에 삶아 껍질과 뼈를 버리고 기왓장에 얹어 불에 구워 고기 1냥을 취한다. 천마와 구척을 가루로 만들어 은그릇에 넣고 술 1되를 넣고 끓인다. 흠뻑 달인 후에 생강즙을 넣는다. 이것을 병에 넣어 두고 한번에 한 숟가락씩을 좋은 술이나 백탕에 먹는다. 하루에 두 번 복용한다.


## 6. 자보묘(子寶廟)의 명화책(名花冊)


　어느 부잣집의 귀공자가 천하 절색의 미인을 만나기 위해 색도여행을 떠난다. 어떤 부락의 여관방에서 만난 물건을 훔치는 도둑을 만나 그곳에서 날마다 참배 오는 여인들의 품격을 적어 본다. 이를테면 이 여인들은 대부분 신에게 아이를 점지 받기 위해 왔거나 또는 숨막힐 듯한 집안에서 탈출하여 적당히 바람을 피우고 돌아가는 타입의 여성들이었다.

　자보묘에 출입하는 많은 여인들의 장단점, 이를테면 걸음걸이라든가 웃을 때의 표정에 대해 배점을 하고 가장 많은 점수를 받은 세 여인을 골라낸다. 한 여인에 대한 명화책의 기록 내용을 살펴보면 대충 이러했다.

　<…모년 모월 모일. 얼핏 절세 미녀를 만나다. 나이는 대략 열

여섯 남짓으로 보임. 미혼, 숫처녀일 것임. 요염한 모습은 한 떨기 수선화 같은 모습. 일어서면 작약 꽃이요 앉으면 모란. 빨간 입술은 마치 꽃이 말하는 것처럼 설레게 한다. 서로 스쳐 가다 기념이 될 만한 물건을 내게 주진 않았으나 그녀가 남기고 간 추파 한 방울이 너무 황송하게 나를 설레게 한다. 세상에서 다시 구할 수 없는 보물 중의 보물.>

이렇게 적어 놓고 객지에서 만난 친구를 청하여 은근슬쩍 자랑한다. 친구의 조소가 떨어진다. 평상시 훔쳐본 그의 심벌이 너무 작다는 핀잔이었다. 그 정도 가지고서는 어림없으니 말이나 개의 잠지를 떼어 붙이지 않고서는 바람을 피운다는 것은 어림없다는 일침이었다. 거금을 들여 개의 잠지를 떼어 붙이는 수술을 한 후 여성 편력에 나선다는 것이 기둥 줄거리다. 이것은 중국인 특유의 '거양(巨陽)'의식에 뿌리를 둔 것으로 볼 수 있다. 「성사」에 나오는 제1의 품격 역시 장(長)이라 했으니 '바람을 피운다'는 것은 그에 걸맞은 도구가 있어야 함을 음어(陰語)로 나타낸 것이다.

## 비방. 백면백국식(白麵白麴食)
### — 음식을 먹고 체하거나 모든 식중독을 다스림 —

참밀은 소맥(小麥)이다. 밀 속의 단백질은 기후 조건 등에 따라 함유량에 차이가 나지만, 밀속에 들어 있는 부소(麩素;글루텐)의 양에 따라 밀가루의 질이 달라진다.

고방에서는 밀기울의 약용에 대해 설명하고 있다. 즉, 밀기울로 떡을 만들어 먹으면 설사를 그치게 한다. 또 초에 반죽을 하여 찐 다음 그것으로 찜질하면 통증이 없어지고 피를 흩어버리는 효능이 있다. 또 밀가루는 허를 보하기 때문에 오래 먹으면 피부가 튼튼하고 장과 위가 두터워지며 기력이 강해진다. 그런가하면 밀싹은 술독과 황달로 눈알이 누런 것을 사라지게 하는 효능이 있다. 그러므로 이것을 즙을 내어 매일 마신다.

「백면백국식」은 식체(食滯)를 비롯하여 모든 식중독에 특효한 비방이다. 재료는 밀가루와 흰누룩과 명자.

만드는 법은 누룩을 볶아 가루로 만든다. 누룩과 밀가루를 한데 섞어 한번에 두 숟가락씩을 먹는다. 하루에 두서너 차례 복용한다. 고기를 먹고 식중독에 걸렸을 때에는 명자탕으로 먹고, 다른 식중독에는 백탕으로 먹는다.

「매사방(梅師方)」에는 종기의 뿌리(腫根)를 빼는 데에는 밀가루를 돼지기름에 개어 붙이면 효과가 있다고 소개한다.

## 비방. 교맥생밀식(蕎麥生蜜食)
### ─ 나이가 드신 분의 해소와 천식을 다스림 ─

교맥이란 메밀이다. 중국에서는 당송(唐宋) 때부터 재배하였다는 기록이 있는데, 메밀의 성분 분석표에 의하면 메밀의 단백질 안에는 '지아미노 산'이 풍부하여 식물단백질 가운데 가장 우수하다고 평가받고 있다.

메밀은 옛날부터 통변을 잘 시키는 것으로 알려져 왔다. 그러므로 고혈압 환자에게 메밀이 좋다고 하는 것은 바로 통리성(通利性) 때문이다. 메밀의 빛깔이 검은 것일수록 통변이 잘 되는 반면 너무 흰것(精白)은 변비를 일으키므로 주의해야 한다. 다시말해 메밀가루 역시 너무 희면 쌀 처럼 영양가가 적다는 것을 잊지 않아야 한다.

고방에서는 임독성(淋毒性)에 메밀대를 말려서 흑소(黑燒)한 재를 끓는 물에 풀어 회즙(灰汁)을 만들어 요탕(腰湯)을 한다. 여기에서 말하는 흑소란 다음의 방법을 가리킨다. 흑소는 어떤 재료를 태워 그 재를 약으로 쓰는 것이다. 태우는 방법은 먼저 흙으로 만든 토기(土器)를 준비한다. 거기에 필요한 재료를 넣고 뚜껑을 덮는다. 공기가 통하지 못하도록 진흙으로 바르고 센 불로 열을 가한다. 이렇게 하면 재료는 원형 그대로 타게 된다. 이것을 가루로 만들어 사용하는 데, 흑소에 대한 처방은 손사막이 즐겨 사용한 비방이다.

남자가 임질을 앓을 때에는 흑소한 재를 열탕에 넣고 회즙을 만들어 식힌 다음 음경(陰莖)을 회즙에 담근다. 하루에 두서너 시간씩 계속하여 담그면 이보다 좋은 방법은 없다. 아주 흥미로운 기록은 중풍예방을 위하여는 메밀 음식을 자주 먹고, 메밀 껍질을 베갯속에 넣어 그것을 베고 자면 놀랍게도 중풍을 물리친다고 소개한다.

메밀로 만들어 먹는 우리나라의 음식에는 메밀국수 · 메밀묵 · 메밀밥 · 메밀부침 · 메밀산자 · 메밀소주 · 메밀수제비 · 메밀나물 · 메밀당수 등 종류가 적지않다. 특히 강원도 지방의 특별한 맛을 전하는 막국수는 '막 먹어도 탈이 없다' 뜻이다. 이러한 막국수는 메밀가루에 적당히 물을 넣어 일반적인 냉면을 반죽하듯 하여 냉면을 뽑는 기계에 넣고 뽑아낸다. 이것을 삶아 냉수에 다섯 번 이상을 행궈 식초 · 겨자 · 육수 · 양념간장 등을 쳐 먹는다.

「교맥생밀식」은 특히 나이가 드신 분들의 해소와 천식에 좋다. 재료는 메밀가루 4냥, 생꿀 2냥, 차말(茶末) 2냥 등이다. 먼저 메밀가루를 물에 타서 푼다. 꿀과 차말을 넣고 한데 섞는다. 물 3홉에 넣어 한두 시간 두었다가 먹으면 된다. 2번으로 나누어 식후에 먹는다.

  그런가하면 비장이 허약하여 심심지 않게 설사를 하는 경우는
메밀분으로 떡을 만들어 두고 수시로 먹으면 설사가 멎는다. 또
모든 종독(腫毒)에는 메밀분 2냥, 유황가루 2냥을 함께 물로 반죽
하여 떡을 만들어 말려 둔다. 이것을 1개씩 숫돌 물에 담가내어
붙인다. 이렇게 하면 통증이 있으며 그것이 사라지게 되고, 통증
이 없는데도 계속하여 붙이면 아파진다. 또 이질병이 심한 데에
는 메밀가루를 한번에 2돈씩 설탕물에 타서 먹는다.

## 비방. 촉서방(蜀黍方)
### — 모든 천식을 다스림 —

  수수는 세계 각지에서 밭에 심는다. 봄에 씨를 심고 가을에 거
둔다. 줄기의 높이는 한 발(一丈)이 넘는다. 모양은 갈대와 비슷
하고 싹·열매·잎도 갈대와 흡사하다. 이삭의 크기는 비 같으며
알은 그 굵기가 후추알과 같다.
  수수알의 성(性)은 견실하고 황적색이다. 이러한 수수에는 두
종류가 있다. 찰수수는 찹쌀이나 차좁쌀과 합하여 술을 빚는 둥
먹는 것을 만든다. 찰지지 않는 것(메수수)은 떡을 만들거나 죽을
쒀 먹는데 이것은 흉년에 만백성에게 내리는 오래 전부터의 구황
식품이다.
  고방에서는 수수쌀이 기미가 달고 깔깔하며 온하고 독이 없는
것으로 평가한다. 속을 따뜻하게 하고 장과 위를 보하며 곽란을
다스리는 효험이 있다. 수수뿌리는 삶아 즙을 마시면 소변을 이
롭게 하고 천식으로 인하여 헛배가 부른 것을 다스린다. 난산을
다스리는 비방은 술에 타서 먹는 것이다. 특히 식욕을 잃었을 때
에는 수수로 빚은 술을 매일 조금씩 마시면 효험이 있다.

「촉서방」은 천식을 다스린다. 붉은수수뿌리 2냥, 편축(扁蓄;마디풀) 1냥 반, 등심(燈心;골풀의 속) 1백경(莖)을 한번에 반냥씩 물에 풀어 마시면 된다.

## 7. 괴이한 풍류놀이

오래전 중국인들의 가정에서는 나름대로 유희를 벌이는 경우가 많았다. 그 가운데 그림책(畫片) 뒤집기라는 것이 있다. 이것은 열두 장의 그림을 준비한 후 그곳에 적당한 말을 써넣어 뒤집은 쪽에서 그대로 실행하는 놀이였다. 중국인들의 그림책 뒤집기는 좀 유별난 구석이 있다. 왜냐하면 거의가 괴이한 형태의 성적 유희를 다루고 있기 때문이다. 이를테면 어떤 여인이 「청연점수(蜻蜓點水)」라는 그림을 뒤집었다면 상당히 고약한 상황에 처한다. 그림의 풀이를 하면, '잠자리가 물을 건너는 모습'이라 할 수 있다. 이러한 형태의 그림은 남녀의 방사를 은유적으로 나타내고 있다. 여자가 옷을 벗고 누우면, 사내는 여인의 위쪽 두 자 남짓 떨어진 위치에서 자신의 심벌을 들여보냈다가 다시 뽑아 낸다고 씌어 있다. 다시 말해 잠자리가 물을 치고 날아오르는 모습을 방사 쪽에서 잡은 괴이한 풍류놀이로 볼 수 있다.

### 비방. 백소탕(白蘇湯)
### — 갈증을 풀고 정수(精髓)를 늘림 —

들깨는 꿀풀과에 딸린 1년생 식물로 한방의 약용적인 면에서 보면 보신(補身)·자양(滋養) 등에 효험이 크다. 들깨에는 단백질이나 지방·탄수화물·칼슘·철분 등이 함유되어 있으므로 식용

으로 쓰인다. 들깨의 잎은 짱아치나 쌈으로 각광 받으며 씨는 식
유원료가 되고 기름은 여러 가지 용도로 쓰인다.

오래전부터 애용되어 온 들깨죽은 들깨와 흰쌀을 물에 불려 간
다음 쑨 죽이다. 이것은 노인들의 병후 회복에 아주 긴요한 쓰임
새가 있다. 한편으로는 들깨를 물에 불려 저장하여 두었다가 그
것을 조금씩 꺼내 씹어먹어 백발이 검게 변하였다는 이야기는 그
만큼 들깨의 효험이 적지 않다는 것이다. 그런가하면 깻잎을 튀
겨먹는 것 역시 식료로서 상당히 유익하다. 우리나라에도 강계
(江界) 땅에는 깻국을 끓이는 것이 유명하다. 이것은 딸을 많이
둔 어머니들이 자녀들의 피부 건강을 위하여 특별히 복용시켰다.
이른바 「백소탕」이다. 이 비방은 수당(隋唐) 연간에 궁안의 여인
들이 사용했던 것으로 들깨를 물에 대여섯 시간을 담가 두었다가
쭉정이를 골라낸다. 이것을 종이에 펴 그늘에 말린다. 키로 까불
어 이물질을 골라내 맷돌에 묽게 간다. 이것을 시원한 물에 타서
마신다. 남자의 정수(精髓)를 늘리는 효험이 있다.

## 비방. 탈기환(脫氣丸)
### ― 습종(濕腫)과 각기병을 다스림 ―

일반적으로 각기병에 특효약은 팥이라고 알려져 있다. 팥을 이
용한 비방은 급성 각기에도 대단한 효험을 나타내고 있다. 팥은
삶아 먹으면 통변(通便)이 수월하다. 그런가하면 이뇨제나 구충
제로도 사용된다.

고방에서는 팥이 열독을 다스리고 악혈을 흩어버리며 번만(煩
滿)을 없앤다고 하였다. 기를 통하고 비와 위를 튼튼히 하며 사람
으로 하여금 미식(美食)하게 한다. 예전에 궁안에서는 궁비(宮婢;

궁안의 하녀)들이 팥 가루를 달걀 흰자위에 개어 모든 열독과 옹저 등에 발라 치료했다.

「탈기환」은 습종(濕腫)을 비롯하여 습성각기(濕性脚氣)에 대한 비방이다. 재료는 팥 1홉, 상백피(桑白皮;뽕나무 뿌리껍질) 3돈이다. 만드는 법은 팥과 상백피를 물 5홉에 달인다. 그것이 3홉으로 졸아들면 2회로 나누어 먹는다. 이것은 식후 30분에 마신다. 능히 습종과 각기병을 다스린다. 만성 각기에는 팥과 율무쌀을 삶아 설탕을 약간 넣어 밥을 대신해 먹는다. 율무쌀 2, 팥을 8로 하는 비율로 하는 것이 가장 적당하다. 이 비방은 대단히 효과가 있다. 그런가하면 고기에 체한 데에는 팥을 볶아 태워 가루로 내어 한 번에 3 숟가락씩 물에 타 먹을 것을 『천금방』은 소개한다.

### 비방. 문두탕(文豆湯)
#### ― 많이 먹어도 배가 고픈 증세를 다스림 ―

녹두의 주성분은 팥과 거의 비슷하다. 그래서인지 고방에 소개하는 녹두는 그것을 삶아 먹으면 종기를 사라지게 하고 기(氣)를 내린다고 했다. 생녹두를 갈아 즙을 만들어 먹으면 단독을 비롯하여 번열·풍진(風疹) 등을 다스린다.

옛서적에 의하면 녹두는 두독(痘毒)을 다스리고 종창에 이롭다고 했다. 녹두의 살은 평하고 껍질은 차다. 모든 약독을 푸는 데는 마땅히 껍질 채 갈아 먹으면 곽란 등을 다스리고 열독을 푼다고 했다.

녹두를 이용하여 만든 음식 중에 빈자떡(貧者餠)이 있다. 이것은 본래 이름이 빈대떡인데, 워낙 가난한 사람이 '녹두를 적게 넣어 먹던 음식'이라 하여 그런 명칭이 붙었다. 그러니 맛이 없을 것은 자명한 이치다.

「문두탕」은 녹두의 다른 이름이 문두(文豆)인 것에 비견하여 붙여진 명칭이다. 특히 많이 먹어도 배가 고픈 것을 다스리는 데, 여기에는 녹두를 비롯하여 보리쌀·찹쌀 각 1되를 볶아 가루로 낸다. 그것을 한번에 백탕(白湯)으로 한 공기씩을 먹는다. 5일 이내에 효과가 있다. 특히 약독(藥毒)으로 인하여 목숨이 위태로울 때엔 녹두 가루를 물에 타 양껏 먹는다.

## 제5절 기관궐상(機關厥傷)

중국인들이 즐겨 읽는 성의학서엔 남녀의 음양에 대해서 눈이 시리도록 설명하지만, 반음양(半陰陽)은 일절 언급이 없다. 다만 『천금방』에서는 작게나마 해설을 붙이고 있다. 반음양이란 무엇인가? 우선은 이것부터 짚고 가야 한다. 쉽게 말해 반음양이란 변형적인 성기를 가지고 있는 것을 말한다.

첫째는 진성반음양(眞性半陰陽)이다. 현대 의학에서 남자를 구분 짓는 성염색체를 XY 그리고 여자를 XX라 한다. 그런데 성염색체와는 전연 상관없이 난소(卵巢)와 정소(精巢)를 가지고 있으며 부분적으로 남자도 될 수 있고 여자 구실도 할 수 있다.

둘째는 남성반음양이다. 성염색체는 Y의 정소를 가지고 있지만 남자 성기는 발육이 원만하지 못하고 자궁 같은 것을 몸에 지니고 있는 경우다.

셋째는 여성반음양이다. 여성 염색체인 Y를 가지고 있지만 외면상으로는 조금도 남자로서 손색이 없다.

사마천(司馬遷)이 쓴 『사기(史記)』에는 ‘위양왕 13년에 한 여자가 남자로 변했는데 뒤에 장가들어 아들을 낳았다.'고 적고 있다. 물론 이러한 기록만으로는 위의 세 가지 중 어느 것인지가 분명하지 않다. 이같은 기록은 『진서(晉書)』의 「오행지(五行志)」에도 나타난다. '진혜제 때에 어떤 사람이 남녀의 몸을 함께 가지고 태어났는데 남자와 여자 구실을 능히 할 수 있었다'는 것이다. 이런 현상은 인간에게만 나타나는가? 그건 아니다.

## 1. 새나 곤충도 성전환(性轉換) 한다

『천금방』에는 이런 얘기가 있다. 본시 새는 태생학적으로 두 개의 난소를 가지고 태어난다. 그런데 한 개(왼쪽)는 성숙하지만, 나머지는 흔적만 남기고 있을 뿐이다. 어쩌다가 왼쪽 것을 못쓰게 될 때는 즉시 오른쪽 난소가 발육을 시작한다. 괴이한 것은 거기에서 그치지 않는다.

발육이 된 난소는 엉뚱하게 고환(睾丸)으로 탈바꿈해 버린다. 그러는가 하면 우리가 맛있게 먹는 굴(石花)도 섭씨 20~22도에서 일년에 한 번은 암컷이 되고 또 수컷이 된다. 수중 생물 역시 전연 다를 바 없다.

### 비방. 백변두화곤방(白藊豆花昆方)
### — 모든 설사를 다스림 —

변두(藊豆)는 2월에 파종한다. 만생(蔓生)으로 뻗는데 잎의 크기는 술잔만하고 뾰족하다. 꽃 모양은 나비와 같은데 꼬투리는 모두 10개다. 고방에는 다음과 같이 소개한다.

＜변두는 오장을 보하고 구역질을 다스린다. 오래 먹으면 머리

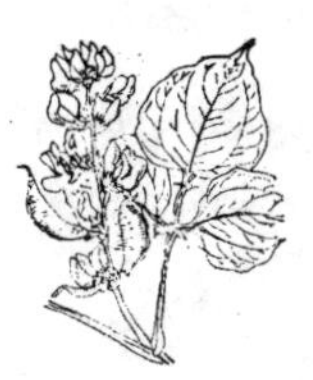

털이 희어지기 않는다. 잎은 초에 볶아 먹으면 학질을 치료한다>

그런가하면 이런 내용도 덧붙인다.

<변두는 설사를 그치고 더위를 사라지게 하며 비위(脾胃)를 덥게 한다. 습열을 제거하며 소갈을 그치게 한다. 변두꽃을 볶아 갈아 먹으면 자궁의 출혈을 다스린다>

모든 설사를 다스리는「백변두화곤방」의 재료는 흰변두꽃·돼지고기 각 1근, 파. 한 뿌리, 후추 7알, 밀가루·된장 약간이다.

만드는 법은 흰변두꽃 활짝 핀 것을 따서 물에 씻어 데친다. 그 다음으로는 돼지고기·파·후추 등을 된장 즙에 넣고 끓인다. 데친 꽃을 넣고 버무려 밀가루로 경단을 만들어 불에 구워 먹는다. 한번에 5개 씩 먹는다.

또 소갈로 물을 많이 먹을 때에는 백변두를 물에 담가 껍질을 벗기고 가루로 내어 천화분(天花粉;하늘타리 뿌리 가루)즙에 꿀을 섞어 환을 만든다.

### 비방. 호두방(胡豆方)
### ― 수종(水腫;복수)을 다스림 ―

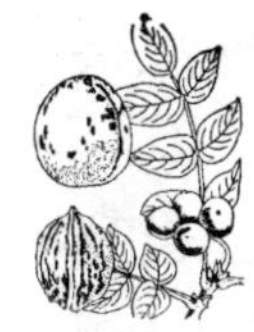

잠두는 남토(南土)의 종자라고 이시진은 밝힌다. 원산지는 '카스피' 바다 주변이라 하는 데, 아프리카 북부에서 잠두의 야생종이 발견되었다는 기록이 있다. 꼬투리는 긴 타원형인데 위로 향하고 열매는 식용이다.

약용적인 면을 살펴보면 잠두는 콩과 같이 변비증에 좋다. 잠두를 갈아서 쌀과 함께 죽을 쑤어 먹으면 몸을 보하는데 특히 비장(脾臟)이 약한 사람에게 좋은 식품이다. 위(胃)를 기분 좋게 만들며 내장을 고르게 한다. 잠두의 싹(苗)은 술에 취해 깨어나지 못할 때에 기름과 소금을 넣고 볶아 달여서 탕을 먹으면 효과가 있다.

『천금방』에는 다음과 같은 기록이 있다. 어떤 여인이 잘못하여 바늘을 삼켰다. 뱃속에 들어간 바늘을 어찌할 줄 모르고 쩔쩔 매는데 이때 근처를 지나던 손사막이 비방을 가르쳐 주었다. 잠두를 삶아 부추와 함께 체로 먹으면 바늘이 스스로 대변과 함께 나온다는 것이었다. 여인이 손사막의 처방을 따랐더니 실제 그렇게 되었다.

「호두방」은 몸에 물이 차는 수종을 다스린다. 묵은 잠두 4냥, 홍당(紅糖) 3냥을 함께 달여 마신다.

## 비방. 낙화생즙(落花生汁)
### ─ 심한 기침을 단번에 사로잡는다 ─

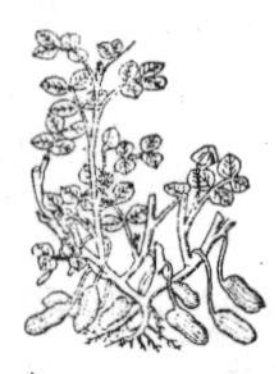

낙화생은 땅콩이다. 도가에서는 선식(仙食)으로 애용되어 왔는데, 봄에는 의이인(薏苡仁)·여름에는 녹두고(綠豆羔)·가을에는 연육(蓮肉)·겨울에는 낙화생(落花生)을 상식했다. 이렇게 보면 땅콩은 겨울 음식인 셈이다.

땅콩은 콩 종류 가운데 가장 당질이 적게 들어 있다. 불포화지방산 가운데 '아라키포 산' 등이 함유되어 있다. 고방의 기록에 의하면 땅콩은 사람에게는 훌륭한 자양식품이 된다. 그러나 개가 먹으면 이상하게도 중독작용을 일으킨다. 1년 묵은 땅콩을 개가 먹으면 며칠 사이에 중독 되어 죽고, 2~3년된 땅콩을 먹으면 즉

사한다.

「낙화생즙」은 황실에서 내관들이 즐겨 먹은 음식이다. 기침이 오래 되어 그치지 않거나 심한 기침이 쏟아질 때엔 땅콩 반 근의 껍질을 벗기고 생으로 짓찧는다.  여기에 물 한사발 가량을 넣고 달이면 땅콩 기름이 뜬다. 이 기름을 걷어내고 설탕을 조금 넣고 다시 끓인다. 이때 즙이 우유처럼 되면 마시는 데 보통 취침 전에 한 번, 새벽에 한 번 마신다. 풍습이나 각기병에는 1회 4냥, 1일 3회, 사흘간을 달여 즙을 마시면 즉시 낫는다.

## 2. 용녀(龍女)의 반음양

애기는 거슬러 올라간다. 오호십육국(五胡十六國)의 중원 난립 때 전진(前秦) 왕 부견(符堅)은, 휘하 장수인 여광(呂光)으로 하여금 쿠치이를 공격하게 하였다. 이 무렵 쿠치이에는 명승으로 알려진 도안(道安)이, 동진 시대(東晉時代) 때부터 천하에 이름을 떨친 구마라집(鳩摩羅什)을 설법을 듣기 위해 그를 장안으로 불러들일 무렵이었다. 한달음에 쿠치이를 무너뜨린 여광은 이상한 호기심을 느꼈다. 정작 구마라집이 고승이라면 주색을 멀리할 수 있는가 였다. 이를테면 그가 머무는 곳에 좋은 술과 어여뿐 계집을 집어넣어 사내의 본능을 자극시키려는 의도였다. 구마라집이 꿈쩍하지 않자 날마다 술과 계집으로 육탄공격을 퍼붓게 했다. 마침내 이성의 둑이 무너지자 구마라집은 걷잡을 수 없는 상황에 처하고 말았다. 이후 부견이 무너지고 후진(後秦)이 들어섰다. 황제 요흥(姚興)의 초청으로 장안으로 오게 된 그에게, 어디서 무슨 말을 들었는지 아름다운 미녀 10명이 배당되었다. 그는 닥치는 대로 계집의 몸을 탐하며 혼잣말처럼 중얼거렸다. 그것은 구마라집의 계율관(戒律觀)이었다.

"진흙 속에서 피어나는 연꽃처럼, 공관(空觀)에서 보면 남녀는 누구나 똑같은 게지."

이를테면 그는 대승(大乘)의 요체를 공(空)으로 본 것이다.

동양 사람들이 가장 좋아하는『법화경(法華經)』은 바로 구마라집이 한문으로 번역하여 중원에 퍼뜨린 것인데, 용녀는 이 안에 등장한다. 나이 여덟 뿐인데 법화경의 원돈 교리를 깨닫고 남자로 변신하여 보살이 된다. 어디 그뿐인가. 나중에는 삼십 이상(三十二相) 팔십종(八十種)을 구비한 부처가 되지 않던가.

여자는 생리적으로 깨끗하지 못하므로 부처가 되려면 남자로 성전환을 해야 한다는 것이다. 이로 보아 여성의 생리적인 면은 수도와는 거리가 먼 것임을 알 수 있다.

구마라집이『법화경』을 번역하자 금방 광신도 집단이 나타났다. 훗날에는『법화경』을 신봉하는 신도들이 환골탈퇴하기 위해 분신 자살하는 상황까지 전개되었다. 이렇게 발전된 이유는 성전환의 과정이 수술 도구를 전연 쓰지않는다는 점에 있었다.


## 비방. 주모방(酒母方)
### — 요창(尿瘡)을 다스림 —


누룩은 술을 빚는 중요한 재료이기 때문에 주모(酒母)·곡자(曲子)·국자(麴子) 등의 다른 이름이 있다. 이러한 누룩은 6월에 만드는 데 약에 넣는 것은 오래된 것을 향내가 나도록 볶아 사용을 한다. 쌀 누룩을 만드는 법은 찹쌀가루 1말을 여뀌즙에 버무려 떡같이 하여 덩이를 만들어 닥나무 잎에 싸서 통풍이 잘 되는 곳에 매달아 둔다. 49일이면 마른다. 이 종류들은 다 약에 들어간다.

각 지방에서 모든 약초 및 독한 약을 넣는 것이 있으나 모두 유독하다. 오로지 술에만 들어가고 약에 넣는 것은 좋지 않다.

고방에서는 보리 누룩에 관한 설명이 나온다. 보리 누룩은 음식을 소화시키고 속을 화한다.

태(胎)를 낳게 하고 악혈을 파한다. 누룩 5되를 물 1말에 삶아 3번을 끓여 5번에 나누어 마시면 그 아이는 죽같이 되고 모(母)는 살찐다.

밀가루 누룩과 쌀 누룩은 음식을 소화시키고 술에 체한 것과 찹쌀밥에 체한 데 갈아서 가루로 술을 만들어 먹으면 즉시 낫는다. 이것은 모두 밀누룩의 공으로 소개한다.

「주모방」은 요창(尿瘡)을 다스린다. 누룩을 가루로 만들어 통마늘과 함께 짓찧어 밀알 크기 정도의 환을 만든다. 이것을 요도 속에 한 알씩 밀어 넣으면 신묘하게 낫는다.

## 비방. 기양초나미즙(起陽草糯米汁)
### ― 몽설(夢泄)과 신허 등을 다스림 ―

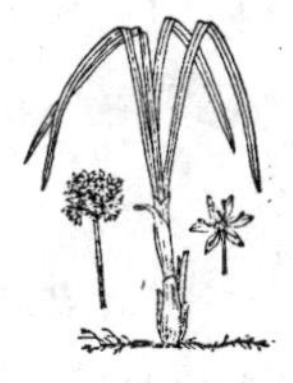

부추는 달래과에 딸린 다년생 풀이다. 봄철에는 구근(球根)으로부터 육질(肉質)의 잎이 떨기로 돋아 나와 여름엔 잎 사이에서 푸른 줄기가 나와 그 끝에 흰빛의 작은 꽃이 핀다.

부추는 봄에 먹으면 향긋하고 여름에 먹으면 냄새가 난다. 또한 많이 먹으면 정신이 흐리고 눈이 어둡다.

이러한 부추는 대장과 소장을 보하는 효과가 있으며 음식에 체하거나 설사를 할 때는 된장국에 넣어 끓여 먹으면 신기하게 병증을 잡아낸다.

고방에서는 부추를 삶아 먹으면 그것이 신(腎)에 돌아가고 양기를 장하게 하며 허리와 무릎을 덥게 하는 효험이 크다고 소개한다. 또한 부추를 물에 삶아 소금과 초를 쳐서 공복에 열 번(열 끼니)을 먹으면 가슴이 답답한 것을 다스린다. 또 즙을 내어 먹으면 흉비통(胸痺痛)을 다스린다고 했다.

「기양초나미즙」은 몽설(夢泄)을 비롯하여 오줌이 자기도 모르게 나오는 유뇨(遺尿)·신허(腎虛) 등을 다스린다고 하였다. 재료는 부추씨 1되, 찹쌀 2되와 파. 만드는 법은 부추씨를 물에 끓이다가 중간에 찹쌀을 넣고 파는 조금 썰어넣는다. 그것을 끓여 즙을 3되 가량으로 만든다. 즙을 하루에 1되씩 만든다. 몇 번 마시면 효과가 크다. 『천금방』의 처방이다.

### 비방. 천금채환(千金菜丸)
#### ― 잦은 방사로 인한 허리의 요통을 다스림 ―

천금채·월갈초(越江草)는 상치의 다른 이름이다. 어디에서든 쉽게 구할 수 있는 상치지만 그 효능만큼은 대단하다. 고방에서 말하기를, '상치에는 흰것과 붉은 것이 있다. 붉은 것은 태워 약으로 쓴다'고 했다.

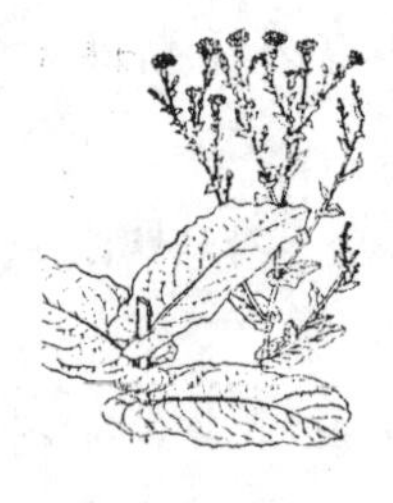

민간에서는 상치가 입맛이 없을 때에 쌈밥으로 애용되어 왔다. 그래서인지 고방에서는 상치가 유즙(乳汁)을 통하게 하고 소변을 이롭게 하며 벌레나 뱀독을 없앤다고 하였다. 그런가 하면 씨는 소변을 통하게 하며 치루나 하혈을 다스린다고 소개한다.

이외에도 약용적인 면을 좀더 살펴보면 상치는 불면증을 비롯하여 빈혈증·디푸테리아·신경과민 등에 생식하면 효과가 많으며 또 정혈제(淨血劑)로도 효과가 있다고 했다. 타박상에는 다친 부위에 생잎의 즙을 내어 바르면 효과가 있다는 것도 덧붙여 기록해 놓았다. 「천금채환」은 잦은 방사 후에 일어난 허리의 통증을 다스린다. 흰상치 씨를 볶아 3냥을 준비한다. 다음에는 흰좁쌀을 볶아 한줌, 유향(乳香)·몰약(沒藥)·오매육(烏梅肉;매화열매)을 각각 반냥으로 하여 함께 분말한다. 꿀로 경단 크기로 환을 만들어 한번에 1개씩 술로 복용한다.

## 3. 남색(男色)을 즐기던 환관

중국에서는 반음양의 일종인 환관이 있다. 가정 형편이 어려워 스스로 거세의 길을 택한 자궁 환관(自宮宦官)이 있는가 하면, 죄를 얻어 사내의 심벌이 떨어져 나간 고약스러운 경우도 있다.

일반적으로 '내시(內侍)'라고 불리우는 환관은 영어로 표기할 때엔 그리스어(語)인 「Eunuch」가 이에 해당한다.

중세 유럽에서는 고대 이집트나 메소포타미아의 지방에서도 그 존재가 확인되었다. 헤로도토스(Herodotus)라는 역사가에 의하면 주로 페르시아 사람들이 환관들을 곁에 두고 부린 것은 믿을 수 있다는 신뢰감 때문이었다. 내시는 시대나 환경에 따라 여러 별칭이 있다. 시인(寺人)이라고도 하며 정신(淨身;깨끗한 몸)·엄관(嚴官;공정한 관리)·중관(中官;남자도 여자도 아닌 중간 관리)·내수(內豎;안에서 세우는 사람)·혼시(閽寺;문지기)·환시(宦寺;부리는 사람) 등이 그것이다.

중국의 역사에는 내시의 등장이 기원전 1300여년 경에 나타난다. 은(殷)나라의 갑골문자에 의하면, BC 1300여년 경인 무정왕

(武丁王) 때에 만족의 강인(羌人)을 포로로 삼아, 그들을 환관으로 삼는 것이 좋은 지 어떤 지를 점쳤다는 기록이 있다.

본시 중국은 일부다처제다. 그러므로 가장 신임할 수 있는 남성으로 내시를 선택하여 감독케 했다. 이를테면 질서를 비롯하여 순결이나 비밀 등을 유지하려는 목적이 바로 그것이다.

제환공 때의 신하인 수조(豎刁)는 스스로 거세하여 후궁들을 관리했고, 진문공(晉文公) 때에는 환관 발제(勃緹)가 신임을 받았다. 이러한 환관은 양근이나 음낭 중 어느 한 가지가 제거되었는데 때로는 한꺼번에 떨어져 나간 경우도 있었다. 이렇게 되면 당사자는 차츰 중성화 되어 간다. 아무리 뚱뚱하고 수염이 장비처럼 고슴도치 형상을 했더라도 어느새 수분이 달아난 화초처럼 몸은 가늘가늘해진다. 바로 내시증(內侍症)이다.

성격은 우울해지고 감정의 기복이 심하여 사소한 일에 감격하고 화를 잘 낸다. 환관 가운데는 음탕한 후궁이나 태후의 총애를 받아 권세를 휘두르는 자가 많았다. 이들은 무소 뿔로 만든 각선생(角先生)을 출몰시키거나 자신의 입이나 손으로 상대하는 여인에게 즐거움을 안겨 주었다.

내시들은 권세와 재물에 대한 집착이 많았다. 후한 때에 십상시(十常侍) 난이 그렇고, 자신의 실세를 과시하기 위해 중신들 앞에 사슴을 끌고 나와 말이라고 우기던 환관 조고(趙高)의 횡포도 있었다. 그러나 무엇보다 폐해가 심했던 것은 당나라 때였다.

### 비방. 수장원환(水壯元丸)
### ― 모든 냉기를 물리침 ―

차조기는 향소(香蘇)·수장원(水壯元) 등의 별칭이 있다. 『도가』의 서적에는 차조기 잎은 아래가 자색(紫色)이고 기는 심히 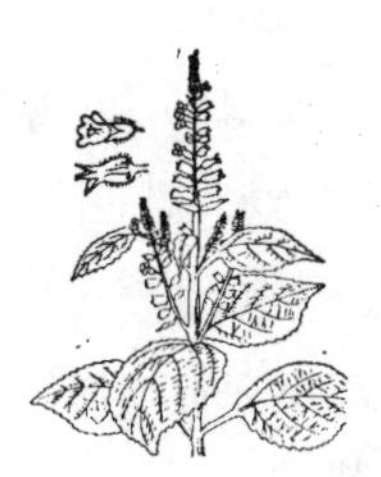 향긋하다. 그런데 자색이 없는 것은 향이 없다. 깨와 비슷한 것은 이름이 야소(野蘇)인데 약에 쓰지 않는다. 약용적인 면을 살펴보면 차조기는 그 잎을 따서 응달에 말린다. 그것을 가루로 만들어 낸 것이 혈액순환 등에 큰 효험이 있다. 또 씨는 이뇨제(利尿劑)로 사용하는 데 감기나 기침약 등에 쓰인다. 고방에서는 차조기 잎을 생것이나 또는 국을 만들어 먹어도 몸에 깃든 모든 어육독(魚肉毒)을 물리칠 수 있다고 하였다. 또한 차조기 씨는 폐기(肺氣)의 천식을 다스리는 것으로, 건위제·거담약으로 쓰이는 진정작용이 있다.

「수장원환」은 모든 냉기를 다스린다. 차조기씨·고량강(高良薑;생강 종류)·귤껍질을 등분하여 꿀로 환을 오동씨 크기 만큼으로 만든다. 그것을 한번에 10알씩 공복에 술로 복용한다. 그런가하면 잠을 자면서 자기도 모르게 정액이 흘러나오는 몽중실정(夢中失精;泄精)에는 차조기씨 1되를 볶아 가루로 낸다. 그것을 한 숟가락씩  하루에 두 번 복용한다.

## 비방. 서과분(西瓜粉)
### — 좌골 신경통을 다스림 —

수박은 박과에 딸린 1년생 덩굴풀이다. 아프리카가 원산이며 전국의 각지에서 재배한다. 고서에는 수박은 작은 독이 있다고 했다. 많이 먹으면 당연히 토리(吐痢;구토하고 설사)한다. 그러므로 위가 약한 사람은 먹지를 않는다. 기름과 떡과 함께 먹으면 비장(脾臟)을 손상한다.

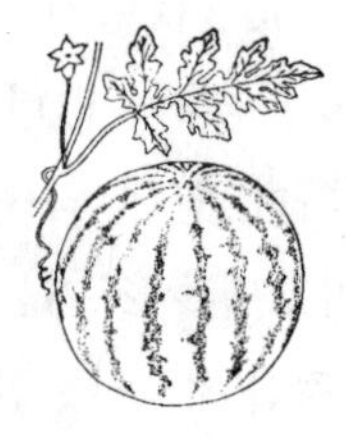

이러한 수박은 이뇨제로는 탁월한 효능이 있다. 또 부종(浮腫)에도 대단한 효력이 있다.

수박의 약리성을 살펴보면, 특히 구창(口瘡)이 있는 경우에는 입안에 수박을 물고 있으면 다스린다고 했다. 그런데 언제부터인가 수박은 메밀·미꾸라지·닭고기·초·호두·백배(白梅)

등과는 함께 먹는 것을 꺼려 왔다. 고방에 의하면 방주 땅의 진봉원(陳逢原)이라는 이가 한여름에 지나치게 수박을 많이 먹었다. 그래서인지 가을이 오자 허리와 다리에 통증이 밀려와 도무지 움직일 수 없었다. 이것은 한결같이 수박을 많이 먹은 후유증이라는 것이다. 일반적으로 좌골신경통에는 「서과분」을 쓴다. 이것은 수박 껍질을 음달에서 말린 후 그것을 술로 한번에 3돈씩 먹는다. 이것을 하루에 3회 복용한다.

## 비방. 길경반하탕(桔梗半夏湯)
### ― 헛배가 자꾸만 부른 것을 다스림 ―

길경이란 도라지다. 이것은 산야의 곳곳에 있다. 봄에 싹이 나고 줄기는 한 자 남짓이다. 잎은 살구나무잎과 비슷하지만 길고 타원형이다. 어떤 것은 삶아 먹기도 한다. 도라지는 모양새가 인삼과 비슷하여 착각하기 쉽다. 그러나 인삼과는 달리 한방에서 진해 거담약으로 쓰인다.

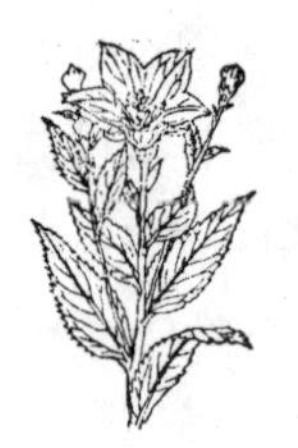

고방에서는 도라지의 뿌리가 오장을 이롭게 하고 혈기를 보하며 한열(寒熱)과 풍비(風痺)를 덜어준다고 소개한다. 속을 따뜻하게 하고 음식을 소화시키며 인후통(咽喉痛)과 벌레의 독을 다스린다는

것이다.

본래 거담에는 도라지뿌리 20그램, 앵속각 15그램을 물 4홉에 달여 반량으로 졸여 이것을 하루의 양으로 하여 8회로 나누어 분음하면 효과가 있다. 그런가하면 진해·거담 외에도 농을 제거하는 효과가 있다.

「질경반하탕」은 복창(腹脹)을 다스린다. 질경이·반하·진피(陳皮)를 각 3돈으로 하고 생강 3편에 물 2공기를 넣고 1공기로 졸아들면 먹는다. 인후종기통(咽喉腫氣痛;편도선염)에는 도라지뿌리 말린 것 1돈 5푼, 살구씨 알맹이 3개, 감초 5푼을 물 5홉에 달여 하루에 두서너 차례 나누어 마신다.

## 4. 녹두패(綠頭牌)를 이용한 탐욕

「주례(周禮)」에 의하면, 황제는 후궁에 다음 같은 인원을 둘 수 있었다. 물론 이것은 형식적인 기록에 불과했지만 한 명의 비(妃)와 아홉 명의 부인(夫人), 아홉 명의 빈(嬪), 스물 입곱 명의 세부(洗婦), 여든 한명의 여어(女御)였다. 왕조가 바뀌면서 숫자와 직위는 달라졌지만 기록에 의하면 후궁 1천 명이나 3천명의 여인이 황제 한사람의 손길을 받기 위해 항시 대기했다.

백락천의 「장한가(長恨歌)」에는 '천자의 후궁에는 삼천 명이나 되는 궁녀가 있었다(後宮佳麗三千人)'고 소개한다. 하나 둘 세어서 삼천이라 한 것은 아닐 터이지만, 그만큼 많은 미인들이 황제의 입김을 기다리고 있었다는 얘기다.

이렇듯 많은 후궁들을 관리하는 부서는 다름 아닌 내시부였다. 이들의 우두머리인 내시감(內侍監)은 하룻밤 황제를 모실 여인을 선별하는 특권을 가진다. 그러다 보니, 금은 보화를 뇌물로 바치고 황제의 속살을 만지려는 무리가 얼마나 많았겠는가.

당시 황제의 손길을 기다리는 내명부의 궁인이 되기 위해서는 엄격한 심사를 거쳐야 했다.

당나라 이전에는 아무래도 장삼봉이 만든 『삼봉단결(三峯丹訣)』의 선택정기(選擇鼎器) 항목에 들어야 했다. '정기'라는 것은 사내에게 이로움을 주는 그릇이라는 뜻으로 이해하면 무리가 없다. 여기에다 내시감들은 자양 도인(紫陽道人)을 비롯하여 사일 학인(四一學人)·양고 도인(兩顧道人)·청봉자(靑峯子) 등의 네 명이 공동으로 집필한 『현미심인(玄微心印)』이란 저서를 텍스트로 사용했다. 이 책은 장삼봉이 쓴 추상적이고 이론적인 내용을 좀더 현실적으로 쉽게 파악 되도록 만든 것이었다. 이른바 네 가지 아름다움이라는 사미(四美)와 다섯 가지 취해서는 안될 오병(五病)이었다.

사미의 내용은 이러했다.

첫째, 안색(顔色)은 홍백(紅白)이어야 한다. 즉 얼굴 색깔이 무엇보다 좋아야 한다.

둘째, 골육(骨肉)은 균정(均停)해야 한다. 키를 비롯하여 몸의 살찐 정도가 알맞아야 한다.

셋째, 부눈(膚嫩)은 발흑(髮黑)이어야 한다. 피부는 곱고 머리칼이 부드러워야 한다.

넷째, 언금성(言金聲)이다. 목소리는 은쟁반에 옥구슬이 굴 듯 또렷해야 한다.

궁녀를 선발할 때는 무엇보다 이 기준을 따랐고, 다음의 다섯 가지에 해당하면 아무리 미색이 뛰어나도 탈락시켰다.

첫째, 치골에 이상하게 생겼거나

둘째, 몸에서 냄새가 나거나

셋째, 월경을 하지 않거나

넷째, 목소리가 남자처럼 우렁하고 피부가 거칠며 머리칼이 노랗거나

다섯째, 자주 경련을 일으키는 체질을 말한다.

이러한 기준은 수나라 때에 성행했던 『옥방비결(玉房秘訣)』과 『옥방지요(玉房指要)』의 영향을 받은 것이지만, 당나라 때에는 변동현(卞洞玄)이 만든 『동현자(洞玄子)』로 낙착되었다. 그러나 여전히 미인을 선발하는 기준은 『시경(詩經)』에 의지하였다. 이른바 '미녀의 조건'이었다.

　　손은 담황 같고(手如蕣黃)
　　살갗은 응지같으며(膚如凝脂)
　　이는 호서같고(齒如瓠犀)
　　이마는 넓고 눈썹은 가늘다(蛾眉靑首)

위의 말을 현대적으로 풀이하면, 손은 하얗고 피부는 탄력 있고 윤기가 흘러야 한다. 그 모습은 마치 양젖을 잘 버무려 놓은 듯하며 넓고 반듯한 이마에 고른 치아, 눈썹은 나비의 더듬이처럼 가늘고 긴 곡선 모양을 해야 한다. 어디 그뿐인가, 두 눈은 봉안처럼 약간 끝이 치켜진 듯 해야 비로소 합격점이다. 미인이 선발되면 내문학관(內文學館) 소속의 환관 학사들이 일단 교육을 실시한다.

율령이나 궁중식전(宮中式典)을 비롯하여 역대 학사들의 필법을 가르쳤다. 개중에는 여럿이 모여 방술 이론에 능한 환관 학사들의 걸죽한 입담을 귀동냥했다.

환관의 입김이 가장 거셌다는 당나라 시대에는 그들은 모두 내

시성(內侍省) 소속이었다. 이곳에는 명목상 두 명의 내시감이 있었다. 한 사람은 엄격하게 궁녀를 선별하는 권한을 지녔고, 다른 쪽은 선택된 궁녀나 후궁 중에서 황제의 잠자리에 집어넣는 일을 맡았다.

하은주(夏殷周) 시대부터 내려온 궁안 여인들은 한결같이 녹두패(綠頭牌;황제에 따라서는 홍패를 사용했다)가 떨어지길 고대했다. 이것은 저녁 식사가 끝나면 내시감의 명을 받은 환관이 황제의 윤허를 받아 내 후궁 여인들에게 가져다주는 일종의 권리증이었다. 밤이 깊어지면 내시감이,

"폐하, 오늘밤 어찌 하시겠는지요?"

만약 황제가 별다른 생각이 없다면,

"물러가라."

할 지 모른다. 그러나 하룻밤 같이 잔 여인의 속살이 어른거린다면,

"간밤의 그 여인이 좋았도다. 오늘밤에도 대령시켜라."

명이 떨어지면 내시감은 곧 물러 나와 태감(太監;환관의 중간 우두머리)으로 하여금 녹두패를 후궁에게 가져간다. 정해진 시간이 될 때까지 몸안 곳곳을 정갈하게 씻고 나면 다시 태감은 돌아와 그 후궁을 발가벗겨 새털 자루로 먼지떨이를 한 후 자루에 씌워 황제가 기다리는 방으로 업어 간다.

일은 여기에서 끝난 것이 아니다. 일단 황제를 모시게 되면「계지(戒指)」와「면적(面赤)」을 사용할 권리를 얻는다.

계지는 반지다. 이를테면 황제와 잠자리를 하기 위해 기다리고 있는 여인은 왼손에 은가락지를 끼고 대기한다. 은가락지를 오른손에 끼고 있으면 이미 황제를 한 번 모셨다는 것을 나타내고, 금가락지를 끼고 있으면 아이를 회임하여 임신중임을 나타낸다. 이

반지에는 언제 황제와 잠자리를 했는지를 반드시 기록하여 차후에 일어날지 모르는 분란을 미연에 방지 하였다.

황제가 마음에 드는 후궁을 찍었으나, 그 후궁에게 달거리 등이 있을 때엔 「면적」을 사용한다. 양쪽 볼과 이마를 붉은 점으로 물들여 '오늘은 손님을 받을 수 없다'는 것을 알려 황제의 심기가 부서지는 것을 미연에 방지하였다.

## 비방. 백지환(百枝丸)
### — 남자의 모든 풍병을 다스림 —

고비는 구척(狗脊)이라는 이름 외에도 백지(百枝)·부근(扶筋) 등의 이름이 있다. 잎은 깃 모양으로 째지고 가장자리에는 톱니가 나 있다. 이러한 고비는 식용으로 사용하는 데 그 맛은 고사리와 비슷하고 연하지만 특히 섬유가 많다. 고비는 계절나물로 각광을 받는다.

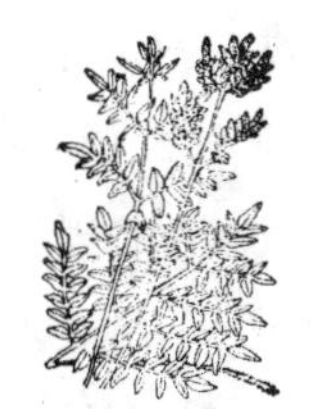

고방에 의하면 고비는 허리와 등이 굳은 것과 전신이 마비되는 증세를 다스리며, 오줌이 고르지 못한 것과 남녀의 다리가 약하고 허리가 아픈 것, 풍사(風邪)·임로(淋露)·기가 허약하고 눈이 어둡고 척추가 약한 것을 다스린다고 하였다. 또한 속을 평하고 대장과 소장을 청결하게 한다.

「백지환」은 남자의 모든 풍병을 다스린다. 재료는 고비의 털을 태워버리고  소목(蘇木)·비해(萆薢;며래의  뿌리)·천오두(川烏頭) 등을 등분한다. 그것을 분말로 만들어 쌀로 만든 초(醋)에 타 환을 오동씨 크기 만큼으로 만들어 한번에 20알씩을 데운 술로 복용한다.

그런가하면 발에 종기가 생기는 데에도 처방을 한다. 『오원원요』라는 고서에는 고비를 달여 그 탕에 발을 담그고 씻으면 깜쪽같이 치료할 수 있다고 하였다.

### 비방. 만응고(萬應膏)
#### — 모든 악창과 충독·치통을 다스림 —

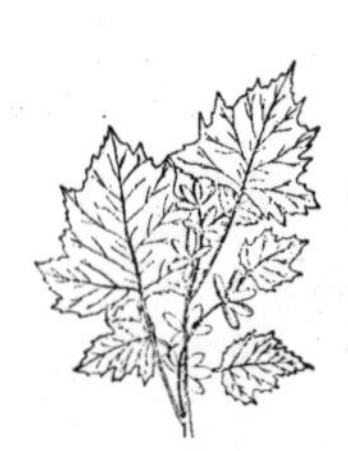

도꼬마리는 창이(蒼耳)다. 엉거시과에 딸린 풀로 줄기는 2미터쯤 자라고 온몸에 털이 있으며, 잎은 둥그스름한 삼각형으로 톱니가 있다. 『명의별록』에는 상사(常思)라는 다른 이름도 소개되고 있다. 민간요법에서는 도꼬마리의 줄기에 기생하는 벌레는 종기와 독창에 특효하다 하여 약으로 사용되어 왔다. 그런 이유로 고방에서는 약용에 대해 다음과 같이 소개한다.

<도꼬마리의 씨는 해열·발한·두통·눈병·상한 등에 1회 8~10그램을 달여 마신다. 줄기와 잎은 옴이나 습진에 바르며 또 생즙은 개에게 물린 데나 벌에 쏘인 환부에 바르면 통증이 멎는다. 온몸이 가려울 때는 씨를 욕탕에 넣고 목욕을 하면 아주 효과가 높다. 마른 씨를 태워 먹으면 술이 싫어지는 효험이 있어 금주약(禁酒藥)으로 사용되기도 한다.

「만응고」는 모든 악창과 종기를 다스린다. 재료는 도꼬마리. 먼저 5월 5일에 채취하여 씻어 말린다. 그것을 썰어 물로 삶는다. 즙을 다시 고약같이 달인다.

그것을 다시 병에 넣어두고 사용한다. 이렇게 만든 것을 종기에 바르는 데 아주 효과가 있다. 또한 치아의 통증에는 아픈 치아에 바르고, 후비(喉痺)에는 혓바닥에 바른다. 이때 술을 한잔 곁들이면 좋다.

## 비방. 산강보기환(山薑補氣丸)
### — 비허(脾虛)로 설사가 잦은 것을 다스림 —

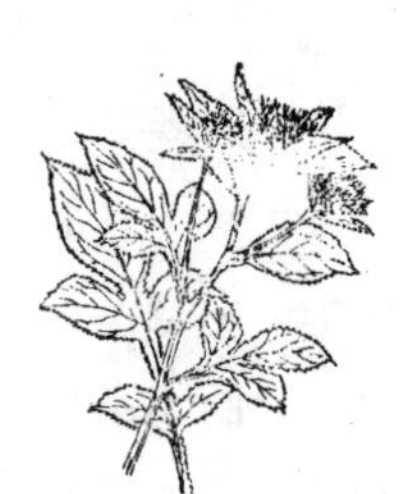

삽주(朮)는 우리나라 곳곳에 있다. 채취하는 시기는 11~12월이 좋고, 여린 잎은 식용으로 사용하기도 하는데 맛은 향긋하고 좋다. 이러한 삽주에는 두 종류가 있다. 백출(白朮)은 잎이 크고 째졌으며, 뿌리는 달고 기름이 적은 편이다. 그러므로 환(丸)이나 산(散)으로 만들어 쓴다. 그런가하면 적출(赤朮)은 잎은 가늘고 째지지도 않았다. 뿌리는 작고 쓰며 기름이 많다. 그러므로 달여서 사용한다. 그런가하면 창출(蒼朮)은 '산개'라 부른다. 뿌리는 늙은 생강 같은 모습인데 창흑색이다.

삽주의 약용적인 면을 살펴보면 오래 전부터 도가에서는 삽주를 장수를 보장하는 식품으로 여기고 도인들로 하여금 즐겨 먹게 하였다. 특히 한방에서는 창출이나 백출을 방향성 건위약으로 사용하고 있음을 볼 수 있다. 또한 발한·하혈·구풍(驅風)의 효과가 있으며, 하루에 10그램을 달여 복용한다. 또한 더위로 설사를 하는 데에는 백출과 차전자를 등분 가루로 만들어 복용한다.

「산강보기환」은 비장이 허하여 잦은 설사를 하는 데 처방한다. 재료는 백출 5돈, 백작약(白灼藥) 1냥을 구워 곱게 가루로 낸다. 이것을 쌀밥으로 환을 만들어 미음에 먹는다. 하루에 두 번을 한 번에 50알씩 먹는다.

## 5. 하룻밤의 놀이

그렇다면 수없이 많은 궁안의 여인들은 도무지 사내 냄새를 맡을 기회가 없는가? 그건 아니었다. 환관들에게 적당히 뇌물을 집어 주고 기회만 잡는다면 비록 잠깐일지 모르지만 신선한 바람을 쏘일 수 있었다. 그것은 정월 열닷세 날 밤에 열리는 원소관등(元宵觀灯) 놀이였다. 이날만큼은 성안의 모든 문이 활짝 열리고 민간 백성들이라도 궁안으로 들어오는 영광을 누렸다.

중국인들은 절기상 상원(上元)은 정월 15일, 중원(中元)은 7월 15일, 하원(下元)은 10월 15일로 중국 문화의 기류를 형성한 도교의 축제일로 삼았다. 상원일은 정월 대보름날로 집집마다 관등을 예쁘게 장식하여 등화놀이를 하는 밤이다. 육조 말기에 시작된 이 놀이는 수당을 거쳐 근세에까지 내려왔다. 이날 밤의 관등놀이의 호화스러움을 수양제의 시구 안에서 뽑아 본다.

등수천광조(灯樹千光照)
화염칠지개(花焰七枝開)

위의 시에 나오는 등수라는 것은 기다란 장대에 횡목(橫木)을 열 십자 모양으로 엮어 붙여 호화스럽게 꾸민 것을 말한다. 정월 대보름날밤, 민가에서는 이 등수를 어떻게 만들어 처마에 매달았는가에 따라 가문의 위상을 나타낸다.

황실에서는 등수만 준비하는 것은 아니다. 민가에서처럼 처마에 메달 이유도 없기 때문에, 황제의 위상을 높이기 위해 산붕(山棚)을 준비한다. 이것은 등수를 더욱 늘려 백 자(百尺) 남짓으로 엮어 '봉래'니 '방장'이니 '영주'라는 이름을 붙여 격을 높인다.

일단 관등놀이가 시작되면 사오일간은 통행금지가 해제된다. 호기를 맞은 젊은이들은 이날을 위해 준비해 둔 가장 호화로운 옷을 입고 거리 곳곳을 누빈다.

이날 밤의 관등놀이는 특히 장안을 비롯하여 낙양 등의 남방이 호화스러움의 극치를 이루었다. 얼음을 깨물어 창공 저 멀리에 띄워 놓은 듯한 달빛의 교교함. 월색 고운 십오야에 아름답고 현란한 색색의 등화는 온통 불타는 나무가 되어 현란하기 이를 데 없다.

흥겨움이 도사린 도성이며 거리엔 악기 소리가 횟빛의 하늘을 적시고 어깨춤 추는 남녀들은 가져온 가면을 쓰고 형형색색 돌아간다. 서산에 달이 기울어 이슥해지면 축제의 막이 내린다. 텅빈 거리는 비로소 알몸을 드러낸다. 비녀며 수건, 귀고리며 팔지 등이 아무렇게나 널브러져 있는 길바닥. 어떤 것은 흙먼지에, 어떤 것은 밟히어 중등이 부러져 아무렇게나 나뒹굴기 마련이다.

고도(古都)인 장안. 북으로 위수를 끼고 남으론 진령산맥의 대명사인 종남산(終南山)이 우뚝 서 있다. 동으로는 패수와 산수의 두 강이 흐르고 서쪽으론 용수원(龍水原) 고지에 둘러싸인 체 오랜 세월 이어 온 고도. 성은 외성과 내성으로 나뉘어 있고, 내성에는 황제가 거하는 황성(皇城), 외성은 동서남(東西南)의 세 갈래로 시가지가 펼쳐져 있다.

오래 전부터 내성은 권모와 술수가 날뛰는 곳이다. 역대 황제들의 골육간에 비피린네를 풍겼던 현장에는 후대의 모사(謀士)들에게 실패자의 최후가 어떤 것인지를 실감 있게 깨우치는 역사의 묘비명이 남아 있다.

온갖 욕망과 숙명적 갈등이 소용돌이치는 장안. 특히 내성은 듣기만 해도 화려한 전각이 있는가 하면, 남으로는 여러 관청들이 즐비하게 늘어서 있다. 이러한 내성을 제외한 전지역이 외성이다. 황궁에서의 원소관등은 내성의 중앙 남문에서 외성의 중앙 남문까지 일직선으로 뻗어 있는 주작대가(朱雀大街)에서 시작된다. 평소 황제만 다니는 길이지만, 이날만큼은 궁안에 일가친척이 있는 사람에겐 통행이 허락된다.

이날 내시부에 인끈이 있는 사람들은 적당이 뇌물을 써서 몸이 가려운 궁녀들을 다독거려 줄 사내들을 몰래 받아들였다. 이것은 비단 궁녀들만이 아니라 황제의 입김을 오랫동안 쐬지 못한 후궁들도  마찬가지였다. 『소림광기(笑林廣記)』「정조지(貞操紙)」에 이런 얘기가 전한다.

엄격하기 이를 데 없는 수조(隋朝)의 내명부에 공부인(孔夫人)이 있었다. 황제의 손길을 받아 본 것은 문제(文帝) 때였지만, 보위가 그 아들(양제)에게 넘어가자, 부인의 전각에서는 탄식이 그칠 날이 없었다. 어느 때부턴가 아랫것들은 공부인의 외로움을 달래 줄 묘방을 찾다가, 원소관등 날에 어느 누구든 궁안에 들어올 수 있다는 생각을 하고 방책을 마련하였다.

장안성은 외성 밖으로 여러 개의 방(坊)이 있고, 그곳에는 도위부(都尉部)가 있었다. 요즘으로 얘기하면 지방 경찰서인 셈이다.

공부인의 측근들은 여러 곳을 수탐하다 이 도위부에 말단 관리로 있는 장소이(張小吏)가 인물이 출중하고 풍류놀이가 그만하다는 것을 알아냈다.

원소관등이 열리는 보름날 저녁. 장소이가 근무를 마치고 돈후방 북쪽 길을 걸어가고 있었다. 그때 누군가가 그를 불러 세웠다. 호화로운 마차 옆에 나이가 지긋해 뵈는 할머니 한 분이 서 있었다. 비단으로 몸을 감았기 때문에 한눈에 행세하는 집안의 권속으로 내다보였다.

"저와 잠시 가 주시지 않겠습니까. 수고비는 충분히 드리겠습니다. 과히 어려운 일은 아니지만 저로서는 생사가 달린 문제이기 때문에 그렇습니다."

장소이는 잠깐 생각해 보았다. 자신이 도위부에 있으니 무언가 부탁할 일이 있을 것이라 지레 짐작했다. 이를테면 도위부에 알릴 만한 처지가 못되는 집에서 은밀히 소이나 정위(廷尉;치안을 담당하는 형사)를 불러 사건 수사를 의뢰하는 경우를 보아 왔기 때문이었다. 남들은 원소관등의 축제일이다 하여 좋은 옷으로 갈아입고 거리로 몰려나와 떠들썩한 놀이판에 끼여들었지만, 워낙 가진 것이 없는 데다 홀어머니를 모시고 살다 보니 우선은 집에 들어가 쉬고 싶은 생각이었다. 그러나 혼자 뿐이라는 축제일의 쓸쓸함은 노파의 부탁을 받아들이기에 족한 분위기였다. 좋은 옷에 수레까지 있는 집이라면 무슨 일인지는 모르지만 사례비가 만만치 않을 것이라는 생각을 해본 것이다. 장소이는 일단 노파의 청을 받아들였다.

장소이가 수레에 오르자 마차는 거침없이 달려갔다. 휘장을 내렸기 때문에 어디쯤인지는 알 수 없으나 곧 자갈을 깐 길을 지나더니 이윽고 평평한 길로 접어들었다.

"이제 다왔답니다."

노파가 먼저 내리고 장소이가 뒤를 따랐다. 엉거주춤 뒤를 따르던 장소이의 눈이 휘둥그레졌다. 봉황과 용을 아로새긴 돌기둥에 울긋불긋 단청을 칠한 집들이 한눈에 들어왔다. 자신이 꿈을 꾸고 있지 않나 싶을 정도로 넋이 빠져 있는데, 노파는 장소이를 안으로 안내했다. 넓은 복도를 지나 몇 개의 회랑(回廊)을 돌자, 보이는 것이라곤 금은으로 치장한 난간과 주렴이 현란하게 빛을 뿜었다.

이따금 회랑 앞에서 비단으로 몸을 감싼 체 코 끝에 감미로운 향기를 풍기는 여인들이 지나쳐 갔다. 그녀들은 잠시 고개를 숙이고 있다가 노파와 장소이가 지나갈 수 있도록 길을 열었다. 이윽고 어느 방으로 안내되었다. 그곳은 이제까지 본 것과는 달리 더욱 호화롭게 치장되어 있었다. 언뜻 눈을 돌리니 용봉을 조각한 주련(柱聯)이 날아갈 듯한 전서체의 시구가 씌어 있었다.

가인이 만리에 소식 전하기를
인생의 낙이란 서로 마음 아는데 있다 하네

가인만리전소식(佳人萬理傳消息)
인생낙재상지심(人生樂在相知心)

꼬집어 말할 수는 없지만 굳이 주련에 저런 글귀를 써 놓은 것으로 보아, 누군가 외로움을 타고 있는 것으로 생각되었다. 잠깐 빠져나간 혼백이 돌아온 듯 장소이가 정신을 차려 보니 건너편 휘장이 들춰지고 안쪽에서 두 처녀의 부축을 받고 선녀 같은 귀부인이 나타났다. 무어라 하는 소리가 꿈결처럼 들렸으나 장소이가 정신을 차려 보니 두 처녀는 벌써 물러간 후였다.

귀부인은 장소이의 나이와 주변 환경에 대해 물었다. 아직 장가를 들지 않았다는 대답에 한 손으로 입을 가린 체 말갛게 웃더니 준비된 음식상 앞으로 가까이 오게 했다.

술이며 안주는 처음 보는 것들이었다. 지난밤 번을 섰기 때문에 음식은 변변히 챙겨 먹지 못했었다. 허기진 뱃속은 좋은 음식과 향기 좋은 술을 마시자 화르르 불길이 살아 돋았다. 얼마후 한쪽으로 술상을 밀친 귀부인은 얼굴을 발그레 물들인 체 목소리를 낮췄다.

"우리는 전생에 인연이 있어 이렇게 만난 거예요. 자, 모두들 원소관등의 축제일을 맞아 좋은 시간을 보내고 있잖아요. 우리도 저쪽으로 가요."

이미 목을 타고 넘어간 술기는 장소이의 혈관 안에 꽃처럼 피어났다. 귀부인은 준비된 향료로 장소이의 몸을 고루 닦아주었다. 피어오른 향기는 정신이 아뜩할 만큼 강렬했다. 그런 다음 귀부인은 새 옷을 갈아 입히더니, 침상으로 불러들여 하나씩 벗겨 나갔다.

"놀랄 것 없어요. 나는 젊은이의 몸을 가까운데서 보고 싶었으니까요. 자, 이번엔 내 옷을 벗겨 줘요. 천천히…. 서두르지 말고."

이윽고 옷이 벗겨지자 귀부인은 장소이에게 슬머시 몸을 기댔다.

"이제는 내 몸을 그대에게 맡겼으니 마음대로 해봐요. 정녕 그대가 원하는 대로…."

장소이는 온몸의 피가 역류하는 것을 느꼈다. 귀부인의 살내음과 손끝에 느껴지는 부드러운 감촉. 터질 듯이 부풀어오른 자신의 심벌이 목적지를 찾아 사정없이 밀고 들어갔다. 온몸의 뼈가 으스러지고 현란한 나비 떼의 무리가 눈앞에서 춤을 추었다. 몇 차례의 사랑놀이 후에 장소이가 옆으로 나동그라지자 귀부인은 콩알만한 알약을 입에 물려주었다. 그러자 또다시 온몸에 기력이 살아났다.

"자, 날이 밝기 전에 한 번이라도…."

귀부인은 그렇게 중얼거렸지만 장소이의 귀엔 들리지 않았다. 인연에 대한 욕망, 그 욕망은 날이 훤히 샐 때까지 계속되었다. 어느새 장소이는 깊은 잠에 빠져 버렸다. 귀부인이 그의 몸을 옆으로 돌려놓는 바람에 언뜻 잠이 깨었다. 가까이서 보니 귀부인의 양쪽 귓가에 있는 콩알만한 점이 눈에 들어왔다.

"그대를 이곳에 두고 싶지만, 그렇게 되면 큰 벌을 받게 되어요. 그러니 다음 세상에서나 만날 수 있을지. 그대가 입은 옷과 가지고 갈 물건은 저기 있으니 옷을 바꿔 입도록 해요. 이 옷은 내가 기념으로 주는 거니 가져가세요. 그리고 한 가지 부탁은, 여기에서 있었던 일은 결코 누구에게도 말해서는 안돼요. 아시겠지요."

귀부인이 침상에서 빠져나가자 예의 노파가 나타났다. 어디를 어떻게 돌아 나왔는지 모르지만, 노파는 장소이를 처음 만났던 그 장소에 다시 데려다 놓고 말없이 사라졌다.

한 달이 지나는 중 이상한 소문이 떠돌았다.

"도위부의 말단 관리가 집을 사고 많은 토지를 장만했다."

틀림없이 뇌물을 먹었거나 도둑질을 했을 것이라는 심산에 도위부의 총관은 장소이를 잡아들였다. 집안을 뒤져 증거물로 압수된 물건을 내보이며 추궁하자 할 수 없이 지난 일을 털어놓았다.

한동안 장소이의 말을 듣던 총관은 얼굴에 핏기를 잃어 갔다. 그는 후궁으로 있는 공부인의 친척이었다. 그녀의 후광을 얻어 지금의 총관 자리에 올랐기 때문에 한 달에 두어 차례 인사 올리는 편이었다. 묵직한 신음을 흘리며 총관이 물었다.

"네가 만난 그 부인의 용모를 말해 보아라. 특징 같은 것은 없었느냐?"

"있었습니다. 그 귀부인은 양쪽 귓가에 콩알만한 점이 있었습니다. 분명 저는 신선이 사는 선궁(仙宮)에 갔다 온 것입니다."

총관은 안도의 한숨을 몰아쉬며 나직이 말했다.

"그래, 네 말이 맞다. 너는 분명 신선들이 사는 곳을 갔다 온 것이다. 내가 보기엔 네가 가지고 있는 옷이 말썽을 부릴 지 모른다. 그러니 그 옷은 내가 태워 버리마. 그리고 명심해야 할 것은 네가 다녀온 선궁에 대해선 두 번 다시 입을 열어선 안된다. 많은 사람들이 일을 하지 않고 너처럼 선궁을 찾아 나선다면 어찌 되겠느냐!"

총관은 더 이상 일이 확대되는 것을 막았다. 황궁은 1년에 하룻밤은 음궁(陰宮)으로 변한다는 풍문을 들었기 때문이었다.


## 비방. 삼독산(三毒散)
### ― 독을 다스리며 치루·치질·치핵을 다스림 ―


멸(蕺菜)이란  의서에는  어성초·중약(重藥)·삼백초(三白草) 등으로 불린다. 잎은 고구마잎과 비슷하고 표면은 담갈색이며 잎과 줄기에는 특이한 취기(臭氣)가 있고 뿌리 부분은 식용한다. 옛날부터 채소로서 식용되고 있다.

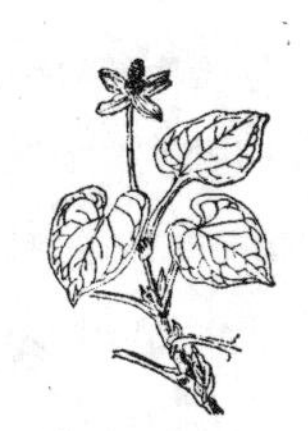

이러한 멸이 우리나라에서는 크게 약용으로 사용되지 않지만 중국에서는 민간약이든 궁중약이든 여러 부분에서 사용되어 왔다. 특히 멸을 십약(十藥)이라 부르는 것은 이 풀로 말(馬)을 사육하면 열 가지의 효능이 있다 하였으므로 십약(十藥)이라는 별칭도 있다. 그런가하면 삼독(三毒)을 내린다는 효능도 있다. 첫째는 선천적인 독(毒), 둘째는 후천적인 독(毒), 셋째는 식독(食毒)이다. 일반적으로 멸(蕺菜)은 모든 뇌병에 달여 마신다. 또한 축농증에는 반년쯤 갈아마시고, 임질이나 요도염에는 30그램을 달여 마신다.

「삼독산」은 치질을 비롯하여 치루·치핵 등에 사용한다. 멸의 뿌리를 짓찧어 즙을 만든다. 그것을 1회 4그램으로 하여 하루에 세 번 마신다. 또 잎과 줄기를 말려 40그램 가량을 4홉의 물에 달여서 반량으로 졸아들면 그것을 하루에 세 번으로 나누어 마시면 유익하다.


## 비방. 지정초즙(地丁草汁)
### ― 혀가 충혈 되어 그치지 않을 때 ―


엉경퀴(野紅花)는 산야에서 자생하는 데 가을에 자홍색(紫紅色)의 꽃이 두상화(頭狀花)로 핀다. 종류는 여러 가지인데 관상용으로 재배하기도 한다. 고방에서는 뿌리와 잎의 약용을 이렇게 설명하고 있다.

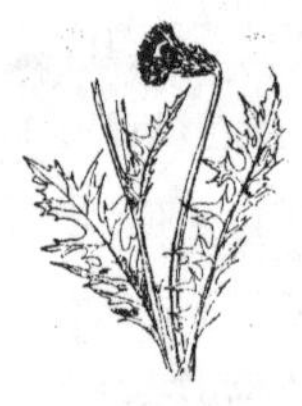

<엉경퀴의 뿌리는 여자의 적백 대하를 다스리고 태(胎)를 안정시킨다. 토혈·비혈 등을 그치고 사람으로 하여금 비건(肥健)하게 한다. 작은 엉경퀴 뿌리는 정(精)을 기르고 혈을 보한다. 또한 엉경퀴 잎은 복막에 생기는 화농병이나 복장(腹臟)의 어혈(瘀血)을 다스린다. 타박을 당하였을 때 생것을 갈아 술과 더불어 아이의 오줌에 타서 먹는다. 악창이나 옴에는 소금과 함께 짓찧어 붙인다. 능히 위를 열어주고 음식을 내리며 허손(虛損)을 보한다. 싹은 번열을 없애는 데 생것을 갈아 즙을 내어 먹는다>

「지정초즙」이란 가시가 있는 엉경퀴의 즙을 의미한다. 그 엉경퀴의 즙을 술에 타서 한잔씩 마신다. 마른 것은 분말로 만들어 냉수에 타서 마신다. 이렇게 하면 혀가 충혈되어 가라앉지 않은 증상을 잡아낼 수 있다. 그런가하면 옴창으로 인하여 몹시 가려울 때에도 가시엉경퀴를 짓찧어 즙을 한잔씩 마신다.『천근방』의 처

방이다.


## 비방. 황화지정산(黃花地丁散)
### ― 오래된 악창(惡瘡)을 다스림 ―


　민들레(蒲公英)는 엉거시과에 딸린 다년생풀이다. 이른봄에 묵은 뿌리에서 잎이 돋아나며 잎은 째지고 톱니가 있다. 잎 사이에서 꽃의 줄기가 나와 그 끝에 황색이나 백색의 설형화(舌形花)가 핀다. 오래 전부터 민들레는 여린 잎을 데쳐 나물로 먹는데 정력을 증강시키는 대단한 효험이 있는 것으로 알려져 있다.

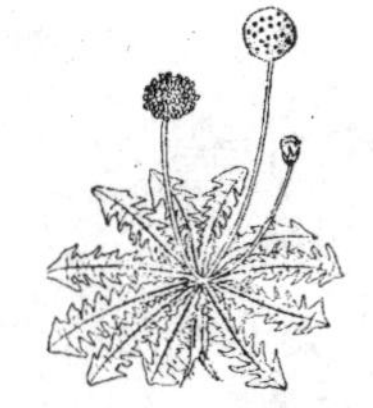

　민들레를 약용으로 쓸 때에는 꽃이 피기 전에 전초를 채굴하여 말려 쓴다. 민가에서는 민들레의 잎을 장복하면 정력이 몹시 강해진다고 애용하였으며, 위궤양을 비롯하여 만성위장병에 유효하다. 그런 점에서 한방에서는 건위・정혈제로 쓰인다.

　이러한 민들레는 토(土)에 속하는 음식이다. 누런 꽃이 피고 맛은 달다. 능히 식독을 풀고 체증을 없애는 효능이 있다.

　일찍이 손사막(孫思邈)이『천금방』의 서문에서 말하기를, 그가 정관 5년 15일 밤에, 왼손 중지등(中指背)이 나무에 접촉된 것이 새벽이 되자 통증을 수반해 왔다. 도저히 참을 수 없는 통증을 가져오는 가운데 10여일이 지났다. 그런데도 통증은 날마다 더해가고 창(瘡)이 심해졌다. 이때 그는 민들레를 짓찧어 발랐더니 아픔이 물러가고 악창도 나았다는 것이다. 이것이「황화지정산」의 처방이다.

## 제6절 백하(百閉)

양(洋)의 동서를 떠나 남편을 출세시킨 여인들의 덕담은 구성지다 못해 맛갈지기 한량없다. 남편이 외출할 때에 그에 대한 방비책을 마련하여 뜻밖의 재난으로 보호한 여인의 선견지명 역시 세월이 무수히 흘러도 정든 이의 체온처럼 낯설지가 않다. 다음의 얘기들은 중국인 특유의 재치와 칼날 같은 상황판단에 의거, 어찌 보면 잔혹한 일면들을 보는 듯한 섬뜩함마저 일으킨다.

### 1. 당신은 남편의 출세를 바라는가

어지러운 난세, 전국 초기(戰國初期). 당시 치도로 이름을 떨친 군주를 든다면 아무래도 위문후(魏文侯)를 거명할밖에 없다. 그에게는 두 장수가 있었다. 바로 오기(吳起)와 악양(樂羊)이었다.

제나라가 병사를 노나라에 보내 변경을 어지럽히자 한 정승이 오기를 대장군으로 추천했다. 그러나 노나라 군왕은 오기를 대장군에 임명하는 것을 꺼렸다. 이유는 단 한가지. 그의 부인이 제나라 정승 집안의 딸이라는 점이었다.

"…그러니 만약 오기를 대장군으로 삼는다면, 미구에 어떤 일이 닥칠지 모르는 일이오. 만약 적과 내통하는 일이 생긴다면 장차 큰 우환을 어찌 감당할 수 있겠소."

정승은 오기에게 군왕의 근심을 전해 주었다. 묵묵히 듣고 있던 오기가 한마디 뱉었다.

"그렇다면 군왕의 의심을 풀어 드려야지요."

그는 곧장 집으로 갔다. 반색하는 아내를 향해 오기가 물었다.

"당신은 내가 출세하기를 바라오?"

그의 아내는 말 같지 않은 물음에 웃으며 대답했다. 이 세상 어느 아내가 남편의 출세를 바라지 않겠느냐는 답변이었다. 오기가 다시 말했다.

"그렇다면 당신에게 한 가지 부탁할 일이 있소."

"말을 해보세요. 당신 부탁인데 들어주지 못하겠어요."

"고맙소. 내가 원하는 것은 당신 머리요."

놀란 눈을 감기도 전에 오기는 칼을 휘둘러 아내의 목을 쳐버렸다. 그는 피가 뚝뚝 떨어지는 아내의 머리를 들고 노나라 군왕에게 달려갔다.

이렇게 하여 오기는 대장군에 임명되어 공을 세웠다. 자신의 출세를 위해 살을 맞대고 살아온 아내를 죽인 오기, 물론 현대에 사는 사람 중에도 자신의 이익을 위해 파렴치한 짓을 서슴없이 저지르는 것을 볼 수 있는 것은 역시 출세욕에 사로잡힌 짐승의 본능인지도 모른다.

오기가 살았을 당시에 또 한사람 그런 인물이 있었다. 바로 악양이었다. 오기가 출세를 위해 아내의 목을 잘랐다면 악양은 자신의 성공을 위해 아들의 목숨을 취한 인물이다. 이들은 의리는 뒷전으로 미루고 승냥이처럼 눈앞의 것만 쫓는 맹수의 마음을 가진 위인들이었다.

악양이란 인물은 보잘것없는 평민 출신이었다. 그의 아내는 좋은 가문의 여인이었는데, 우연히 둘이 만난 게 인연이 되어 혼인하기에 이르렀다. 집안의 반대를 무릅쓰고 혼인을 하고 보니 자연 살림은 궁색할 수밖에 없었다. 이런 일이 있었다. 어느 때인가 악양이 길거리를 걸어가다 번쩍이는 물건을 하나 주었다. 자세히 보니 그것은 금이었다. 돈으로 바꾼다면 거금에 해당하는 재물이 될 수 있었다. 그는 즐거운 마음으로 그것을 들고 아내에게 달려갔다. 그런데 아내의 말이 천만 뜻밖이었다.

"임자 없는 물건이라고 집으로 가져오다니 당신은 도대체 어떤 사람이에요. 옛말에 이르기를, 지조 있는 선비는 도둑이 있는 골짜기의 샘물도 먹지 않는다 했어요. 어디 그뿐인가요, 청렴한 사람은 남들이 가엽게 생각하여 주는 음식도 거절한다고 했어요. 그런데 당신은 근본도 모르는 금을 주어 집으로 왔으니 거지나 도둑보다 더하지 뭐예요."

그러면서 그녀는 침을 퉤퉤 뱉었다. 악양은 자신의 몰골이 너무 초라했다. 아무 생각 없이 주운 금덩이를 들고 집으로 들어온 것이 후회 막급이었다.

"내가 이것을 들고 집으로 온 것은 당신이 너무 고생하기 때문이오. 이것만 있으면 당신이 고생하지 않고 한시름 놓을 수 있다는 생각에 그리한 것이오."

"정작 나를 생각하여 금덩이를 가져왔다면 고맙기 이를 데 없군요. 하지만, 그 금덩이는 당신이 힘들여 일한 대가로 받은 것이 아니에요. 당신이 정작 나를 생각한다면 학문을 열심히 하여 성공한 후에 데리러 오세요. 그러면 즐거운 마음으로 따라 나서겠어요. 그러니 지금부터라도 좋은 스승을 만나 학문에 정진하도록 하세요."

악양은 주운 금덩이를 산중에 던져 버리고 스승을 찾아 이웃 나라로 떠나갔다. 당시 세상의 풍토를 보아 먼저 배울 것은 무경(武經)이었다. 그러나 이 책은 너무 딱딱하여 잔재미를 느끼며 배울 수 있는 것은 아니었다.

겨우 1년이 지난 어느 날. 악양은 너무 아내가 보고 싶어 견딜 수 없었다. 한달음에 고향으로 달려와 집을 찾아 들었다. 때마침 아내는 베틀에 앉아 베를 짜고 있었다. 왈칵 문을 열자 반색할 줄 알았던 아내의 입에서 메마른 목소리가 떨어졌다.

"벌써 공부를 끝마쳤나요?"

"겨우 1년만에 끝이 날 공부가 어딨겠소. 너무 당신이 보고 싶어 이렇게 달려온 것이오."

악양은 솔직하게 자신의 심정을 꺼내 놓았다. 1년 동안 아내를 보지 않았다면 그것만으로도 대단한 인내라는 것을 일러주고 싶어진 것이다. 그러나 상황은 전연 달랐다. 아내는 곁에 있는 가위를 들어 이제껏 짜던 베를 싹둑 잘라 버렸다.

"학문을 중도에 포기하고 돌아오는 것은 다 짜 놓은 베를 이렇게 잘라 버린 것이나 다름없는 일이에요."

"…알겠소. 그럼 내일 아침 일찍 떠나겠소."

"안돼요. 내일이면 너무 늦어요. 당신의 약한 마음이 이 집에 뿌리 내리기 전에 어서 떠나세요. 지금 당장 가세요!"

악양은 결국 그 길로 다시 떠나올밖에 다른 방도가 없었다. 아내의 부드러운 살결 한 번 만져 보지 못한 것이 못내 아쉬웠지만 평소 그녀의 곧은 성품을 누구보다 잘 알던 그였고 보면 어쩔 수 없는 일이었다.

악양은 그 길로 떠나 7년만에 공부를 끝마쳤다. 얼마후 위(魏)나라 적황(翟瑝)의 추천을 받아 대장군에 임명되었다. 그가 공을 세워 영수군(靈壽君)이란 군호를 받았지만, 한 가정으로 볼 때 자식을 죽인 혹독하고 비정한 아버지였다.


비방. 학정초고(鶴頂草膏)
― 백피증(白皮症)을 다스림 ―


명아주는 우리나라에도 만간약으로 알려져 있다. 이를테면 충치가 아플 때에는 마른 잎을 달여 그 즙을 입에 물고 있으면 통증이 그친다. 독충에 물렸을 때에는 생잎을 짓찧어 즙을 내어 바르면 독을 제거한다. 그래서인지 『본초강목』에는 명아주를 달여 탕으로 충창(蟲瘡)을 씻으라고 권한다. 치충(齒蟲)에는 탕으로 양치를 하며, 모든 충상에는 짓찧어 바른다.

또한 줄기는 태워 재를 만든다. 그 재를 갈대재·쑥재와 함께 등분하여 물에 타서 즙을 만든다. 그것을 달여 고약처럼 만들어 사마귀를 비롯해 티눈이나 주근깨 등을 다스린다.

특히 명아주는, 어린아이들의 두창(頭瘡)에는 씨를 볶아 가루로 내어 참기름에 개어 바르면 아주 효험이 있다. 물론 이것은 중국식 민간요법이다.

「학정초고」는 백피증(白皮症;백전풍)을 다스린다. 명아주 5근, 가지 줄기와 뿌리 3근, 창이(蒼耳;도꼬마리) 줄기와 뿌리 5근을 함께 말린다. 그것을 태워 재를 만든다. 여기에 물 1말을 넣고 달여 고약같이 만든다. 매일 두서너 차례를 바른다.


## 비방. 패왕산(覇王散)
### — 각기와 늑막염을 다스림 —

선인장은 선인장과에 딸린 다년생풀이다. 선인장은 수없이 널린 변종처럼 요란한 모습을 자랑한다. 옛서적에는 선인장초(仙人掌草)·백년초(百年草)·패왕수(覇王樹) 등의 이름이 있다. 선인장을 흔히 사보텐이라 하는 것은 일본인들이 붙인 이름으로, 그 유래는 포르투갈어의 샤본(비누)에서 바뀌어진 이름이다.

선인장의 약용은 널리 알려져 있지는 않다. 다만 민간에서는 감기나 기침에 선인장을 짓찧어 즙을 낸 후 마셨다. 그러나 선인

장은 종류에 따라 약효가 다르다는 점을 유념해야 한다. 고방에
는 다음 같은 얘기가 전한다.

　<선인장은 어린 것을 먹는다. 담벽(痰癖)을 제거하고 풍과 냉
을 없앤다>

　그런가하면 이런 내용도 있다. 즉, 선인장을 오래 먹으면 장생
한다는 것이다. 그것은 근골을 굳게 하고 사람으로 하여금 늙지
않게 한다.

　「패왕산」은 늑막염에 효험이 있다. 선인장의 가시를 잘 떼어내
고 잘 씻어 강판에 갈아 작은 술잔 하나 분량으로 식후 1시간에
복용하면 식욕이 돌아온다. 소변이 고르며 물이 찬 늑막염 등에
아주 좋다.


## 비방. 인진제풍방(茵蔯除風方)
### ― 남자의 황달(酒疸)을 다스림 ―


　사철쑥은 옛날 사람들이 많이 심어 채소로 애용하였다. 그러므
로 약에 넣는 것은 산에서 나온 사철쑥을 사용하기 마련이다. 중
국의 회양(淮陽) 땅에 사는 사람들은 2월 2일에 오로지 들에서 그
싹을 채취하여 밀가루와 버물려 사철쑥 떡을 하여 먹는다. 산(山)
사철쑥은 2월에 싹이 나고 그 줄기는 쑥과 같으며 잎은 제비쑥과
같다.

　『선경(仙經)』에서 이르기를 흰사철쑥을 토끼에게 먹이면 좋다
하였는데, 이것은 나중에 식용으로 삼기 위해서였다. 특히 한방에
서는 장중경(張仲景)이 몇 가지 처방법을 만들어 냈다. 즉, 습열
을 다스리는 데에는 인진치자탕(茵蔯梔子湯)을 쓴다. 조열(燥熱)
을 다스리는 데에는 치자벽피탕(梔子蘗皮湯)을 쓰며, 음황(陰黃)

을 다스리는 데에는 인진부자탕(茵蔯附子湯)을 처방한다.

「인진제풍방」은 남자의 주달(酒疸;황달)을 다스린다. 사철쑥 4뿌리와 치자 7개, 우렁이 1개를 껍데기째 짓찧어 함께 끓인다. 그 즙을 큰 잔으로 한잔씩 마신다.

손사막은 『천금방』에서 이렇게 말한다.

<옴으로 인하여 온몸이 가려운데에는 사철쑥을 진하게 달여 그 즙으로 씻으면 즉시 낫는다>

## 2. 무엇으로 사람은 달라지는가

학자이면서 정치가요 충신이면서 지략 넘치는 모사이기도 한 안평중(晏平仲). 천하를 호령하면서도 항상 겸손한 마음을 버리지 않았다고 역사서는 그를 평가한다.

그러나 촉한의 명재상 제갈 공명은 그를 소인배로 휘몰아쳤다. 그가 유비의 삼고초려를 받고 아직 출사하기 전의 상황으로 되돌아가 본다. 남양의 융중산에 칩거해 있을 때 「양보음(梁父吟)」을 읊어 안평중의 소인배 같은 지략을 비웃었다.

걸음을 옮겨 제나라 성문을 나와
저 멀리 탕음리를 바라보노라
마을 가운데 무덤 셋이 있으니
서로 겹치듯 보이는 것이 비슷하다
이 무덤이 누구 것이냐 물으니
전강 고야 씨의 것이라 하더라
힘은 남산을 젖힐만 하고
문장은 능히 땅의 기운을 끊을만 한데

하루 아침 참언을 입어
복숭아 두 개로 삼사를 죽였도다
누가 이같은 모략을 꾸몄는가
국상인 안평중 바로 그였도다


보출제성문(步出齊城門)
요망탕음리(遙望蕩陰里)
이중유삼묘(里中有三墓)
유류정상사(纍纍正相似)
문시수가총(問是誰家塚)
전강고야씨(田疆古冶氏)
역능배남산(力能排南山)
문능절지기(文能絶地紀)
일조피참언(一朝彼讒言)
이도살삼사(二桃殺三士)
수능위차모(誰能爲此謀)
국상제안자(國相齊晏子)


　위의 시에 나오는 ‘참언’의 내용이 참으로 희한하다. 하루는 안평중이 경공(景公)에게 청해 공손접(公孫接)·전개강(田開疆)·고야자(古冶子)에게 각기 복숭아 두 개씩을 주게 하였다. 그런 다음 세 사람에게 물었다.
　“그대들은 무슨 공이 있어 복숭아를 먹었는가?”
　먼저 공손접이 답했다.
　“나는 큰 멧돼지와 호랑이를 잡을 힘이 있기 때문이오.”
　이번에는 전개강이 뒤를 받았다.

"나는 복병을 숨겨 두었다가 두 번씩이나 적을 쫓은 공이 있기 때문이오."

마지막으로 고야자가 말했다.

"나는 그대를 따라 황하를 건널 때 큰 거북이가 말을 물고 물 속으로 들어가매 거북이를 죽이고 말 꼬리를 잡고 물에서 나왔소. 그 거북이는 하백(河伯)이라 부르는 황하의 신(神)이었소."

두 사람은 자신들의 공이 고야자에게 미치지 못했는데 복숭아를 먹었으며, 그것은 탐욕인데도 죽지 않은 것은 용기 없는 행동이라고 탄식하며 자살하였다. 그러자 고야자는 두 사람이 죽었는데 자신만이 살아 있는 것은 불의(不義)라 여기고 자살하였다.

왜 이와 같은 일이 생기게 됐는가? 역사서에는 국상인 안평중이 어전에 나왔을 때 삼사가 일어나 그를 향해 예를 취하지 않은 탓에 취해진 행동이라 적혀 있다. 바로 이것이 「이도살삼사(二桃殺三士)」라는 계략으로, 제갈공명은 평소 그의 잔재간을 비웃었다는 것이다. 그러나 안평중을 보는 관점은 다르다.

당시 사람들은 그를 높여 안자(晏子)라 불렀다.『맹자(孟子)』에서 공손축이란 제자가 스승에게 물은 일이 있다.

"선생님께서 제나라 정승이 되신다면 관중(管仲)과 안자처럼 공을 세울 수 있겠습니까?"

공손축의 말은 상당히 의미 심상하다. 이를테면 관중을 위대한 정치가로 보지만, 관자라 하지 않고 있으며 안평중을 안자라고 칭하는 것은 그만큼 인격적인 면에서 한 걸음 앞서 있다는 관점이다.

어디 그뿐이랴. 공자(孔子) 역시 안평중을 형과 같이 대했다고 씌어 있다. 그런 점에서 본다면 공자 역시 관중은 그릇이 작다고 평했음을 알 수 있다.

사마천은 『사기』를 집필할 때에,

<…만약 그가(안자) 지금껏 살아 있다면 그를 위해 말채찍을 휘두르는 것으로 영광을 삼겠다.>고 할 정도였다. 이를테면 사마천은 그의 전기를 집필하는 부분에 충성심과 검소, 그리고 겸손을 강하게 주장하고 있다. 즉, 안자는 제나라 정승으로 있으면서 밥상에 고기 한 점 올리지 않았으며 가족들 역시 비단옷을 입지 않았다고 기술되어 있다. 이런 얘기가 있다.

언젠가 경공이 안자의 집으로 찾아왔다. 그의 부인이 늙고 못난 것을 보고 즉흥적으로 말했다.

"경의 부인은 몹시 추레하고 못났구려. 짐에게 시집가지 않은 딸이 있으니 그녀에게 경을 모시게 하겠소."

안자는 정중하게 거절했다.

"소신의 처가 비록 못나고 추레하지만 이제까지 고생하며 살아왔습니다. 이제 아내가 늙었다고 어찌 버릴 수 있겠습니까?"

경공은 더욱 감탄하여 존경해 마지않았다.

역사서에는 그가 몹시 키가 작았다고 기록되어 있다. 한 번은 그가 사신이 되어 초나라에 갔었다. 그가 어찌 나오는가를 보기 위해 일부러 성문을 닫아걸고 조롱했다.

"당신은 키가 작으니 저쪽 개구멍으로 들어가시오."

안자는 표정에 변화를 일으키지 않고 되받아 쳤다.

"이곳이 개나라라면 의당 그렇게 해야지요. 그러나 사람 사는 곳인데 어찌 개구멍으로 들어갈 수 있겠소."

성문을 통과하자 어전에서 초영왕(楚靈王)이 빈정거렸다.

"제나라에는 사람이 귀한가 보오. 당신같이 키 작은 사람을 사신으로 보냈으니 말이오."

이번에도 안자는 묵묵히 되받아 쳤다.

"소신의 나라에는 일정한 법도가 있습니다. 큰 나라에 사신이 갈 때엔 키큰 사람을 보내지만, 작은 나라에는 소신처럼 키 작은 위인을 보내지요."

그제야 초영공은 태도를 바꿔 공손하게 안자를 대했다. 그런데 안자와는 달리 그를 모시고 다니는 마부의 태도는 남달랐다. 많은 사람들이 안자를 우러러보며 공경해 마지않을 때, 마부는 오히려 자신이 정승인 것처럼 행동했다. 먼발치에서 이 모습을 본 그의 부인은 남편이 집으로 돌아오자 시퍼런 얼굴로 헤어지자고 쏘아 부쳤다. 무슨 일이냐고 묻는 남편에게 아내는 말했다.

"당신은 일개 마부인데 오히려 안정승 위에 군림하려 들고 있어요. 안정승은 천하가 우러러보는 덕망 있는 분이에요. 그런 분을 모시는 당신의 태도는 어떤가요? 신분으로 따지면 하찮은 종에 불과해요. 그런데 당신은 사람들이 모이는 곳에 가면 오히려 목을 뻣뻣하게 세우고 거드름을 피우고 있으니 이 얼마나 부끄러운 일이에요. 차라리 거리로 나가 남의 허드렛일을 해주고 살지언정 당신을 남편으로 모시고 살 수는 없는 일이에요."

마부는 자신의 허물을 깊이 뉘우쳤다. 그때부터 자신의 행동을 절제하고 항상 겸손한 몸가짐으로 행동했다. 마부의 행동을 유심히 살펴본 안자는 그를 불러 경위를 듣고 나서 감탄했다.

"정말 장한 일이네. 자네가 아내의 말을 가볍게 듣지 않고 행동을 이렇게 고쳤으니 얼마나 장한 일인가. 그러니 이제는 마부보다는 좀더 큰일을 해야겠네. 조정에 들어와 나를 도와주게."

마부는 펄쩍 뛰었다. 자신은 배운 것이 없는 하찮은 마부에 불과하다고 손을 내저었다. 그러자 안자가 말했다.

"그건 아니네. 배움이라는 것은 세상살이를 할 때 어느 정도 필요한 것은 사실이네. 이를테면 음식을 만들 때 사용되는 양념 같은 것이지. 그러나 겸손한 마음과 남에게 아량으로 베푸는 것은 결코 배운 것만으로는 되지 않는 것이야. 그러니 자네 같은 마음만 있다면, 비록 적은 배움이라 해도 결코 흠이 될 수 없는 일이네. 당연히 남의 윗자리에 앉을 자격이 충분하네.”

마부로 있던 그는 일약 벼락감투를 쓰게 되었다. 안자의 넓은 도량도 돋보이지만, 아내의 말을 듣고 허물을 고친 마부의 행동 역시 눈여겨볼 대목이다.


## 비방. 향채신험방(香菜神驗方)
### ― 더위병으로 생긴 심한 고통을 다스림 ―


노야기(香菜)는 끝이 빨갛고 가장자리가 톱니바퀴처럼 째져 있으며 두 닢은 맞붙어 있다. 전초 중에는 다량의 휘발성 즙이 함유되어 있다. 이러한 노야기는 곳곳에서 자생하는 데 3월에 씨를 심어 향채라 한다. 큰 잎을 취하는 것이 좋으며, 잎이 잔 것은 향이 진하여 좋다.

한방에서는 노야기 꽃이 핀 뒤에 전초를 채취하여 응달에 말려 약용으로 쓴다. 주로 발한·해열제로 쓰고 있다.

고방에 의하면, 노야기는 열풍을 없애고 갑자기 근육경련을 일으키는 데에 삶아 즙을 내 반되 가량을 한번에 먹으면 즉시 그친다. 또 분말로 만들어 물로 먹으면 코피를 그치게 한다.

「향채신험방」은 더위병으로 고통이 심한 것을 다스린다. 노야기 1근, 후박(厚朴)은 생강즙으로 구워낸다. 변두콩을 약간 볶아 각 반근씩을 분말한다. 이것을 한데 섞어 한번에 5돈씩을 물 2잔과 술 반잔에 달여 한잔으로 졸아들면 복용한다. 계속하여 몇번을 마시면 더위병으로 인한 고통을 물리칠 수 있다. 손사막은『천금방』에서 이런 처방도 내린다.

　<입안에서 지나치게 악취가 날 때에는 노야기 한줌을 달여 그 즙을 물고 있으면 악취를 제거할 수 있다>


### 비방. 포황산(蒲黃散)
#### ― 소변에 피가 섞여 나오는 것을 다스림 ―


　부들(香蒲)은 한국과 중국·일본 등지의 못이나 습지 등에서 자생한다. 높이는 1미터쯤 자라고 긴 잎이 떨기로 난다. 잎 사이에서 줄기가 나와 이삭 모양의 암꽃이 핀다. 고방에 의하면, 부들은 초봄에 여린 잎이 나는데 물 속에서 나올 때는 홍백색이다. 땅에 들어간 뿌리는 생으로 씹어 먹으면 달고 연하다. 초에 담가 먹으면 죽순(竹筍) 맛과 같다. 이것을 『주례(周禮)』에는 '부들김치'라 한다.

　『신농본초경』에서는 다음과 같이 주장한다.

　<부들의 뿌리는 오장의 사기(邪氣)를 다스리고 치아를 굳게 하며 눈을 밝게 하고 귀를 맑게 한다. 오래 먹으면 몸이 가벼워지고 늙지 않는다. 부들은 심복·방광의 한열을 다스리고 소변을 이롭게 하고 어혈을 흩어버린다>

　그러므로 이 식물을 오래도록 먹으면 능히 신선이 될 수 있다는 것이다.

　「포황산」은 소변에 피가 섞여 나오는 것을 다스린다. 부들 가루를 한번에 반돈씩 생지황(生地黃) 즙으로 먹는다. 혹은 부들 머리털 재를 등분하여 넣는다. 특히 귀에서 고름이 나올 때에는 부들 가루를 불어넣는 궁안 풍속도 있다.

## 비방. 창포산(菖蒲散)
### — 정신을 맑게 다스림 —

　창포(菖蒲)는 천남성과에 딸린 다년생 풀이다. 흔히 못가나 습지에서 볼 수 있다. 첫여름에 잎 사이에서 담황색 꽃대가 나와 녹백색의 작은 꽃이 핀다. 전주에는 아주 특별한 방향이 있다.

　옛날 풍속에 5월 5일 단오날에는 뿌리를 깎아 아이들이 머리에 꽂으며 또는 동글동글하게 썰어 실에 꿰어 목에 거는 것은 모두 악역(惡疫)을 물리치는 민속방이었다.

　창포에는 다섯 종류가 있다고 했다. 지택(地澤)에서 나는 것은 잎과 뿌리가 여위고 높이는 2~3척이다. 이것은 이창포(泥菖蒲)·백창(白菖)이다. 냇가에서 나는 것은 잎과 뿌리고 가늘고 높이가 2~3척인데 이것은 수창포(水菖蒲)·계손(溪蓀)이다.

　물돌 사이에서 나는 것은 잎에 검척이 있고 뿌리는 여위었으며 마디는 단단하다. 이것이 석창포(石菖蒲)이다.

　그런가하면 인가의 모래땅에서 재배하며 1년이 되면 봄에 이르러 깎아 쓰는데, 높이는 3~4촌에 잎은 부추와 같으며 길이가 1촌 남짓한 것은 전포(錢蒲)다. 먹는 것과 약에 들어가는 것은 바로 두 종인 석창포를 쓴다. 다른 것은 모두 좋지 못하다는 뜻이다.

　갈홍은 『포박자』에서 말하기를 '먹는 것은 1촌 9절을 쓰는데 꽃이 붉은 것이 좋다'고 했다. 예전에는 창포를 이용한 떡이 있었다. 이른바 창포병(菖蒲餠)이다. 석창포와 백출과 마(山藥) 등을 가루로 만들어 쌀가루에 섞고 꿀을 쳐 만든 떡인데 이것은 비위(脾胃)를 돕는 효과가 있다.

　『본초강목』에도 창포의 뛰어난 약용성에 대하여 설명한다. 창포의 뿌리는 중독으로 졸도를 한 것과 간질·하혈·자궁출혈 등을 다스리고 태루(胎漏)를 안정시키며 부스럼이나 악성종기를 흩어비리는 효험이 있다.

약용적인 면에서 장포는 과거에 방향성 건위제로 사용되었다. 줄기와 잎 등과 함께 욕탕용(浴湯用)으로 사용하는 데 이것은 혈행을 원활하게 하는 효능이 크다는 것이다.

『신선은서(神仙隱書)』라는 고서적에 따르면, 석창포의 화분을 책상 위에 올려놓고 밤새 책을 읽었는데도 연기가 밤에 차지 않은 것은 그을음 같은 것을 등잔 연기가 거두기 때문이다. 이렇게 보면 눈에는 해가 없다.

그런가하면 별이 보이는 곳의 아래에 두면 아침에 이르러 잎끝에서 이슬을 취하여 눈을 씻으면 눈이 커져 능히 밝게 본다는 것이다. 또 오래 먹으면 백주에도 별을 보는 효험이 있다. 이런 이유로 손사막은 『천금방』에서 말한다.

<창포 1촌9절인 것을 백일간 음건하여 가루를 내어 한번에 한 숟가락씩 하루에 3번 복용한다. 오래 먹으면 귀와 눈이 총명해지고 섣불리 잊지를 않는다>

「창포산」은 정신을 총명하고 맑게 하는 비방이다. 7월 7일에 창포를 캐어 가루를 낸다. 술로 한 숟가락씩을 먹는다. 묘한 것은 술을 마셔도 결코 취하지 않는다. 오래 먹으면 반드시 총명해 진다. 이 역시 「천금방」의 처방이다. 단오날에 먹으면 더욱 묘한 효험을 얻을 수 있다

## 3. 대장부는 어떻게 해야 하는가

오기(吳起)는 자신의 출세를 위해 아내의 목을 베고, 악양 역시 아들을 살해하여 자신의 자리를 지켰다. 앞에서 언급했던 것처럼

안자의 마부는 아내의 충고를 받아들여 지금의 국장급에 해당하는 감투를 쓸 수 있었다. 중국 역사서에는 희대의 명장 오자서(伍子胥)와 그의 부인 가씨(賈氏)를 이렇게 다루고 있다.

오자서의 부친 오사(伍奢)는 초나라의 충신이며 초평왕(楚平王)의 태자 건(建)을 가르치는 스승이었다. 그의 고매한 인품을 마땅치않게 여기던 비무극(費無極)이란 자가 없는 죄를 뒤집어씌어 곤경에 몰아붙였다.

비무극은 오사의 아들들이 지략이 뛰어나다는 말을 듣고 그들을 불러들여 일거에 살해하려는 계획을 세웠다. 궁리를 하던 끝에 일단 오사에게 친필 편지를 쓰게 하여 그의 자식들을 끌어들이려는 계책을 강구했다.

오사는 편지를 쓰기 전에 허탄한 표정으로 말했다.

"내가 편지를 써 보낸다면 큰아들 상은 달려올 것이지만, 둘째 아들 오자서는 결코 오지 않을 것이오. 왜냐하면 그는 지혜와 지략이 있기 때문이오."

그러나 비무극의 혀끝에 귀가 녹녹해진 왕은 강압적으로 편지를 쓰게 하였다. 편지의 내용은 상투적인 것으로, 죄를 얻은 자신을 왕이 용서하였으며, 자식들에게도 벼슬을 내리려 하니 서둘러 아비가 있는 곳으로 오라는 내용이었다.

편지를 받은 오상은 기뻐했다. 그러나 오자서는 단번에 속임수임을 간파하여 형의 행동을 막으려 들었다. 그러자 오상은 이상한 논법으로 오자서를 밀어붙였다.

"이번 일을 놓고 볼 때, 어떤 일이 어려운 것인지를 말해라. 아버지를 찾아가 함께 죽는 것이 쉬우냐, 아니면 살아 남아 아버지의 원수를 갚는 게 쉬우냐?"

"물론 살아 남아 원수를 갚는 게 어렵지요."

"그렇다면 내가 쉬운 일을 할 터이니 너는 어려운 일을 해라."

오상은 이 말을 남기고 죽을 자리를 향해 떠나갔다. 그로부터 얼마후 부자는 목숨을 잃었다.

오사는 죽기 전 자신의 편지를 받고 큰아들 오상 혼자만 왔다는 말을 듣고 냉기 서린 눈빛을 빛냈다.

"내가 무어라 했는가. 아무리 친필을 보내도 작은아들은 오지 않는다 하지 않았는가. 앞으로 초나라의 군주와 신하들은 편한 잠을 잘 수 없으리라."

일이 이렇게 되자 비무극은 무성흑(武城黑)이라는 장수에게 2백의 군사를 주어 오자서를 잡아오게 하였다. 소식을 들은 오자서는 깊이 탄식했다.

"이로 보아 부친과 형은 살해되고 말았구나!"

그는 한바탕 통곡한 후 안으로 들어가 아내를 향해 말했다.

"처지가 좋지 않으니 나는 이 길로 떠나 힘을 길러 원수를 갚을 것이오. 이제부터 당신을 돌볼 상황이 아니니 참으로 난감한 일이오."

평소 정이 깊었던 부인 가씨였다. 그러나 이때만큼은 냉랭한 눈길로 남편을 쏘아보았다.

"장부가 이 세상에 태어나 할 일이 얼마나 많습니까. 더구나 부형(父兄)의 원한이 골수에 스며 있는데 그 아픔을 견뎌 내고 원수를 갚는 것이 쉬운 일이겠습니까. 처지가 이러한데 어찌 하찮은 아녀자를 걱정하십니까. 그러니 내 걱정 마시고 어서 떠나십시오."

오자서가 쉬 길을 떠나지 못하자 가씨는,

"아내된 몸으로 당신을 따라갈 수 없으나 죽어 혼이 있다면 구천에서도 당신을 보호해 드리겠습니다."

　이 말을 끝으로 가씨는 방에 들어가 목을 매어 죽고 말았다. 그 제야 오자서는 비오듯 눈물을 뿌리며 망명의 길을 떠났다. 혼이 있다면 구천에서도 남편을 보호하겠다는 말이 귓전을 떠나지 않고 그를 괴롭혔다. 오자서는 오나라로 탈출하여 마침내 정승이 되었다. 대군을 휘몰아 초나라로 쳐들어간 후 궁안을 점령했다. 부형을 살해하고 자신의 아내를 목매게 만들었던 초평왕의 시체를 무덤에서 꺼내 매질을 가했다. 그의 원한이 얼마나 깊은가를 역사서엔 '처절한 복수'라고 기록하고 있다.

## 비방. 나미산약분식(糯米山藥粉食)
### ― 늙지 않고 정력이 강해짐 ―

　나도(糯稻)라는 것은 찰벼다. 효능은 냉설(冷泄)·소갈(消渴)·하리(下痢)를 다스리는 데 효과가 높다. 찰벼는 메벼와 별반 다름이 없지만, 응집 상태가 다르다. '찹쌀은 기미가 쓰고 온(溫)하며 독이 없다'고 손사막은 『천금방』에서 밝히고 있다.
　『본초강목』에 의하면 찹쌀은 비와 위를 온하고 설사를 그치며 두창(痘瘡)을 발하게 한다. 찹쌀 뜨물은 기를 늘리고 번갈과 곽란을 그치며 독을 푼다. 찰벼는 소갈병(消渴病;당뇨병)에도 효과가 있다. 찰벼를 볶아 매화꽃·상근백피(桑根白皮;뽕나무나무 뿌리의 껍질)를 등분하여 매회 1냥씩 물 2종지기에 넣고 달여 마신다. 고방(古方)에 「나미산약분식(糯米山藥粉食)」이라는 것이 있다. 효능은 늙지않고 정력이 강해진다. 식욕이 없거나 오래된 설사·부족병 등에 아주 유효하다.
　재료는 먼저 찹쌀 1되, 마(山藥) 1냥, 설탕·후추 각각 약간. 만드는 법은 찹쌀을 깨끗이 씻어 둘에 담가 하룻밤을 두었다가 햇볕에 말린다. 다음으로는 연한 불에 천천히 볶아 가루를 만든다. 마를 말려 가루로 만들어 섞는다. 가루로 한 공기에 설탕 두 숟가락과 약간의 후추가루를 넣어 끓는 물을 넣어 죽처럼 만들어 먹는다.

## 비방. 산밀탕(蒜蜜湯)
### ― 정력강장제(精力强壯劑)로 유효하다 ―

『명의별록(名醫別錄)』에 의하면 마늘은 대산(大蒜)으로 5월 5일 통마늘을 취하여 약에 넣으면 아주 좋다고 하였다. 마늘에는 종이 큰 것과 작은 것이 있다. 고서(古書)에 '산(蒜)'이라고 하면 종이 작은 마늘을 뜻하고, '호(葫)'라고 하면 종이 큰 마늘을 가리킨다. 손사막은『천금방』에 이렇게 적고 있다.

<4월과 8월의 마늘을 먹으면 신(神;맥)을 상한다. 사람으로 하여금 천식을 하게 하나 입맛은 아주 상쾌하다. 생마늘을 많이 먹으면 행방(行房;성교)한다. 간기를 상하여 사람으로 하여금 얼굴색이 없어진다. 모든 보약을 먹을 때 함께 먹지 않는 것이 좋다>

마늘에는 성욕을 증진시키고 정력을 증강하는 성분이 들어 있다. 마늘 속에 들어 있는 '아리신'류가 전신을 돌면서 발기중추신경을 자극하게 되어 음경을 발기시킨다.

중국의 궁중비약인「산밀탕(蒜蜜湯)」은 정력강장제로 널리 알려져 있다. 먼저 마늘과 꿀을 준비한다. 마늘쪽을 하나하나 껍질을 벗기고 물에 넣어 연한 불로 물렁물렁해질 때까지 삶는다. 꿀은 마늘의 반량에 해당하는 양을 넣고 다시 끓이면 흰크림같이 된다. 이것을 큰 숟갈로 2~3번 먹는다. 한방에서의「천로(天露)」처방은 이것이다.

## 비방. 감국식(甘菊食)
### ― 불로장수(不老長壽)의 영약 ―

『신농본초경』에는 국화가 모든 풍과 머리 어지러움증·종기로 인한 통증·눈물이 나오는 것과 악풍·습비 등을 다스린다고 쓰고 있다. 오래 먹으면 혈기를 이롭게 하며 몸이 가벼워지고 늙지 않게 한다는 것이다.

이러한 국화의 식용이 가능한 것은 감국(甘菊)으로 불린다. 옛날부터 감국은 여러 가지 요리법을 개발시켰다. 그런 이유로 감국을 요리국(料理菊)으로도 부른다. 우리들이 흔히 볼 수 있는 것으로는 감국채·국화차·국화전(菊花煎;음력 9월 9일에 감국의 잎에 찹쌀 가루를 묻혀 기름에 지진 것)·국화주 등이다.

가을에 흰국화로 술을 빚어 마시는 것이 국화주인데 이것은 불로장수의 명약이다. 남양의 역현 감곡(甘谷)이라는 강의 상류에 자생하는 국화는, 가을이면 강물에 떨어지는 국화 향기가 이슬과 섞이어 흘러내려 하류에 있는 사람들은 모두 그 물을 마시고 장수하였다. 장수로 유명한 팽조 선인 역시 국화 연못가에 살면서 그 물을 마시고 살았기에 장수를 누렸다는 것은 이해가 가는 일이다. 중양절에 국화주를 마시는 유래는 후한 시대에 여남(汝南) 땅의 항경(恒景)이라는 신선에게 비장방(費長房)이 일러 받은 처방을 의미한다.

<9월 9일 너의 집에 닥쳐올 액운을 면하려면 높은 산에 올라가 국화주를 마시면 그 화를 면하리라>

이 말을 듣고 그는 그대로 행하여 따랐다. 얼마쯤 시간이 지나 집에 돌아와보니 가족들은 몰살당해 있었다. 이때부터 9월 9일의 중양절에는 국화주를 마시는 풍속이 생겨났다. 이와 흡사한 애기

는『정전(正傳)』에도 보인다.

<촉나라에는 장수원(長壽源)이라는 수원(水源)이 있다. 이곳엔 사계절을 통하여 국화가 피어 그 향기가 가득하고 주민들은 그 물을 마시며 모두 2~3백세까지 살았다. 도연명(陶淵明)이 국화를 좋아한 것도 이러한 연수(延壽) 때문이다>

『옥함(玉函)』이라는 고방(古方)에는 「감국식(甘菊食)」이 있다. 굳이 효능을 말한다면 불로장수하고 병에 걸리지 않는다는 것이다. 재료는 감국(甘菊)이다.

감국은 3월 상순 6시에 싹을 채취한다. 그리고 6월 상순 6시에 잎을 채취하고, 9월 상순 6시에 꽃을 채취한다. 또 12월 상순 6시에는 뿌리와 줄기를 채취한다.

이러한 사미(四味)를 각각 1백일간 그늘진 곳에서 말린다. 일수가 되면 그것을 등분하여 함께 짓찧어 가루로 만든다. 한번 복용할 때마다 1돈씩 술로 먹는다. 그런가하면 꿀로 환을 만들어 술로 하루에 세 번 먹는다.

이것을 1백일 동안 먹으면 몸이 가벼워지고 1년을 계속 먹으면 머리가 검어진다. 2년을 계속하여 먹으면 이가 다시 돋아난다. 5년을 계속하여 먹으면 80세의 노인이라도 이가 새로 돋아 소년으로 바뀐다. 또 지나치게 술을 마시어 깨어나지 못할 때에는 9월 9일의 진국화(眞菊花;감국)를 가루로 내어 한 숟가락씩 마시면 깨어난다

## 4. 아름다운 함정(陷穽)

진승하(秦升旲)는 뛰어난 글재주로 향시에 장원을 한 인물이었다. 그는 당시의 풍습대로 조혼(早婚)했던 아내가 죽자 집안 살림

을 정리하여 얼마간의 재물을 지닌 체 세상 유랑을 떠났다. 촉나라 땅을 돌아보며 그 옛날 유비와 공명의 체취가 배어 있던 전적지며 경치 좋은 곳을 밟으며 성인이며 현사들이 남긴 시구를 읊조리는 것이 유일한 버릇이자 취미가 되었다. 그가 한 번은 오나라의 명승지를 더듬을 때였다.

여러 곳을 돌아다니다 보니 어느새 해가 지고 어둠이 내렸다. 이제껏 세상 유람을 하면서 직접 돈을 지불하고 잠을 잔 적이 없었기 때문에 이날도 평소와 다름없이 부지런히 걸음을 옮기며 공자님 말씀을 읊조리거나 『시전』이며 『좌전』에서 따온 글귀를 소리 높여 외워 댔다. 그가 어느 집 앞에 이르러 문을 두드리자 안에서 '궁조입회(窮鳥入懷)인가?' 하는 물음이 떨어졌다. 진승하는 얼른 '인인소민(仁人所憫)이라 뒤를 받았다.

위의 문답은 매에 쫓긴 새가 사람의 품 안에 기어들어 왔으니 측은히 여긴다는 뜻이다. 이를테면 곤궁에 처한 자신의 처지를 동정해 달라는 뜻이었다. 안에서 즉시 다른 말이 떨어졌다.

"이곳은 쓸쓸한 곳이오(負郭窮巷)."

진승하의 답변이 즉시 떨어졌다.

"어진 사람의 뜻은 궁할수록 더욱 굳고, 나이 들수록 더욱 장해지는 것입니다(仁者爲志 窮當益堅 老當益壯)."

예순쯤으로 뵈는 주인은 그를 들어오게 하더니 부디 음(淫)을 조심하라고 한 마디 떨구었다. 그런 다음 집안 식구들을 소개했다. 놀라웁게도 그 집에는 딸만 여덟 명이었다. 첫째와 둘째만 출가했을 뿐 나머지 여덟 명은 집안 일을 거든다고 들려주었다.

집안이 넓어서인지 여덟 명의 딸은 제각기 처소에 있었는데, 주인 사씨(史氏)는 자식들을 가르치며 세월을 보내고 있었다. 이날 술대접을 융숭히 받고 다음날 오후까지 단잠에 떨어졌는데 어디선가 글읽는 소리가 들려 왔다. 그곳은 집안에 정자를 마련하고 사씨는 그곳에서 딸들을 불러 모아 글을 가르쳤다.

"바쁘신 걸음이 아니라면 이 집에서 얼마간 머물며 내 딸들의 교육을 맡아 주지 않겠습니까."

점심 식사를 마쳤을 때 노인은 정중하게 부탁했다. 자신의 근력이 날이 갈수록 부치다 보니 딸년들 공부도 힘이 든다는 통사정이었다. 간청이 너무 절실하여 진승하는 선선히 허락했다.

여덟 명의 처녀들을 정자에 모아 놓고 글을 가르치자 이번에는 작은 소란이 있었다. 셋째인 하주(霞朱)가 괜히 심통을 부리며 사사건건 짜증이었다. 동그란 얼굴에 오관이 또렷하고 피부는 검은 듯했지만, 목에서 흐르는 빛깔은 눈처럼 새하얀 처녀였다.

하루 이틀 지나면서 진승하는 도저히 참을 수 없는 상황이 되었다. 일주일인가 되었을 때 진승하는 글공부가 끝나자 하주를 남게 하여 연유를 물었다.

"도대체 무슨 일 때문인가. 어찌하여 사사건건 트집이며 방해를 놓는가?"

"어머, 그런 제 행동을 유심히 보았나요? 나는 괜히 심통이 나서 그랬거든요. 선생님께서 넷째와 다섯째를 귀여워해 주시는 줄로만 알았거든요. 선생님의 관심을 끌기 위해 그래 본 거예요."

진승하가 어리둥절 하자 하주는 얼굴을 붉히며 더욱 목소리를 은근하게 깔았다.

"저는 처음부터 선생님이 좋았어요. 이 집에 들어오시는 순간부터 내 마음을 빼앗아 갔으니까요. 선생님, 조금 있다 내 방에 오시지 않겠어요? 아니면 제가 선생님의 방으로 갈까요?"

하주는 말간 눈을 물기로 적시며 소곤거렸다. 이렇게 되면 누가 먼저이고 나중이 없었다. 진승하 역시 후끈 몸이 달았다.

"좋아, 내가 너의 방으로 가지."

쥐죽은 듯 집안이 조용해지자 진승하는 그녀가 일러준 대로 방을 찾아갔다. 그가 들어서는 순간 하주는 상대의 목을 휘어 감으며 속삭였다.

"선생님, 저의 어디가 좋아요? 얼굴이에요, 가슴? 아니면 다른 어느 곳이에요?"

그녀는 상대의 입술을 덮쳐갔다. 자신의 부드러운 혀를 상대의 입안에 넣어 솜씨 좋게 휘저어 갔다. 강하게 밀어붙이듯 하다가도 상대의 혀를 뽑아 버릴 듯 세차게 빨아들였다. 그와 동시에 울부짖는 듯한 콧소리가 야릇하게 새어나왔다.

입맞춤이 끝나자 하주는 상대의 손을 잡아 자신의 하복부로 이끌어 갔다. 이미 아래쪽에 걸쳐야 할 옷가지는 하나도 없었다. 매끄러운 다리의 곡선이며 약간 위로 돋아 오른 둔덕, 그리고 짙은 숲을 만지도록 안내해 주었다.

진승하는 온몸의 피가 역류하는 것을 느꼈다. 그는 정신없이 옷을 벗었다. 대뜸 그녀를 침상에 눕히고, 그 옛날 아내의 처녀림(處女林)을 찾아 들어갔을 때처럼 쉬지 않고 더듬으며, 촉촉한 샘물을 입과 혀로 맛보았다.

이윽고 서로의 몸이 하나가 되었을 때, 진승하는 너무나 놀랐다. 젊고 앳된 처녀의 몸 어디에서 부드러우면서도 강하게 조이는 힘이 새어나오는지 알 수 없었다. 앳되고 금방 휘어져 부러질 것 같은 몸에서 사나운 맹수의 울부짖음 같은 희열이 쏟아지는지 도무지 모를 일이었다. 하주는 몇 차례의 절정을 맛본 다음에야 진승하를 풀어 주었다.

"공자께서 말씀하시기를…."

낮이면 선생으로 돌아가 여덟 명의 딸들에게 학문을 가르치고,

밤이면 어김없이 하주의 방을 찾아 들어 자신의 몸에 달린 붓으로 그녀의 내밀한 곳에 글을 썼다.

진승하는 이따금 몽롱한 눈빛으로 저녁 하늘을 우러러보는 시간이 많아졌다. 그것은 '성의 열락'이나 '상대를 놀라게 해주는 뜻밖의 기술'을 어떻게 배울 수 있느냐 하는 자문자답이었다. 가르치지 않아도 성의 기술은 익히게 된다지만, 하주의 나이로 볼 때 그것은 오히려 신비하기 이를 데 없었다. 이윽고 밤이 오자 하주는 사내의 목을 껴안고 늘어졌다.

"정말 당신은 훌륭해요. 어쩌면 글을 그렇게 잘 쓰나요. 덕분에 동생들은 서품(書品)이 높아졌다고 아버님의 칭찬이 이만저만이 아니에요. 낮에도 당신은 군자이지만, 이렇듯 밤이 되어도 당신은 군자예요."

아내가 죽은 후 여인의 몸을 모르고 지냈던 진승하는 완전히 그녀의 노예가 되어 버렸다. 육욕의 포로. 참으로 풍류적이며 그의 처지에 걸맞은 단어였다.

첫닭이 길게 홰를 쳐서야 진승하는 자신의 방으로 돌아갔다. 귓전에 떠도는 아스라한 속삭임. '내일 다시 만나요!'. 그는 도리질을 치며 무거운 한숨을 내뿜었다.

진승하가 이 집에 온 지 한달 남짓 되었을 때, 깊은 밤 누군가가 담을 뛰어 넘었다. 그는 허우적거리며 몇 번이나 뒤를 돌아보며 불안한 걸음걸이를 재촉하며 휘청거렸다. 진승하였다. 그는 밤이면 지칠 줄 모르고 그의 품속을 파고드는 하주를 피하기 위해 이렇듯 야반도주한 것이다. 그녀는 불이었다. 도무지 끌 수 없는 마화(魔花)였다. 아름다움 속에 저승의 비밀을 감추고 있다는 젖은 해당화(海棠花)였다. 피곤한 몸이 밤이면 쉼없이 솟아오르는 샘물처럼 정욕의 물줄기가 솟구치는 것이 얄궂은 일이었다.

끌 수 없는 정염(情炎). 그 불길을 피해 진승하는 담을 뛰어넘은 것이다. 그가 이렇게 한 데엔 해거름 녘에 있었던 사소한 일 때문이었다. 어디서 왔는지 알 수 없지만, 늙수그레한 노인 하나가 천으로 만든 자(尺)를 들고 그의 몸 치수를 쟀었다. 노인은 혼잣말로 중얼거리며 총총히 집을 빠져나갔었다.

"그것참, 알 수 없는 일이야. 돈을 벌어서 좋지만 벌써 이 집에 몇 개의 관이 들어오는 게야. 보아하니 한 달도 못되어 진선생이 나를 괴롭히겠구먼. 정말 싫은 일이야. 젊은이의 관을 짜는 것은 죄악이라니까."

그 말에 진승하는 바짝 정신이 들었다. 해가 떨어지자 아무도 몰래 담을 뛰어넘었다. 그는 비로소 저승의 아래층에 피어 있는 해당화를 발견한 것이다.

## 비방. 직미양육탕(稷米羊肉湯)
### — 자양강장(滋養強壯)과 내장강화 —

피(稷)는 비황식량(備荒食糧)으로 재배되어 왔다. 원산은 중국으로, 오래 전부터 중요한 곡물로 취급되어 왔다.

손사막은 『천금방』에서 '피는 비(脾)의 곡물이다. 마땅히 비의 병에 삶아 먹는다'고 하였다. 그래서인지 『명의별록』에도 '피는 기를 늘리고 기부족(氣不足)을 보한다'고 하였다. 한편으로는 열을 내리고 단독(丹毒)과 발열을 적게 하며 호리병박(苦瓠)의 독을 푼다고도 했다.

그러나 피쌀밥을 많이 먹으면 스물 여섯 가지의 냉병의 기가 발동한다. 이럴 때에는 피쌀을 삶아 즙을 내어 마시면 즉시 낫는다는 게 『맹선(孟詵)』의 처방이다.

자양강장에 크게 효험이 있는 것으로 알려진 「속미양육탕(粟米羊肉湯)」의 재료는 피쌀 3되와 양고기 3근, 파와 약간의 소금이다. 양고기를 푹 삶아, 그 국물에 피쌀을 넣고 파를 썰어넣고 죽을 쑨다. 이것을 알맞게 나누어 사흘 동안 먹는다. 『음선정요(飮膳正要)』의 처방이다.

「갈씨방(葛氏方)」에는 몸에 고약한 종기가 날 때 피가루(稷粉)를 검도록 볶아 달걀 흰자위에 개어 붙인다. 마르면 바꾸어서 붙인다. 아주 효과가 있다.

## 비방. 금소단(金銷丹)
### — 정력을 비장하고 골수를 채움 —

메꽃(旋花)은 기미가 달고 뿌리는 맵다. 따뜻하고 독이 없다. 냇가나 못가에 나는데 만생(蔓生)이다. 잎은 감자잎과 비슷하지만 좁고 길다. 찌고 익혀 씹어 먹으면 맛이 좋으며 8월에 뿌리를 캐어 말린다.

『신농본초경』에는 메꽃이 얼굴의 기미와 검은색을 곱게 하고 기를 늘린다고 하였으며, 『명의별록』에는 메꽃이 소변을 이롭게 한다고 했다. 그러므로 메꽃을 오래 먹으면 배가 고픈 줄 모르고 몸이 가벼워진다. 근골을 이어주고 금창을 아물게 한다.

그런가하면 『본초강목』에는 허손(虛損;허약)을 보하고 정기를 늘린다고 소개한다. 이러한 메꽃을 이용한 처방이 「금소산」이다. 재료는 5월 5일에 채취하는 메꽃 3냥, 용골 5냥, 복분자(覆盆子;나무딸기) 5냥, 연화예(蓮花蕊;피지 않는 것을 음지에서 건조시킨다) 4냥, 계두자인(鷄頭子仁;가시 연씨) 1백알(분말한 것), 금앵자(金櫻子) 2백개 등이다.

만드는 법은 금앵자를 짓찧어 물 7되에 달인다. 그것이 1되로 졸아들면 찌꺼기는 버린다. 다음에 준비한 약들을 넣어 절구에 2천번 가량 찧는다. 그것들을 오동나무 열매 씨만큼 환으로 만들어 1회 30알씩을 복용한다.

## 비방. 창포환(菖蒲丸)
### — 환골탈태의 명약 —

창포는 곳곳에 있다. 채취하는 시기는 5월 5일인데 한방에서는 청량한 건위제(健胃劑)로 음용한다. 『도장경(道藏經)』에는 다음과 같은 내용이 기록되어 있다. 그것을 요약하면 이런 뜻이다.

창포는 본시 물에서 자라는 수초(水草)의 정영(精英)인데 이것이 신화(神化)된 영약이라는 것이다.

영약의 이름은 「창포환」인데 만드는 법은 단단하고 작으며 고기비늘같은 걸 캐어 1근을 쌀 뜨물에 하룻밤을 담갔다가 껍질을 긁어버리고 난 다음 햇볕에 말려 곱게 가루를 낸다. 이것을 참쌀 죽에 넣고 다시 끓여 꿀을 넣고 다시 반죽해 오동씨 크기만큼으로 환을 만들어 통풍이 잘 되는 곳에 두어 말린다.

이 환은 매일 아침 20개씩을 술로 먹는다. 잠자리에 들기 전에는 30알씩 먹는다. 한 달을 먹으면 소화가 잘 되고 두 달이면 담이 없어진다. 다섯 해를 먹으면 골수(骨髓)가 차고 안색이 살아나 피부가 윤택해진다.

『포박자』의 저자 갈홍은 이 「창포환」을 12년 먹었는데 백발이 검어지고 이가 새로 돋았다는 것이다. 겨울에는 속옷 한 벌 만을 입었는데도 춥거나 배고픈 줄 모르고 지냈을 만큼의 영약으로 소개한다.

## 제7절 혈갈(血竭)

도원경(桃源境)이라는 말이 있다. 진(晉)나라 태원(太原) 무렵, 무릉에 살던 한 어부가 작은 배를 타고 고기를 잡으러 갔었다. 강 줄기를 따라 한참 올라가니 좌우 강변에는 복숭아 숲이 펼쳐져 있었다. 생전 처음 보는 경치에 넋이 빠진 어부는 복숭아 숲으로 무작정 들어갔다. 한동안 올라가니 좁다란 길은 넓어지고 저만큼 많은 사람들과 수십 채의 기와집이 눈에 들어왔다.

어부가 그들 가까이 다가가자 그들은 닭을 잡고 좋은 술로 대접 한 뒤 자신들이 이곳에 들어와 살게 된 연유를 말했다.

"우리의 조상은 그 옛날 진시황의 폭정을 피해 이곳으로 들어왔답니다. 그 이후 한 번도 밖으로 나간 적이 없으므로 외부인과 연락이 두절되었답니다. 실례지만 지금은 어느 시댑니까?"

그들은 한(漢)나라가 일어서고 위(魏)나라가 발흥하여 진나라가 세워진 것도 몰랐다. 어부가 말을 하는 동안 그곳에 있던 사람들은 모두 감개 무량한 얼굴로 신기한 중원의 역사를 들어주었다. 며칠을 지낸 후 어부가 집으로 돌아갈 때 쯤 되자, 나이 지긋한 노인이 부탁했다.

"우리들은 이곳에서 나갈 생각도 없고, 또 이곳이 외부에 알려지는 것도 원치 않습니다. 그러니 집으로 가신 후 누가 묻더라도 이곳을 알려주지 마십시오."

철저히 약속했지만 어부는 집으로 돌아가자 곧 관가에 자신이 경험했던 일들을 고변했다. 관장은 관원을 풀어 어부와 함께 가게 했으나 끝내 길을 찾지 못했다.

남양에 살던 유자기(劉子驥)라는 도학 군자가 소문을 듣고 그곳으로 가려 했으나 끝내 뜻을 이루지 못했다. 이후부터 사람들은 어부가 보고 온 곳을 「무릉도원(武陵桃源)」이라느니 「도원경 (桃源境)」이라는 말을 쓰게 되었다.

그런데 여기에는 중국인 특유의 깊은 은유와 해학이 숨어 있 다. 무릉에 살던 어부가 다녀 온 신선들이 사는 복숭아 마을이고 보니 「무릉도원」이라는 표현은 적절하다. 그런데 무슨 연유로 「 도원경」이라 달리 표현했을까?

이에 대해 신선을 꿈꾸는 도학자(道學者)들은, 「무릉도원」이라 는 말은 인정할 수 있으나 「도원경」만큼은 받아들일 수 없다는 것이다. 그 이유가 설득력 있다.

「도원경」이란 말은 믿을 만한 국어 사전을 보면 '복숭아가 많 은 정원'이라고 풀이한다. 그러나 좀더 파고들면 「도원경」의 의미 는 사뭇 달라진다. '도(桃)'는 복숭아를 나타낸다. 그렇다면 '원 (源)'은 무언가? 이 글자는 '원(元)'이나 '환(丸)'과 같은 의미로 동 그란 구멍에서 물이 나오는 상형 문자(象形文字)다. 다시 말해 물 이 흐르는 근본적인 원천인 셈이다. 그리고 '경(境)'이란 어떤 위 치나 지경·경지를 뜻한다. 그렇다면 전체적인 문자 해석은 간단 하다.

＜…도원경이란 복숭아 모양의 숲에서 물이 흐르는 지경을 나 타내는 것으로 이른바 도취경이다.＞

그러니까 「도원경」은 복숭아 나무 숲이 있는 호남 서부에 있는 현(縣)을 말하는 것이 아니라는 뜻이다. 이렇게 풀이하면 알 만한 사람은 쉬 이해가 갈 것이다.

선도를 연구하거나 그 방면에 일가를 이룬 도인들은, 도원경의 경지는 「미약취궁」에 있다고 하였다. 얼른 이해되지 않지만 가만 히 음미해 보면, 도원경엔 황실의 수많은 여인, 그리고 미약(媚 藥)과 술이 포함됨을 알 수 있다. 그렇다면 이제부터 도원경의 경지가 어떤 것인지를 음미해 보자.

## 1. 주지육림(酒池肉林)과 시매희(施妹喜)

하왕조(夏王朝) 19대 제왕은 사이계(姒以癸)란 인물이다. 그는 기원전 1918년에 등극하여 무려 54년이나 보좌에 앉는 영광을 누렸다. 기록 연대가 확실치 않은 신사 시대(信史時代) 이전에는 부락 명칭 위에 '유(有)'자를 붙였는데, 이것은 별다른 뜻이 있었던 게 아니고 단지 어조사(語助辭)의 용도로 쓰일 뿐이었다.

사이계가 보위에 오른 지 35년이 되던 기원전 1786년에 백여 만의 대군을 이끌고 산동성 몽음현에 위치한 유시 부락(有施部落)을 공격했다. 시부락의 입장에서는 하왕조의 정예병과 싸울 입장이 못되어 많은 공물을 마련하여 화친을 도모했다. 당시 바친 공물 가운데 추장의 여동생 희(喜)가 있었다. 당시의 법률로는 민간 사람들은 관직에 있거나 귀인의 성은 함부로 부를 수 없었기에 시희(施喜)라 하지 않고 매희라 부른 것이다.

사이계는 많은 공물 가운데 유독 시매희의 미모에 홀려 버렸다. 환궁한 뒤부터 수천이나 되는 궁녀들을 멀리하고 오로지 그녀만을 무릎 위에 앉힌 체 술잔을 기울였다. 천하의 모든 것이 그녀의 치마폭에 있다 해도 과언이 아닐 정도였다. 그런데도 시매희는 언제나 말이 없었다. 수심이 가득한 얼굴에는 한줄기 처량한 빛기운이 어리고, 가만가만 걸을 때엔 금방이라도 휘어지고 부러질 듯 위태로웠다.

역사 기록은 이 무렵 시매희의 괴팍한 버릇 하나를 소개한다. 그녀는 고향 산천을 떠나 온 이후 비단 찢는 것을 좋아했다는 것이다. 당시 비단이라는 것은 엄청나게 비쌌기 때문에 한나라 황제라 해도 부담이 클 수밖에 없었다.

밤낮을 가리지 않고 시매희가 찢어 댔으니 급기야 황실 창고에 쌓인 비단은 바닥 나고 말았다. 그러자 이번에는 50평방 킬로미터에 해당하는 연못의 물을 퍼내고 그곳에 술을 채운 다음 배를 띄웠다. 이른바 주지(酒池;술 연못)였다.

그 언젠가 사이계의 14대 할아버지 사문명이 술 한 잔을 마셔 보고 탄식한 적이 있었다.

"술이란 광음수(狂飮水)로다. 이 물을 마시면 본래의 자기 정신은 오간 곳 없고 서서히 미쳐 가는 것이니, 내 후손 중 술로써 나라를 망칠 위인이 나타날 것이다."

사문명의 예언은 적중했다.

사이계는 술 연못을 만든 후 이번에는 육림(肉林;고기숲)을 조성했다. 이로써 주지육림 놀이의 막이 오른 셈이다.

준비가 끝나자 사이계는 건너편 숲에 궁녀들을 발가벗겨 세운 후 조정 중신들 역시 알몸으로 만들어 마라톤 선수처럼 출발선에 대기시켰다. 그런 다음 북이 울리면 일제히 달려나가 벌거벗은 궁녀를 업고 출반선까지 돌아와야 했다. 늦게 오거나 궁녀들을 업고 오지 못한 중신들은 술연못으로 기어가 일제히 엉덩이를 높이 쳐들고 술을 마셔야 했다. 이러한 작태는 한 여인의 환심을 사기 위한 것이었으니 사관들은 역사 기록을 어찌 적어야 할 지 막막했을 것이다.

사이계 시대에 만들어진 주지육림이 황제의 걸작이라면, 황후인 시매희는 착음방(窄陰方)이라는 미약을 사용하는데 일가견이 있었다. 이것은 몰석자(沒石子) 세 개에 건강(乾薑) · 사상자(蛇床子) · 계심(桂心) · 구골소(狗骨燒;개 뼈다귀를 태운 것)를 같은 분량으로 빻아 꿀에 버무려 오동나무 열매만큼의 크기로 한다.

방사를 치를 때엔 여인네가 음문 안에 넣으면 강한 수축 작용이 일어나 사내들을 즐겁게 해준다는 미약이었다.

물론 이후의 기록은 비극이다. 술과 섹스, 이것은 마약과 같아서 한 번 빠져들면 쉬 헤어나지 못한다. 사이계의 황음을 보다 못해 주변 국가들의 연합 세력이 형성되었다. 상부락(商部落)의 추장 자천을(子天乙)이 앞장 서 하왕조의 수도를 공격했다. 연합 군단은 생포된 황제와 측근들을 소호 땅으로 추방해 버렸다. 여기에서부터 사관의 붓끝은 멈추었다. 세월이 흘러 그가 어떻게 살다 죽었다는 기록이 없지만, 상왕조에서는 그를 일러 '걸제(桀帝)'라고 하였다. '폭군'이라는 뜻이다.

## 비방. 신선자주법(神仙煮酒法)
### — 기(氣)를 보하여 정력을 강화시킨다 —

옛날부터 땅두릅(五加)은 여린 순과 부드러운 잎으로 나물을 만들어 먹었다. 일종의 구황식물(救荒植物)로서 밥에 쪄 먹기도 하였다. 이렇게 땅두릅을 상식하면 피부가 고와지기도 하였는데 뿌리의 껍질은 한방에서는 오가피(五加皮)라 하여 약에 쓰이고 있다.

땅두릅의 약용을 살펴보면 오가피는 남자의 음위(陰痿)와 음낭(陰囊)의 습한 것과, 소변이 질끔거리는 것과, 여인네의 음부가 가려운 것과, 허리와 척추의 통증 등을 다스리고 몸이 여윈 것을 보하며 정력을 강화시키며 근골을 굳게 한다. 오가피를 오래 먹으면 몸이 가벼워져 늙지 않는다.

그런가하면 오가피는 오한과 풍열을 쫓아내고 사지가 부자유스러운 것을 원활하게 하는 등 그 효험의 범위가 대단히 크다. 오가피는 1회의 용량을 38그램 남짓으로 하여 달여 마시면 효험이 있는 것으로 되어 있다.

또는 이렇게 달인 즙에 누룩과 물을 넣어 술을 만들거나, 또는 오가피만을 술에 담궜다가 먹는 것을 오가피주(五加皮酒)라 하는데 오래 전부터 중국에서는 자양·강정제로서 크게 애용되어 왔었다. 또한 땅두릅의 여린 잎은 열탕에 데쳐 말린 것을 차를 대용하여 마시는 데 이것이 오가차(五加茶)다.

오가피는 근골을 튼튼히 만들어 주기 때문에 누룩을 빚어 술로 만들어 애용하는 것도 한 방법이다.

또 다른 방법은 모가를 집어 넣어 술로 빚는 것이다. 고방에는 「신선자주법」이 나온다. 이것은 오가피에 지유(地楡)를 쓰는 데 겉껍질은 긁어버리고 각 1근을 자루에 넣는다. 그런 다음 무회주(無灰酒) 2말에 담근다. 커다란 독에 넣고 공기가 들어가지 않도록 봉한다. 이것을 큰 가마솥에 앉혀 세지 않은 불로 달인다. 독 위에는 1홉의 쌀을 얹어 놓는데, 이 쌀이 익으면 알맞은 시각이 되었다는 표시다.

다음으로는 화독(火毒)을 내보내고 햇볕에 말려서 곱게 가루 내어 오동열매 크기만큼의 환을 만든다. 이것을 매일 새벽에 50알씩을 약술로 복용하는데 잠을 자기 전에 다시 먹는다. 능히 풍습을 없애며 근골이 장해지고 기가 순하며 담을 없앤다. 이것을 오래 먹으면 몸이 가벼워지며 장수한다.

그런가하면 몸이 허약한 허로(虛勞)에도 탁월한 효험이 있다. 몸이 허약한 사람은 오가피에 구기 뿌리 흰껍질 각 1말을 물 5말에 넣고 달인다. 이것을 반으로 졸인다. 여기에 누룩과 밥을 넣어 담그고 보통의 양주법처럼 하여 익기를 기다려 마신다. 『천금방』의 처방이다.

그런가하면 만성적인 각기병에도 효과가 크다. 오가피 4냥으로 술에 담그고 「원지(遠志)」는 속(心)을 버리고 4냥을 술에 담근다. 봄과 가을에는 사흘간, 여름에는 이틀간, 겨울에는 나흘간을 두었다가 볕에 말려 가루로 만든다.

이것을 술에 담갔다가 풀로 환을 만들어 한번에 40~50개씩을 술로 복용한다.

## 비방. 호도환(胡桃丸)
### ― 피를 보하고 근골을 튼튼하게 함 ―

호도는 중국이 원산으로 우리나라에서는 중부 지방의 산야에 상당히 자생한다. 호도에는 무기질 등이 풍부하여 매일 먹으면 피부가 윤택하여 지고 노화를 방지할 수 있다.

서양의 여러 나라에서는 호도를 이용한 고급요리와 식용유가 각광을 받고 있다. 호도를 다른 음식과 섞지 않고 먹는 방법은 첫날은 1개, 매 5일마다 1개씩을 늘린다. 이렇게 하여 20개가 되면 그친다. 그리고 다시 1개씩부터 시작한다. 이러한 방법을 사용하면 골육(骨肉)이 살찌며 윤택해지는 한편으로 수염과 머리털이 검어지고 혈맥이 잘 통한다고 하였다.

호도를 약용으로 사용하는 경우는 큰 병을 앓고 난 다음에 호도를 먹으면 회복 속도를 빠르고 병을 앓기 이전의 모발보다 더욱 윤택하게 한다. 일찍부터 고방에서는 호도가 폐기와 천식을 다스리며 신(腎)을 보하고 요통을 다스린다고 소개한다.

『본초비요』에는 이런 효능도 소개하고 있다.

<호도는 폐를 온하고 장을 윤활하게 한다. 기를 보하고 털을 기르는데 천식과 요통·심복의 모든 통증을 다스리고 종기나 짓

무른 데의 독을 없앤다>

　한방에서는 호도인(胡桃仁)이라 하여 자양강장제나 진해제로도 쓰이고 있는 것이다. 특히 호도 청피(靑皮)의 즙은 머리를 감는데 사용되기도 한다.

　담(痰)이 있을 때에는 호도육 3개와 생강 세 조각(片)을 잠자리에 들기 전 씹어, 탕으로 두세 번 삼킨다.

　간장을 보하는 데는 호도육 1개, 대추 1개씩을 젖은 종이에 싼 다음 불에 구워 생강즙으로 매일 먹으면 아주 효험이 있다.

　오래 전부터 한방에서는 「호도환」을 처방하여 왔다. 여기에는 두 종류가 있다. 첫째는 신병(腎病)을 다스리고 정력이 쇠한 것을 넘치게 한다. 재료는 호도육·백복령을 각각 4냥으로, 부자는 1매, 합분(蛤粉) 1돈이다.

　만드는 방법은 부자는 껍질을 벗기고 썰어 합분을 생강즙으로 볶은 다음 가루로 낸다. 꿀로 오동나무 씨만큼의 크기로 환을 만들어 한번에 50알씩을 미음으로 먹는다.

　둘째는 피를 보하며 골수를 채우고 근골을 강하게 하는 데 쓰는 비방이다. 재료는 호도육 4냥, 파고지(破故紙)·두중(杜中)·며래뿌리(萆薢)를 각기 4냥으로 한다.

　먼저 호도를 짓찧어 고약처럼 만든다. 다음으로 파고지를 비롯하여 두중과 비해 등을 가루로 낸다. 이것을 함께 고르게 섞어 오동나무 열매 크기 만큼의 환을 만들어 공복에 데운 술이나 따뜻한 물로 복용한다. 장복을 하면 능히 눈이 밝아지고 백가지의 병을 물러가게 한다. 특히 심장 질환으로 고생을 하는 사람들은 호도육 20개에 대추 20개, 여기에 꿀 2냥을 짓찧어 고약처럼 달인다. 한번에 3순락씩을 먹는다. 위산과다로 고생할 때는 호도육 서너 개를 매일 생강즙으로 먹는 것도 한 방법이다. 손사막은 『천금방』에서 담이 나오지 않은 기침에 호도육 3개와 생강 3편을 자기 전에 씹어 먹는 게 좋다고 하였다.

## 비방. 오미자환(五味子丸)
### — 신허를 다스리며 정력을 증강함 —

오미자는 오미자나무의 열매다. 여름에는 향기로운 붉은빛이 도는 흰 꽃이 피고, 꽃이 지면 붉은 열매가 이삭 모양으로 늘어져 있다. 열매는 맛이 시다. 이른바 다섯 가지 맛이 있다는 뜻으로 오미자라는 이름이 붙었다.

오미자로 만든 재래 음식에는 오미자차를 비롯하여 오미자편·오미자편·오미자국·오미자술·오미자화채 등이 있다. 특히 오미자화채는 천연의 색과 향기가 있는 천연음료로 각광을 받는다. 또 오미자의 즙을 내는 데는 빛깔이 붉고 생기가 있는 것으로 골라 물에 7시간 남짓을 담가두면 오미자가 분홍색으로 우러난다. 그 맛은 새콤하기 마련인데 신맛이 너무 강하면 약간의 물을 더하고 여기에 설탕을 넣어 맛을 조정한다. 이른바 오미자즙이다. 오미자즙은 식욕부진과 입맛을 돋군다.

또한 오미자차는 오미자 3그램을 따뜻한 물에 약 10시간 정도를 담가두었다가 끓이는데 설탕이나 꿀을 적당히 넣어 마신다. 오미자차는 소화를 촉진시키는 효과가 크다. 이시진은 오미자에 대해 이렇게 설명한다.

<오미자의 맛이 짜고 신 것은 간(肝)으로 들어가고 신(腎)을 보한다. 또 맵고 쓴 것은 심(心)으로 들어가 폐(肺)를 보한다. 단 것은 자궁으로 들어가고 비위를 익(益)한다>

이러한 오미자는 오래 전부터 민간에서는 보신이 되는 쪽으로

오미자 술을 음용 하였으며, 민간요법에서는 기침약으로 사용되어 왔다. 일반적으로는 보통 기침엔 오미자를 물에·담가두고 그 물을 수시로 먹기만 해도 감기는 잡을 수 있다고 오미자의 효능을 소개한다.

한방에서는 오미자를 식전에 내복하면 자양강장을 비롯하여 거담(祛痰)이나 진해제로 사용해 왔다. 특히 약을 지을 경우 보약에서는 익혀 쓰고 기침약에 들어가는 것은 날 것을 쓴다.

몽설(夢泄)이 있을 때에는 오미자를 진하게 달여 한번에 4~5 숟가락씩을 백탕으로 먹는데, 하루에 세 번 먹는다. 그런가하면 신(腎)이 허하여 생긴 유정(遺精)에 오미자 1근을 물에 담가 씻어 꿀 2근을 넣고 연한 숯불로 천천히 끓여 고약같이 되면 5일 남짓 병에 보관하여 불기운(火性)을 없앤다. 공복에 1~2 숟가락씩 끓는 물로 복용한다.

또한 신이 허하여 소변이 뿌옇게 됐을 때에는 오미자 1냥을 붉게 볶아 분말한다. 그것을 초와 풀로 환을 오동씨 크기 만큼의 환을 만들어 먹는다. 그런가하면 손사막은『천금방』에서 양사불기(陽絲不起)에 효험이 높은 비방을 내놓는다. 즉, 사내의 음경이 발기하지 못하는 것을 다스리는 비방이다. 오미자를 분말로 만들어 술로 한 숟가락씩을 먹는다. 하루에 세 번 복용하는데 1백일 이상 만들어 먹으면 큰힘이 솟구쳐 오른다.「오미자환」에 대한 처방이다.

이외에 기침이 오랫동안 계속될 때는 오미자를 1냥, 진차(眞茶) 4돈을 말린 후 가루로 낸다. 감초 5돈을 고약처럼 달여 환을 녹두알 크기로 만들어 하루에 세 번 열탕으로 먹는다.


## 2. 경궁요대(瓊宮瑤臺)와 소달기(蘇妲己)

경궁요대. 상왕조 31대 제왕 자수신(子受辛)이 7년 여의 공역을 일으켜 이룩해 낸 건물로, 갖가지 나녀상(裸女像)이 조각된 일찍이 볼 수 없던 호화스러운 요대였다. 건평은 4㎢이며 높이는 30m, 대궁(大宮) 백 채에 소궁이 73채였다. 이렇듯 엄청나게 큰 건물을 지은 것은 오로지 자수신 혼자의 향락을 위해서였다.

몇 날 며칠을 두고 술을 마시다 보면 사람의 이성은 마비되기 마련이다. 한번은 주방장이 곰 발바닥 요리를 제대로 익히지 않았다고 살해했는가 하면, 녹대(鹿臺)에 앉아 겨울 풍경을 구경하다 엄동설한에 어느 가난한 촌부가 맨발로 걸어가는 것을 보고, 발바닥이 참으로 단단하게 생겼을 것이라는 생각으로 촌부를 잡아와 양다리를 톱으로 자르고 골수를 꺼내 제왕의 구경거리로 삼았다.

그런가 하면 임산부의 태아에 깊은 매력을 느껴 애꿎은 여인의 배를 갈라 태아를 꺼내 달기에게 여흥 거리를 제공했다.

장기간의 폭정과 음탕한 음률이 경궁요대에 가득할 무렵, 삼공(三公;九侯 · 鄂侯 · 西伯)의 한사람인 구후가 죽기를 각오하고 진언했다. 당시 구후의 딸은 자수신이 거느린 많은 후궁 가운데 한 명이었다. 갑자기 그녀를 방문한 황제는 자신을 위해 방술서를 읽지 않았다는 구실로 그녀의 아비와 함께 맷돌에 갈아 버렸다. 악후가 만류하자 감히 황제의 명을 어겼다는 구실로 그 역시 맷돌에 갈아 버렸다. 혼자 남은 서백이 탄식하자 승후호란 자가 황제께 달려가 고자질했다. 노발대발하는 황제에게 달기가 방법을 제시했다.

"폐하, 서백의 아들 희고(姬考)가 어거(御車)를 몰고 있으니 그를 죽여 제 아비에게 보내십시오. 그 아들의 살을 먹는다면 살려주고, 그렇지 아니하면 죽이십시오."

이렇게 하여 희고는 영문 모를 죽임을 당하고, 그의 허벅지 살은 감옥에 있는 서백에게 전해졌다. 살기 위해서가 아니라 무너져 가는 인도(人道)를 회복하기 위해 먹어야 했다. 아들의 살점을 먹은 서백은 며칠을 계속하여 토해 냈다. 황제의 친척 자간(子干)이 죽기를 각오하고 간했다. 달기가 속삭였다.

"폐하, 저분은 성인이옵니다. 저분께서는 인(仁)과 의(義)를 믿고 있으니 천첩이 보기에도 틀림없는 성인이옵니다. 하온대 폐하, 듣자 하니 성인에겐 일곱 개의 구멍이 심장에 뚫렸다는데 확인해 보지 않겠습니까?"

이렇게 하여 자간도 살해되었다. 무고한 중신과 백성들이 이유 없이 살해되자 주부락(周部落)의 희발(姬發;훗날 周武王)이 군사력을 총동원하여 공격했다. 자수신은 목야 싸움에서 대패한 후, 경궁요대로 달려가 금은 보화에 기름을 뿌리고 불을 질렀다. 결코 다른 사람에게 자신의 재물을 빼앗기지 않겠다는 속셈이었다.

후세의 사람들은 그를 일러 주제(紂帝)라고 부른다. 현대 중국 문자에서는 '주(紂)' 자를 사용하지 않는다. 이 글자는 자수신을 말할 때에만 사용될 뿐이다. 기원전 70년대인 1122년. 주부락의 희발이 추호도 인정을 베풀지 않고 자수신과 달기의 목을 베어 버렸다. 후대의 시인 묵객은 애절하게 노래하였다.

달기의 아름다움은 천하의 사랑을 받았다네
얼마나 애처로웠으면 형장의 망나니도 눈물 흘렸을까
복숭아꽃이, 작약 꽃이, 어찌 그녀에게 비유될까
아직도 그녀의 체취는 남아 있다네
슬프구나 가련한 가인이여,
죽는 것도 억울한데 어찌 목이 잘렸는가

애련하다 가인이여,
그대의 원통한 한 어찌해야 풀리려나!


자수신을 충동시켜 천하를 소용돌이 속으로 몰아넣은 달기(妲己). 그녀의 죽음을 놓고 후대의 시인 묵객들은 왜 '억울하다'는 말을 사용했을까? 여기에는 깊은 모략이 숨어 있었다.

달기는 소부락의 추장 딸이었으므로 당연히 소기(蘇己)라고 해야 옳다. 그러나 워낙 생김생김이 어여쁘고 자태가 황홀하여 '요염하고 아름답다'는 뜻의 달기(妲己)라 부른 것이다. 여기에는 연유가 있다.

자수신의 횡포가 천하를 소동시킬 무렵. 주문왕(周文王;서백)의 아들로는 무왕(武王)과 주공(周公)이 있었다. 무왕은 훗날 주부락의 추장직을 이어받아 명군이 되지만, 동생 주공은 지략이 뛰어난 병략가였다. 그는 입버릇처럼 소부락의 아름다운 미인의 딸을 얻어야 한다고 중얼거렸다.

주공이 말한 딸이란, 아직 시집도 가지 않은 미인의 혈육이었으니 형인 무왕은 어이없어 했다. 그러나 심지가 깊은 동생의 청이고 보니 상당한 대가를 치르고 소부락의 절세미녀를 데려와 주었다. 주공은 다시 주부락의 용모가 빼어난 귀공자를 배필로 삼아 혼례를 치렀다. 다음해 딸이 태어났다. 그 딸은 주공의 처소로 옮겨와 교육을 받았다. 과목은 단 하나 '사내 홀리는 법'이었다.

주공은 미녀의 딸에게 이름을 내렸다. 자신의 이름인 단(旦)에 계집 여(女)를 붙여 '달(妲)'이라 하였다. 이때는 기원전 1147년으로 그녀는 주공의 심계원모(深計遠謀)로 길들여진 체 소부락으로 보내졌다. 기록에 의하면 자수신은 힘이 장사였으며 지혜가 출중했다고 씌어 있다. 그러한 그가 달기에게 빠진 원인은 어디에 있는가. 그것은 주공이 자수신 한사람을 무너뜨리기 위해 철저하게 길들였기 때문이다. 그런 이유로 자수신은 달기가 죽으라면 죽는 시늉을 하였고, 자기를 누님이라 부르라면 그렇게 하였다.

시매희와 달기. 물론 두 여인은 중국 역사서에서는 6백여 년의 차이가 있다. 그러나 한결같이 정치투쟁의 희생물이었으며 참혹한 종말을 맞이한 것이 너무 흡사하다.


## 비방. 보정신위탕(補精神胃湯)
### — 정력을 보하고 위장의 힘을 강화시킴 —


소는 우리의 역사상 중요한 자리매김을 하는 동물이다. 즉, 인간들의 생활에 직접적인 영향을 끼쳤다는 말이다. 밭갈기를 하고 달구지를 끌고 또는 생활 속의 동료이기도 하였다. 반추류(反芻類)의 가축 동물로서 식용으로 사용되기도 한다. 이시진은 이렇게 소개한다.

<소에는 진우와 수우 두 종류가 있다. 진우는 적고 수우는 크다. 진우에는 황·흑·적·백·박(駁;얼룩소)·잡색이 있다. 수우에는 배가 크고 대가리가 예리하며 모양은 돼지류이다>

소의 일반적인 특성을 보면,

첫째, 황소는 뱀을 씹는다. 털이 희어진 후에 순하게 되는 것은 뱀의 독 때문이다. 그 독은 오로지 사람 젖만이 푼다.

둘째, 소가 병으로 죽은 것을 먹으면 고질과 현벽을 일으킨다. 검의 소의 대가리가 흰 것은 먹지를 못한다. 홀로 간에 큰 독이 있다. 사람으로 하여금 피를 쏟게 하여 죽게 한다.

셋째, 스스로 죽은 대가리가 흰 것을 사람이 먹으면 죽는다. 옴 있는 소를 먹으면 가려움을 동하고 부추와 함께 먹으면 사람으로 하여금 열병을 일으키고 생강과 함께 먹으면 이를 상하게 한다. 『명의별록』에는 소의 약용과 약효에 대해 이렇게 소개한다.

<황소고기는 속을 편안히 하고 기를 늘리며 비위를 기른다. 소의 골수(骨髓)는 오장을 안정시키고 삼초(三焦)를 평하게 한다. 끊어지고 상한 곳을 이어주고 기력을 늘린다. 설사를 그치며 소갈을 잡으며 청주로 데워 먹으면 좋다. 소의 간은 신기(腎氣)를 보하고 정력을 늘린다. 열과 목마름 증세를 다스리고 설사하는 것을 잡아낸다>

다음을 이어 이시진은 쇠뿔을 태워 두통을 다스리고, 쇠똥은 태워 악창에 바르고, 쇠젖은 허약을 보하고 소갈을 그치게 하며, 쇠염통은 심장을 보한다고 덧붙였다.

손사막은 『천금방』에서 황소고기는 허리와 무릎을 보익하고 소갈을 그치게 하며 허약한 노인들은 쇠젖을 끓여 마시면 좋다. 이때는 당연히 파를 넣는다. 어린이들은 토하는 것을 그치게 하고 허로를 보한다. 소의 골수는 위장의 기운을 고르게 하고 12경맥을 통한다고 하였다. 흥미로운 것은 사마귀는 소의 침을 여러 차례 바르면 떨어진다는 점이다.

특히 소의 쓸개는 경풍을 다스리는 데 아주 효과가 있음을 강조한다. 그런가하면 쇠뿔도 마비 증세가 일어났을 때 태워 재를 만든 후 술로 1돈씩을 먹는 것이 효험이 있다 했다.

남자의 정력을 보하고 위장의 힘을 높이는 데엔 「보정신위탕」을 쓴다. 재료는 쇠골수(牛骨髓) 4냥, 호도 4냥, 행인(杏仁) 4냥, 마(山藥) 가루 반근, 꿀 1근이다.

만드는 법은 먼저 호도와 행인을 가루로 만든다. 여기에 마를 비롯하여 꿀·골수 등을 넣어 함께 버무린다. 다음으로는 물로 천천히 하루 동안을 물두부처럼 끓인다. 한번에 한 숟가락씩 공복에 먹는다. 종기가 아물지 않을 때에는 쇠뼈를 태워 분말하여 참기름에 개어 붙이는「다산방(茶山方)」도 있다.


## 비방. 오골계산(烏骨鷄散)
### — 폐병과 보음보양(補陰補陽)에 특효 —


오골계는 닭의 한 종류이다. 이름에서 보여진 것처럼 뼈가 까맣기 때문에 빛깔이나 피부도 까맣다. 이러한 오골계의 특징은 첫째, 볏이 딸기 모양과 같은데 약간 이지러진 모습이 불규칙하다. 둘째, 눈알 전체가 까맣다. 셋째, 피부와 색이 검다. 넷째, 털빛은 백색이나 검은색 또는 반색(斑色)이며 발목 위까지 덮여 있다. 다섯째, 관모는 상투를 틀어놓은 것 같다. 여섯째, 혈액의 빛깔은 암흑색이다. 일곱째, 혀가 검정색이다.

오골계는 옛날부터 보약으로 사용되어 왔다. 그러나 시중에 나도는 것은 거의 잡종으로 약효는 일반 닭과 같다. 반면에 순종은 약효가 뛰어난데 혀가 검다.

조선 시대에 어느 대감 집의 하인은 우연히 대감이 드시고 난 오골계의 뼈를 주어다 재탕해 먹었다. 하인은 차츰 기골이 장대한 장사가 되었으며 정력이 절륜 하여 하녀들의 사랑을 독차지하였다.

오골계의 약용은 과연 어느 정도인가? 우선은 그것부터 살펴볼 필요가 있다. 고방에서는 오골계라 하여도 다른 닭과 별다른 차이가 없는 것으로 소개하고 있다. 『본초비요(本草備要)』에는 이렇게 쓰여 있다.

<오골계는 기미가 달고 평하다. 닭은 목(木)에 속한다. 그러나 골흑자(骨黑子)는 수(水;腎)에 속한다. 수목이 정기를 얻는 고로

능히 간신(肝腎)을 이익하고 열을 물리치며 허를 보한다. 허로·
소갈·설사·이질·대하증·간신혈분(肝腎血分) 등의 병을 다스
린다. 갑자기 죽는 졸사자(卒死者)는 오골계의 피를 명치 끝에 바
르면 효과가 있다. 뼈와 고기가 함께 검은 것이 좋다. 약재로 사
용할 때 남자는 암탉을 여자는 수탉을 쓴다>

그러나 여기에서 한 가지 알아야할 사항이 있다. 일반적으로
오골계(烏骨鷄)와 오계(烏鷄)가 같은 것이라고 알고 있지만 그건
아니다. 오골계는 앞서 밝힌 것처럼 살이나 뼈가 검은 것이고, 오
계는 털만 까만 것이다. 이시진(李時珍)은 오골계의 특징을 이렇
게 그리고 있다.

<오골계는 털이 희고 뼈가 검은 것과, 털이 검고 뼈가 검은 것
과 털이 반색(斑色)이고 뼈가 검은 것이 있고, 뼈와 고기가 함께
검은 것과, 고기는 희고 뼈는 검은 것이 있다. 다만, 닭의 혀가 검
은 것을 보면 곧 뼈와 고기가 함께 검은 것을 알 수 있다>

폐벙과 보음보양에 효험이 있는「오골계산」은 산후의 풍병에
도 효험이 있다. 재료는 오골계 1마리, 인삼 1냥, 당귀·천궁 각
3돈, 율무쌀 1홉·부자 2돈이다.

만드는 법은 먼저 오골계의 피를 목에서 빼낸다. 그리고 한잔
을 마신다. 물을 4~5되에 오골계와 함께 재료를 넣고 연한 불로
천천히 끓인다. 의이인(薏苡仁)이라 부르는 율무쌀은 워낙 딱딱
하기 때문에 약재로 사용하기 하루 전에 하룻밤을 푹 담가두는
것이 좋다. 이렇게 만든 것이「오골계산」인데 이것을 2~3일 간
에 먹는다. 음식을 먹고 중독 현상이 있을 때에도 오골계를 삶아
먹는다.

### 비방. 가토신간방(家兎神肝方)

## — 눈을 밝게 하는 데 특효하다 —

토끼는 토끼과 동물의 총칭으로 집토끼(家兎)의 조상은 유럽 남부지방에 서식하는 구멍토끼(穴兎)로 알려져 있다. 집에서 기르는 토끼와 산토끼와의 차잇점은 무엇인가? 그것은 다음의 몇 가지로 생각해 볼 수 있다. 첫째, 집토끼는 계절에 따른 털의 색깔에 변화가 없으나 산토끼는 변화가 있다. 둘째, 집토끼는 동족 간에 싸움이 없으나 산토끼는 빈번하게 싸움을 한다. 셋째, 집토끼는 언제든 번식할 수 있으나 산토끼는 1년에 한번 번식한다. 넷째, 집토끼는 태어나 일주일 후에 눈을 뜨지만 산토끼는 태어나자 마자 눈을 뜬다. 다섯째, 염색체 수는 산토끼가 4개가 더 많은 48개이다.

중국의 도가(道家) 서적에는 이런 내용을 소개한다.

<토끼 고기는 국을 하여 먹으면 사람이 이익하다. 임신부는 결코 먹어서는 안 된다. 아이로 하여금 입술을 이지러지게 한다. 흰 닭고기·간·염통과 함께 먹지 않는다. 사람으로 하여금 얼굴색을 누렇게 한다. 물개(海狗) 고기와 함께 먹으면 사람으로 하여금 병을 위태롭게 한다. 생강·귤과 함께 먹으면 심통(心痛)이나 곽란을 유발시킨다>

그런가 하면 『진장기(陳藏器)』에는 이렇게도 덧붙인다.

<토끼고기는 오래 먹으면 사람의 혈맥이 끊어지고 원기가 떨어지고 방사(房事)를 하는 데 손해가 온다. 그러나 8월에서 10월까지에 먹는 것은 가하다. 다른 달에 먹는 것은 사람의 신기(腎氣)가 상한다>

『명의별록』에는 다음 같이 소개하고 있다.

토끼 고기는 내장을 보하고 기를 늘린다. 토끼 뇌는 동창(凍瘡)

에 바른다. 토끼의 뼈는 내장의 열과 소갈에 삶아 즙을 먹는다. 대가리의 뼈는 머리가 어지러움증과 간질을 다스린다.

오행으로 살피면 토끼는 명월(明月)의 정(精)이다. 흰털이 있는 것은 금기(金氣;肺氣)를 얻으므로 약에 넣으면 더욱 효과가 있다. 모든 토끼는 늦은 가을에 가서 먹는 것은 좋지 않다. 봄이나 여름에 곧 고기의 맛이 변한다. 그러나 된장으로 죽을 만들고 반드시 다섯 가지 양념을 사용하여 먹을 수 있다.

토끼의 대가리 뼈는 가죽과 털을 대충 태워 분말로 만들어 미음으로 한숟가락씩을 먹으면 구토를 잡을 수 있고, 토끼의 간은 씻어서 생으로 먹으면 단석독(丹石毒)을 비롯하여 눈이 어두운 것을 다스린다. 토끼고기는 충을 죽이고 눈을 밝게 하며 능히 소갈을 다스린다.

「가토신간방」은 눈을 밝게 하는 비방이다. 토끼의 간 1개에 결명자 5돈을 넣고 짓찧어 환을 만든다. 그것을 1돈씩 먹으면 눈이 밝아진다.

그런가하면 「해상방(海上方)」에서는 소갈로 몸이 쇠약해 진 데에는 토끼 1마리를 가죽과 내장을 버리고 물 1말에 삶아 고기를 꺼내고 탕을 냉각시켜 마신다. 또 풍열로 눈이 어두워 보이지 않는 데에는 토끼간 1개를 쌀 3홉과 약전국즙으로 죽을 쑤어 복용하는 것을 권한다.


## 3. 황금 천냥으로 웃음을 사고(千金買笑)


주왕조(周王朝) 12대 제왕인 희궁날(姬宮捏)의 부인은 포사(褒姒)다. 그녀에 관한 이력을 말하자면 아무래도 먼 옛날의 신화 속을 더듬어 가야 한다. 애기는 그녀(포사)가 태어나기 천년 전으로 거슬러 올라간다.

당시 포국(襃國)에 살던 두 노인이 어찌된 셈인지 용으로 변해 순식간에 하왕조 수도(짐심) 사이계 왕궁으로 날아왔다. 담장에 내려앉은 용은 너무 먼길을 날아온 탓인지 꾸역꾸역 침을 흘렸다. 대경실색한 사이계가 점술사를 불러 점을 쳤다.

"폐하, 용은 본시 신령한 동물이니 신선이라 할 수 있습니다. 신선이 속세에 하강하였으니 어찌 길조(吉兆)가 아니겠습니까. 그러하오니 폐하, 속히 금쟁반을 준비하시어 용의 침(타액)을 받아놓으시옵소서!"

사이계는 곧 금쟁반을 가져오게 하여 용의 타액을 받아 황실 보고(寶庫)에 숨겨 두었다.

그후 사이계는 자천을이 이끄는 연합 군단에 의해 서호 땅으로 쫓겨가고 주황실의 10대 제왕인 희호(姬胡)가 보위에 올랐다. 황제는 말년에 이르러 황실 보고에서 빛줄기가 새어나오는 것을 보고 금쟁반을 가져오게 하였다. 1천년이 지났지만 용의 타액은 조금도 굳어지지 않았다. 늙은 황제는 호기심 반으로 금쟁반을 들여다 보다 그만 바닥에 떨어뜨리고 말았다. 타액은 순식간에 금빛 자라로 변해 이리저리 도망치다 어디로 사라져 버렸다. 이때 어느 궁녀가 우연히 자라 발자국을 밟자 순식간에 아랫배가 불러 올랐다. 황제는 사내와 동침했다 하여 그녀를 감옥에 가둬 버렸다. 희호 황제가 죽은 것은 기원전 828년이다. 황실 특별 감옥에 갇힌 궁녀는 그때도 석방되지 못하고 이후 40년이 지난 어느 날 복통을 일으키더니 예쁜 계집아이를 순산했다. 희호 황제는 불길한 일이라 하여 강물에 던져 버리라는 명을 내렸다.

호경(鎬京) 일대에 이상한 동요가 퍼진 것은 이 무렵이었다. 내용은 간단했다. '뽕나무로 짠 대궁(大弓), 가느다란 풀줄기로 짠 전통(箭筒), 이제 주나라는 더 이상 존재하지 않는다'는 것이었다.

황제는 즉시 명을 내려 뽕나무로 만든 대궁과 풀줄기로 짠 화살 통의 판매를 금지시켰다. 그렇게만 하면 주왕조의 몰락을 예언한 동요 내용이 허무맹랑하다는 것을 증명할 수 있기 때문이었다. 그때 세상에서 가장 재수 없는 부부가 성문을 들어서고 있었다. 남편이 만든 뽕나무 대궁과 자신이 만든 풀줄기로 짠 전통을 팔기 위해 촌부는 그것들을 머리에 이고 들어왔다.

그들이 성문으로 들어서는 순간 아내는 즉시 체포되었다. 사태가 심상치 않자 남편은 단숨에 십여리 길을 도망쳐 그곳 강변에 앉아 마누라의 처형 소식을 들었다.

하염없이 눈물을 흘리고 있을 때였다. 한 무리의 새떼가 무언가를 끌어올렸다. 가까이 가보니 돗자리에 놓인 핏덩이 계집애였다. 아무리 생각해도 주나라에선 살길이 막막하여 친구가 살고 있는 포국을 향해 길을 떠났다.

이후 시간은 흘러 기원전 782년. 희호 황제가 세상을 떠나고 그의 아들 희궁날이 보위에 올랐다. 그는 후대의 사가들이 말하는 것처럼 어진 신하의 충언을 멀리하고 주색잡기에 능한 대단히 방탕한 인물이었다.

기원전 780년. 포사는 미녀 선발대에 뽑혀 주왕조의 수도 호경으로 보내졌다. 용모가 돋보인 포사를 보는 순간 미녀 사냥에 도가 튼 희궁날의 눈에 화약이 터졌다.

포사는 황제의 사랑을 독차지했다. 그 덕분에 이듬해엔 희백복(姬伯服)이란 아들을 낳았다. 포사의 말은 한 마디로 법이었다. 무엇이건 한마디 말로 안되는 것이 없었다. 그런데 이상했다. 그녀가 주나라의 수도에 온 이후 한 번도 웃지 않은 것이다. 황제는 생각했다. 아무래도 희백복이 황태자가 되지 못한 것이 원인인가 싶어 정비(신황후)를 폐서인 하고 태자인 희의구(姬宜臼)의 왕위 승계권까지 박탈하였다. 그런데도 포사는 웃지 않았다. 그때 괵석부라는 위인이 날렵하게 묘안이라는 것을 그려냈다.

"폐하, 아뢰옵기 황공하오나 전일부터 서역의 이민족들은 조금만 방심하면 우리의 수도까지 침범해 왔습니다. 그들 이민족의 기습을 방지하기 위해 봉화대(烽火臺) 20여로(餘路)를 설치하여 비상사태에 대비하여 왔습니다. 그러나 지금까지 천하가 태평하여 1백여년 동안 봉화를 올리지 못했습니다. 폐하, 소신이 생각하기로는 폐하께서 황후와 대동하시어 여산(驪山)에 행차하신 후 봉화를 올리십시오. 그리하면 천하 각지에 흩어져 있는 제후들이 촌각을 다투어 달려올 것인즉 황후 마마께서 이 모습을 보시면 무척 즐거워하실 것입니다. 천하에 흩어져 있는 제후들이 헛걸음하여 돌아간다면 그 또한 제왕의 구경거리가 아니겠는지요?"

희궁날은 괵석부의 희한한 헌책을 즉시 시행하라 이르고 포사와 함께 여산으로 행차했다. 도착한 즉시 성대한 연회를 열고 여흥이 도도하게 일어나자 봉화를 올리게 했다. 정(鄭)나라에서 온 희우(姬友)가 혼비백산 희궁날의 발 아래 허리를 꺾었다. 봉화란 모름지기 먼 훗날의 위급 사태가 발생하였을 때에 올리는 것임을 극구 강조했다. 양미간을 찌푸리며 희궁날은 발끈 날뛰었다.

"먼 훗날의 위급 사태라니 말이 되는가. 나라가 태평스럽고 곳곳에 태평가 소리 드높은데 감히 세 치 혀를 놀려 군신간을 이간질하는 저의가 무엇이냐. 나와 황후가 한 때 여흥으로 봉화를 올린다지만 어찌 보면 1백여년이나 내버려둔 봉화를 올려 봉국(封國;제후국)의 충성심을 헤아리려는 깊은 뜻이 있다. 한데, 먼훗날의 위급 사태가 어떻구하여 금방이라도 큰일날것처럼 떠들어대는 너의 속셈이 무언지 의심스럽구나!"

　서슬이 시퍼런 희궁날의 질책에 희우는 황급히 말 문을 닫아걸었다. 얼근하게 술이 차 오른 황제는 명을 내렸다.

　"봉화를 올려라!"

　질탕한 하룻밤의 여흥이 계속된 가운데 새벽이 왔다. 번쩍이는 갑주를 걸친 장수와 병사들이 비지땀을 흘리며 여산 기슭에 도착했다. 그런데 어찌된 일인가. 그들이 도착하자 들려온 것은 음탕한 음악 소리였고, 보이는 것은 대낮처럼 환한 봉화 불이었다. 그제야 봉국의 제후들은 자신들이 농락당한 사실을 알아차렸다. 그들이 모두 제 나라로 철수하자 포사는 그제야 배시시 미소를 깨물었다.

　미미하게나마 포사가 웃었다는 공으로 괵석부는 황금 천냥을 상으로 받았다. 그러나 문제는 그렇게 간단한 것이 아니었다. 희궁날은 신나라로 추방된 희의구를 죽이라는 명을 내렸다. 그러나 신나라에서는 황제의 치정을 신랄하게 비판하는 글을 보내 희궁날을 광분시켰다.

　"신나라를 토벌할 병사들을 징집하라!"

　신나라에서도 야만족인 견융부락(犬戎部落)의 추장과 동맹을 맺고 대책을 강구했다. 추장은 즉시 1만5천의 병사를 이끌고 호경으로 밀고 들어갔다. 주왕조는 갈팡질팡했다. 서둘러 봉화를 올렸으나 어느 제후국에서도 원군은 파견하지 않았다.

　희궁날은 도망치다 야만족 병사가 휘두르는 칼에 맞아 죽었고, 포사는 견융부락에 전리품으로 넘겨졌다. 「중국판 이솝 우화」는 여기에서 막이 내리고, 포사는 역사의 커튼 뒤로 사라졌다.


비방. 반룡환(斑龍丸)
　― 모든 허약함을 다스림 ―

사슴은 여름에는 적갈색을 띠고 등과 허리에 흰 얼룩무늬가 깔린다. 늙어서는 회적색의 갈기가 나기도 한다. 수놈은 골질(骨質)의 뿔이 있는 데 해마다 봄철에 갈아나며 뿔 속에는 많은 혈관이 있다. 일반적으로 사슴은 2년째부터 뿔이 난다. 그 다음 해부터는 뿔을 갈 때마다 한 가지씩을 더하여 5년이 되는 해에 삼차사첨(三叉四尖)으로 늘어난다. 사슴은 성질이 온순하고 나뭇잎이나 풀, 열매 등을 먹는다.

『맹선』에 사슴고기는 9월 이후 1월 이전에 먹으면 좋다고 하였다. 다른 달에 먹는 것은 좋지 않는 데 그 이유는 냉통(冷痛)을 일으키기 때문으로 풀이한다. 그러나 사슴고기는 포적(脯炙)하여 먹으면 그런 증세가 일어나지 않는다고 설명한다. 사슴고기를 먹을 때는 꿩고기를 비롯하여 부들(蒲)·메기·새우 등과 먹으면 악창을 발한다. 한방에서 말하는 녹용은 하지(夏至)에 고각(古角)이 떨어져 나가고 새로이 돋아난 뿔을 채취하여 음지에서 말린 것을 가리킨다. 또 녹각상(鹿角霜)은 사슴뿔을 가루로 만든 것이고, 녹각교(鹿角膠)는 사슴뿔을 고은 것이다. 손사막은『천금방』에서 다음과 같이 말한다.

<모든 녹용을 쓰는 데엔 황청(黃靑;죽대뿌리)의 자연즙에 이틀간 담가 두어다가 꺼내어 썬다. 그것을 볶아 짓찧어 쓴다. 그런가 하면 녹용을 톱으로 썰어 1회 5냥에 양기름(羊脂) 3냥을 쓰며, 천령개(天靈蓋;頭頂骨)를 분말로 만들어 바른 후 연한 불에 속과 겉이 누렇게 되도록 구워 사슴 가죽에 싸서 하룻밤을 둔다. 이렇게 하면 약의 기운이 돌아온다>

또한 사슴의 뼈는 술을 만들어 속이 허한 것을 다스린다고 했다. 또 절상(絶傷)도 이어주며 뼈를 보하고 풍을 없앤다. 물론 녹각으로도 술을 만들어 먹기도 한다. 이것은 허로(虛勞)와 풍을 다

스리는 데 태를 안정시키고 기를 내리는 효험이 있다. 야생 고기 중에서 뛰어나다는 평이다. 오래 전부터 고방에서는 양기가 허하여 방사를 치르고 나면 허리에 통증이 일어나 꼼짝할 수 없을 때엔 이런 비방을 이용했다. 녹용 구운 것에 토사자(兎絲子;새삼씨)를 각각 1냥, 회향(茴香) 반냥을 함께 가루로 만든다. 양콩팥(羊腎) 2개를 삶아 짓찧어 함께 반죽하여 오동씨 크기만큼으로 환을 만든다. 이것을 그늘진 곳에서 말려 한번에 30알에서 50알 남짓을 데운 술로 복용한다. 하루에 세 번 복용한다.

「반룡환」은 모든 허약을 다스린다. 재료는 녹용(구운것)·녹각교·녹각상·육종용은 주침(酒浸)한다. 산조인·백자인·황기는 밀적(蜜炙)하여 각 1냥, 당귀·흑부자는 포적(炮炙)하고 지황은 구증구배(九蒸九焙)하여 각 8돈·진주사(辰朱砂) 반돈을 준비한다. 녹용은 양젖이나 우유를 발라 굽는다. 녹각은 볶는다. 녹각상은 돌을 달구어 볶은 후 술로 식힌다. 육종용을 술에 담가 낸다. 산조인·백자인·황기는 꿀로 굽는다. 당귀·흑부자는 굽는다. 지황을 아홉 번 찌고 아홉번을 불에 말린다. 진주사하고 각각 가루를 만들어 함께 술이나 풀로 오동씨 크기로 환을 만든다. 한번에 50알씩을 데운 술로 마신다.

## 비방. 역마환(驛馬丸)
### — 하체를 강력하게 만듬 —

참새는 날개와 털은 아롱진 갈색이고 발톱은 황백색이다. 뛰고 걷지를 못한다. 보면 놀라고 두려워 하는 특성이 있으며 그 눈은 야맹(夜盲)이다. 또한 그 알은 아롱아롱하며 성(性) 적인 면에서 음(淫)하다. 참새고기는 겨울철에 먹어야 운치가 있다. 특히 구운 참새 맛은 별미로 양기를 보한다.

『도가』의 서적에는 참새에 관한 몇 가지를 적고 있다. 오얏과 함께 먹으면 좋지 않으며, 참새 고기를 임산부가 술과 함께 먹으면 아이가 음란해 진다고 경고한다. 또한 참새고기와 콩장을 먹으면 아이의 얼굴에 주근깨가 낀다고 덧붙였다. 약용으로 사용할 때는 고기 보다는 참새똥을 쓴다. 민간요법에서도 참새똥은 백정향(白丁香)이라 하며 많이 응용하여 쓰고 있다.

『본초습유(本草拾遺)』에는 참새의 약효에 대해 이렇게 소개 한다.

<참새고기는 겨울 동안에 먹는다. 성력을 일으키고 정력이 왕성하여 진다. 또한 참새똥은 옹저가 곪은 후 터지지 않는 데에 바르면 즉시 효험이 나타난다. 갑자기 죽게 되었을 때 끓여 마시면 효과가 크다>

그러나 참새의 새끼똥은 써서 안된다고 한다. 새끼는 부리가 누렇고 아직 음(淫)을 모른다.

참새똥을 살필 때엔 밑이 뾰족하고 위로 선 것은 수컷똥이고, 양머리가 둥근 것은 암컷똥이다. 음성 체질인 사람은 수컷 똥을 쓰고 양성 체질인 사람은 암컷의 똥을 쓴다.

여기에서 좀더 참새의 약용(藥用)을 살펴보면, 참새 고기는 정수를 늘리고 오장의 부족한 기를 바르게 한다. 또한 참새 알은 천웅·토사자를 분말하여 함께 버무려 환을 새알 크기로 만들어 공복에 5개씩을 술로 복용한다. 이것은 남자의 음경이 발기하지 않은 것을 다스린다.

『명의별록』에는, 참새알은 기미가 시고 온하며 독이 없다. 5월에 취한다. 기를 내리고 남자의 음경이 발기하지 않는 것을 돕는다. 열이 많아지고 정액이 많아진다. 그런가하면 참새 대가리의 피는 작목(雀目)을 다스리는 데, 이것은 날이 어두워 보이지 않는 증세를 가리킨다.

참새의 고기는 정월 이전 10월 이후에 먹는다. 이것을 먹으면 음양이 안정되고 조루나 몽설을 잡을 수 있다. 신냉(腎冷)하여 만성고환염으로 고생할 때엔 참새 3마리의 털을 태우고 내장을 버린 후, 물로써 씻지를 않고 그대로 회향 3돈·후추 1돈·축사(縮砂)·계육(桂肉) 각 2돈을 뱃속에 넣고 젖은 종이로 싸서 불에 구워 공복에 먹는다.

사내의 힘을 강대하게 하는 「역마환」은 당나라 시대에 생긴 처방으로 명나라 때에 황실에서 크게 애용되었다는 기록이 보인다. 참새고기를 사상자(蛇床子)와 함께 볶아 고약처럼 하여 환을 만들어 먹으면 효험이 크다 하였다. 또 허한(虛寒)을 다스리는 데엔 작부환(雀附丸)을 쓰는데 살찐 참새 30~40마리를 부자와 함께 달여 고약처럼 만들어 환을 지어먹는 방법이다.

### 비방. 이어신작환(鯉魚神雀丸)
#### — 조루증을 다스림 —

잉어는 다른 민물고기에 비하여 힘이 세다. 비늘이 있으며 등은 창흑색(蒼黑色)이다. 입아귀에는 한쌍의 수염이 있고 큰 잉어는 미터가 넘는 것도 있다. 잉어에는 여러 영양소가 있으므로 동맥경화를 비롯하여 고혈압인 사람들에게 좋은 영양공급을 해주고 있다.

옛날부터 잉어로 탕을 끓일 때에는 내장을 제거하고 구기자(枸杞子)를 넣고 연한 불로 푹 고아 그 국물만을 마시는 것이 중국식 잉어탕이다. 이 잉어탕은 부인의 냉증을 다스리는 데 특히 효과가 있다.

홍미로운 것은 이렇듯 남성들이 귀하게 여긴 잉어가 젯상에는 오르지 못한다는 점이다. 그 이유는 잉어가 이것저것을 먹어대는 잡식성(雜食性)이기 때문이다. 고방에서는 잉어에 대해 이렇게 풀이한다.

＜잉어는 음(陰)에 속하는 물고기로 비늘은 36개다.『황제내경』의「소문(素問)」에는 '고기는 속을 열한다. 많이 먹으면 능히 풍과 열이 발하나 풍이 있는 사람은 먹는다'고 했다＞

잉어라는 물고기는 물살이 거센 용문(龍門)의 협곡을 거슬러 올라가면 용이 된다는 전설이 있다. 그래서인지 남자가 잉어탕을 먹으면 남자의 정력이 세어지고 정자의 수효가 늘어난다고 하였다. 한방에서는 잉어를 이뇨약으로 쓰는 외에도 유즙(乳汁)의 분비촉진에 먹는다.

그런가하면 잉어고기는 회(鱠)를 만들어 먹으면 몸을 따뜻하게 한다. 냉기와 복막염 등을 다스리는 데 잉어로 만든 젓은 충을 죽인다. 또 잉어의 쓸개는 귀에 떨어뜨리면 귀가 먹는 것에 대해 효과가 있으며, 잉어의 눈알은 부스럼이나 종기에 태워 붙이면 즉시 낫는다. 여기에서 잉어에 대한 몇 가지의 긴요한 처방을 살펴보면,

「이어신작환」은 남자의 조루증에 효험이 있다. 잉어의 쓸개·수탉의 간 각각 1개를 말려 분말로 만든다. 그것을 참새알로 개어 환을 만들어 한번에 1알씩 삼키면 효과가 있다고 손사막은『천금방』에 기록하고 있다.

그런가하면 중이염(中耳炎)에도 처방한다. 잉어의 머릿골(뇌수)을 계피(桂皮) 가루에 개어 솜에 발라 귀에 꽂는다. 하루에 한번씩 갈아꽂는다.

양기가 부족할 때에는 잉어의 쓸개 1개와 계간(鷄肝) 1개를 달걀의 흰자위에 개어 한번에 먹는다. 오래 먹으면 몸이 회복되는 신묘한 방법이다.

골저(骨疽)에는 잉어를 눌러 즙을 내어 엿(飴)을 약간 넣고 끓여 창 위에 바르고 잉어를 쪼개어 붙인다. 충이 안 나오면 다시 씻고 붙인다. 또한 귀가 갑자기 들리지 않는 데에는 참대(竹) 속에 잉어의 머릿골(뇌수)을 채워 넣어 밥 위에 얹어 찐다. 이것을 귓속에 떨어뜨린다.

온몸이 붓기 시작했을 때엔 큰 잉어 한 마리와 팥(小豆) 1되를 넣어 물이 푹 삶아 그 즙을 자주 마신다.

## 4. 관와궁(館蛙宮)의 나막신 소리

월(越)나라의 서시(西施)라면 미인의 대명사다. 중국의 오래된 여지도(女地圖)엔, 어느 지방에서 특성 있는 미인이 산출되는지를 구분 지어 설명해 냈다. 이를테면 연(燕)과 조(趙)나라에는 아름다운 처녀가, 송(宋)나라에는 노래 잘 하는 가인이, 촉(蜀)나라에는 재주 있는 여인이, 그리고 오(吳)와 월(越)에는 기생이 많다는 등이다.

기생의 특징은 무언가? 아무래도 사내의 몸과 마음을 단번에 휘어잡을 수 있는 특별한 그 무엇이 있다고 여지도를 그린 작자는 각주(脚註)를 붙여 두었다. 이런 점에 착안하여 월왕 사구천(姒句踐)은 미인의 몸을 이용한 정병 정책(精兵政策)을 감행했다.

왜 이런 정책이 필요하게 되었을까? 당시의 사세도(事勢圖)를 살펴볼 필요가 있다.

기원전 496년. 오나라에서는 월나라를 집어삼키기 위해 대군을 휘몰아 공격했다. 뜻밖에 절강성 가흥현에 있는 '추리'라는 곳에서 대패하여 오나라 국왕(吳光)은 월나라 병사가 쏜 유시에 발가락을 맞아 전사했다. 뒤 이어 그의 손자 오부차(吳夫差)가 보위에 오르자, 그는 온힘을 기울여 복수할 준비를 서둘렀다. 그는 자기의 시종들을 만날 때마다 '부차여 너는 할아버지가 월나라 병사들에게 죽은 것을 잊었느냐?' 하고 묻게 했다. 그러면 '내 어찌 그 일을 잊을 수 있겠습니까.' 하고 대답했다. 이것은 한시라도 빨리 할아버지의 원수를 갚아야겠다는 굳은 마음가짐을 나타낸 것이라 할 수 있었다.

마침내 기원전 494년. 그는 할아버지 밑에서 전군을 지휘했던 오자서와 백비에게 육군과 수군을 총 지휘케하여 월나라 군사와 대치했다. 기습에 성공한 오자서는 월왕 사구천에게 무조건 항복을 받아 냈다.

월왕의 모사 범려(范蠡;본래 직업은 점쟁이)는 즉시 많은 재물을 백비에게 보내 어떻게든 사구천을 살려주도록 간청했다. 많은 재물을 수중에 넣은 백비는 '반드시 처형해야 한다'는 오자서의 주장을 일축하고, 범려가 보낸 서시(西施)라는 미인을 오부차에게 진상했다. 이것은 허리 사용이 유연한 서시로 하여금 오부차의 혼백을 반쯤 들었다 놓도록 한 것이다. 백비의 주장은 받아들여져 사구천은 목숨을 연명할 수 있었고, 오자서는 탄식했다. 몇 번이나 차자(箚子;간이 상소문)를 올리고 간언 했지만, 허공에 발길질한 꼴이 되자 이를 갈며 소리쳤다.

"나는 그대의 아버지 합려를 패자로 만들었고, 그대 집안의 여러 공자 가운데서 그대를 택해 보위를 잇게 하였다. 그런데 지금에 이르러 소인배의 말은 믿으면서 나를 오히려 멀리하고 있으니 이 얼마나 어리석고 한심한 짓인가. 미련하고 바보같은 놈, 너는 반드시 망할 것이다!”

오자서는 가신(家臣)들에게 일렀다.

“내가 죽으면 무덤에 가래나무를 심어라. 그것으로 부차의 관을 만들 수 있으리라. 내 눈알을 빼내 오나라 수도 동문에 걸어 놓아라, 부차가 망하는 것을 똑똑히 지켜 보리라.”

그런 다음 스스로 목숨을 끊었다. 오자서의 죽음은 오부차에게 앓던 이가 뽑혀 나간 것이나 다름없었다.

오부차는 서시를 위해 고소대(姑蘇臺)를 확장하여 금은으로 장식하고 관와궁을 지었다. 그리고 그곳에 소리가 나는 복도 ‘향서랑’을 만들었다. 이것은 복도 밑을 파고 옹기를 넣은 다음 위에 널빤지를 깔아 평탄하게 만든 복도였다. 서시를 비롯하여 궁녀들이 나막신을 신고 걸어오면, 내실에서 기다리던 오부차는 잔잔히 밀려드는 욕망의 심지에 불을 지폈다.

『오월춘추(吳越春秋)』에는 오부차의 고소대 생활을 이렇게 그리고 있다.

<…처음에 오광이 고소에서 17㎞ 떨어진 고소산에 고대를 지은 것은 정무를 보는 중 피로해진 몸을 잠시 쉬기 위해서였다. 그러나 오부차는 자신의 환락을 위해 3년여의 공사 끝에 고소대를 더욱 높이 화려하게 개축하여 둘레만도 3㎞가 넘었다. 어디 그뿐이랴. 그곳에 1천여 명의 궁녀들을 머무르게 하고 그곳 가까이 춘소궁(春霄宮)을 지어 1천 말의 술독을 준비했다. 밤낮으로 주연을 베풀었으며 인공으로 호수를 만들어 청룡주(靑龍舟)를 띄우고 날마다 서시와 더불어 환락을 즐겼다…>

서시가 오부차를 꼼짝 못하게 만든 것은 두 가지였다. 하나는 ‘향서랑’ 복도 위를 우수에 젖어 걸어오는 것이었고, 다른 하나는 봉심(捧心)이었다. 서시는 어릴 때부터 위앓이가 있었다. 그것이

발전하여 위궤양 정도가 되었을 일이다. 시시때때로 위장에 통증이 몰아칠 때면 하얀 손으로 아픈 부위를 가만히 눌러 주었다. 사람들은 그것을 봉심이라 했다. 서시의 이런 행동은 '동시효빈(東施效嚬)'이란 말을 낳았다. '빈'이란 눈살을 찌푸린다는 뜻이다. 이를테면 미인이 얼굴을 약간 찡그리며 통증을 느끼는 부위를 꾸욱 누른다. 오부차는 이러한 서시의 모습에서 참을 수 없는 욕정을 느낀 것이다.

오자서가 죽은 이듬해. 기원전 482년에 오부차는 대군을 이끌고 북상하여 황지에 도착했다. 그곳에서 고소까진 7백km가 넘었다. 20일간을 쉬지 않고 행군하여 마침내 고소대에 불을 질렀다. 이것이 처음의 승리였다. 이로부터 10년 후. 기원전 473년, 오왕국은 쑥밭이 되고 생포된 오부차에게 여섯 가지 죄가 낭송되었다.

첫째, 충신 오자서를 살해한 죄.

둘째, 바른말하는 사람(특히 공손성)을 살해한 죄.

셋째, 아첨꾼 백비를 등용한 죄.

넷째, 아무 잘못 없는 제(齊)나라와 진(晉)나라를 공격한 죄.

다섯째, 여러 차례 월나라를 공격한 죄.

여섯째, 월나라가 오나라 국왕을 죽였는데도 복수 하지 않고 풀어 준 죄.

오부차는 눈물을 흘렸다. 자신이 죽을 때엔 수건으로 얼굴을 가려달라고 애원했다. 그것은 이미 죽은 오자서를 볼 면목이 없기 때문이라는 게 이유였다. 오부차의 죽음으로 165년을 이어 내려온 오나라는 영원히 사라져 버렸다.

여기에 한가지 의문이 남아 있다. 이후 서시는 어떻게 됐을까? 범려의 지시를 받아 오나라의 멸망에 기여했던 공으로 말하면 일

등 공신이다. 역사서에는 이후의 기록은 없다. 그런 탓에 필자는 이런 가정을 해본다.

첫째는 오부차가 죽음으로써 일단 서시를 후궁으로 받아들였다는 가설이다. 역대 제왕들은 미인이라면 사족을 쓰지 못했다. 그런 점에서 본다면 서시는 승리한 자의 '전리품'으로 거둬들였을 것이라는 등식이 성립한다.

둘째는 공을 세운 여전사(女戰士)로서 월나라 황궁으로 들어가 황제의 사랑을 받았을 것이라는 가설이다. 그러나 이것은 위험한 발상이다. 한나라를 말아먹은 요부를 남편 가까이 두게 할 여인이 어딨겠는가. 그녀는 결국 사구천의 부인이 보낸 자객 손에 붙잡혀 전당강 물 속에 돌을 메달아 수장(水葬)되는 것으로 생의 막이 내린다.

셋째는 월왕 사구천이 아니라 병략가 범려를 따라갔다는 가설이다. 서시를 처음 가려뽑았던 것도 그였고 작전을 세운 것도 그였고 보면 맨 먼저 서시를 구해 그만의 안식처로 숨겨 두었다는 추정이다. 서시가 모든 역사서에서 사라진 것은 2천 5백여 년 전이다. 지금은 진토가 되어 넋이라도 있고 없고일 터이지만, 아무래도 서시는 두 번째 가설에 의해 전당강 물에 수장되었다는 게 모범 답안일 것이다.

**비방. 추어신엽분(鰍魚神葉粉)**
**— 소갈과 남성의 양기부족을 다스림 —**

미꾸라지는 도랑이나 흙 속 또는 웅덩이에 산다. 배는 흰빛인데 검은 반점이 있으며, 입가에는 5쌍의 수염이 있다. 수컷은 암컷보다 몸이 작고 산란기에는 색체가 더욱 선명해진다. 식용적인 면에서 살펴보면 미꾸라지는 단백질이 풍부하고 비타민A가 다량으로 함유되어 있다. 특히 알에는 비타민A가 함유되어 있다.

미꾸라지탕인 추어탕(鰍魚湯)은 보신탕으로 옛날부터 널리 알려진 음식이다. 이것은 강장효과가 높다. 미꾸라지를 통째로 끓여서 조리 하기 때문에 비타민A와 D가 손실되지 않아 우리 몸에 필요한 중요한 무기질의 주요 공급원이 된다.

민간요법에서는 '생안손'에 미꾸라지의 배를 째서 등쪽으로 붙이며, 관절염에는 미꾸라지로 찜질을 한다. 특히 한방에서는 치질을 다스리는 데 쓰인다.

「추어신엽분」은 소갈(消渴)로 물을 마시는 데 사용하는 처방이다. 미꾸라지를 큰 것으로 10마리를 준비한다. 그것을 그늘에 말려 머리와 꽁지를 버리고 태워서 나온 재를 연잎(蓮葉)과 등분하여 가루로 낸다. 이것을 한번에 2돈씩 하루에 3번 복용한다. 또 남자의 음경이 일어나지 않은 양사불기(陽事不起)의 증상에는 미꾸라지를 삶아 장복하는 것이 좋다.

## 비방. 하미회촉산(鰕米茴蜀散)
### ― 신기를 보하고 양기를 강하게 함 ―

새우는 갑각류 가운데 십각류(十脚類)에 딸린 동물의 총칭이다. 두흉부·복부·미부의 세 단계로 나뉘어져 있다. 새우는 젓을 만들어 먹는데 그 종류엔 몇 가지가 있다. 오월에 만드는 젓인 오젓, 유월에 만드는 육젓, 가을철에 만드는 추젓·백화젓·곤쟁이젓 등이다. 이시진은 말한다.

<바다새우는 해하(海鰕)·홍하(紅鰕)라 한다. 길이는 한 자나 되며 수염은 가히 비녀가 된다. 새우는 수염이 단단하여 비녀가

되는데 『고금주』에 의하면 요해(遼海) 간에 나는 벌레가 있는데 잠자리와 같다. 이름은 반감(蟠紺)이다. 7월에 떼지어 날아와 하늘을 난다. 민간요법에서도 새우는 회충·치통·창 등에 효과가 있으며 또한 음으로 몸이 가려운 데 좋다. 그러나 많이 먹으면 혈을 해친다>

「하미회촉산」은 신기(腎氣)를 보하고 양기(陽氣)를 강하게 하는 데 효과가 있다. 재료는 새우살을 말린 가루 1근, 흰조개 2개, 회향·촉초(蜀椒) 각 1냥, 약간의 소금이다.

만드는 법은 소금과 술을 조금 넣고 함께 볶아 가루를 만든다. 여기에 목향가루를 넣고 다시 볶아 병에 넣어 밀봉한다. 한번에 한 숟가락씩 공복에 술로 먹는다.

### 비방. 별당탕(鼈糖湯)
#### ─ 보음보양에 뛰어나고 학질을 다스림 ─

자라는 한방에서 정력강장(精力强壯)·음위(陰痿) 등을 치료하는 데 효과가 높다. 자라는 6월말에서 8월 사이에 모래땅에서 나와 알을 낳아 2개월만에 부화한다.

자라를 이용한 재래의 요리는 자라의 껍데기를 벗기고 기름종이로 싸서 짚불에 구운 자라구이·자라탕 등이 있다. 물에서 갓 잡아낸 자라는 요리를 할 때에 먼저 목의 피를 빼낸다. 자라에서는 보통 30~40그램의 피가 나오는데 비린내를 많이 풍긴다.

자라피는 그냥 마실 수 없으므로 소주나 정종에 섞어 마신다. 고기는 뜨거운 물에 약간 데쳐 껍데기를 벗긴 다음 다시 삶아 국물과 함께 먹는다.

옛날부터 자라고기는 자양강장 음식으로 유명하다. 또한 자라의 알은 모든 알 중에서 특출한 맛이 있어 보신제로서 특별한 맛이 있다. 한방에서는 자라껍데기와 숙지황(熟地黃)·황백(黃柏) 등을 함께 분말로 만들어 쓴다. 그것이 대보음환(大補陰丸)이다.

『명의별록』에는 별갑은 온학(溫瘧)과 혈괴·요통 등을 다스리며 자라고기는 속이 불편한 것을 주치하고 기를 좋게 하고 허약한 것을 돕는다고 소개한다.

그런가하면 자라고기는 열기·습비, 뱃속의 심한 열에 다섯 가지 양념을 넣어 삶아 먹는다.

자라기름은 흰머리를 뽑은 구멍에 문지르면 흰머리가 나지 않는다. 고방에서는 이렇게 소개한다.

<약에 쓰는 자라는 녹색이 좋다. 구륵(九肋)이어야 하고 무게는 7냥쯤 되는 것이 상품(上品)이다. 대가리를 쓰는 데는 초 3말을 넣고 달여 껍데기를 버린다. 늑골(肋骨)을 구워 말려 쓴다. 쇠약함을 다스리는 데는 초를 사용하지 않고 동뇨(童尿) 1말 2되에 넣고 달인다. 겉껍데기와 뼈는 버리는데 돌절구에 짓찧어 가루를 내어 닭의 밥통 속에 넣어 물에 담가 하룻밤이 지나 쓰면 효력이 강하다>

「별당탕」은 보음보양(補陰補陽)에 뛰어나고 오래된 학질 병을 다스리는 효험이 크다. 재료는 자라 1개(대략 2근 남짓), 생강 3돈, 설탕 반 근이다. 만드는 법은 자라의 목과 발을 잘라 피를 뺀 다음 물에 넉넉하게 삶는다. 생강과 설탕을 넣고 다시 끓인다. 하루에 모두 먹는데 양념장은 치지 않고 먹는다.

그런가하면 손사막은 『천금방』에 몇 가지의 처방을 덧붙인다. 몸이 쇠약한 사람은 자라 껍데기를 태워 가루로 내어 물로 1돈씩을 먹는 방법이다.

대장이 탈항(脫肛;탈장) 되었을 때에는 자라 대가리를 구워 갈아서 미음으로 한 숟가락씩을 먹는다. 또한 음부의 생창(生瘡;귀두에 창이 생긴 것)에는 별갑 1개를 태워 가루로 낸다. 그것을 달걀 흰자위에 개어 바른다.

토혈이 그치지 않을 때에는 별갑과 합분(蛤粉;조개 껍데기 가루) 각 1냥과 함께 불에 누르도록 볶아 숙지황(熟地黃) 1냥을 말려 가루로 낸다. 여기에 한데 섞어 한번에 2돈씩을 식후에 차를 대신하여 먹는다.

## 5. 진시황과 시황동녀단(始皇童女丹)

역대 제왕들은 나름대로 특색을 가지고 있다. 그러나 단 한가지, 여인을 사랑하는 점만은 공통분모의 자리 매김을 거두지 않고 있다. 대개 영웅 호걸들은 천성적으로 식색(食色)에 관해 유별난 혀를 가지고 있는 것 같다. 그러한 점은 진왕 정(政)도 예외는 아니었다. 일단 보위에 오른 후부터는 황제만이 거닐 수 있는 울타리를 만들고 어느 누구든 가까이 범접하는 것을 삼갔다. 어느 날 내관 하나가 동녀를 진상했다.

이화(梨花)라 했다. 한 송이 배꽃처럼 청초하기 이를 데 없는 처녀였다. 세 속의 먼지 한 점 묻지 않고 더러움이라곤 그을음 하나 없는 얼굴을 보며 진왕 정은 묘한 생각을 추려 냈다. 아무리 아름다운 꽃과 나비일지라도 그것을 잠깐 보았을 때는 즐겁다. 그러나 매양 보는 것이라면 정념은 시들해지고 감정의 폭도 엷어진다. 그러나 이화만큼은 이제껏 보아 온 어느 여인과 달라 보였다. 진왕 정은 무슨 생각에선지 내관을 불러들였다.

"폐하, 어인 일이시옵니까?"

시간은 벌써 자시를 넘기고 있었다. 내관들은 혹여 이화가 잘

못을 범하지 않았는가 조바심치는 빛이 역력했다. 그러나 그런 것 같지만은 않았다. 사내 구실은 못해도 눈치로는 물 속 십리를 달리는 그들이다. 후끈하게 달아오른 방안의 열기로 보아 전연 그런 기미를 잡아내지 못했다.

"어서 이 아이를 데리고 따라 오너라."

진왕 정은 앞서 걸었다. 한동안 묵묵히 걸음을 옮겨간 곳은 표범 우리였다. 이화는 물론 내관들의 표정도 핼쑥하게 질려 버렸다.

"어서 이화를 표범 우리 안에 집어넣어라. 이제껏 계집의 진정한아름다움을 몰랐거늘 오늘에야 알았도다. 아무리 야수라 한들 이화의 아름다움에는 어쩔 수 없을 것이다."

이화는 살려 달라고 애걸했다. 그런데도 진왕 정은 전연 개의치 않은 표정이었다. 결국 이화는 표범 우리 안에 던져졌다. 진정한 아름다움, 그 아름다움은 표범 같은 야수의 심성이라도 움직일 수 있다고 믿었다. 그러나 잠시후 들려 온 것은 표범의 으르렁거리는 포효와 애절한 이화의 부르짖음이었다. 오랜만에 우리에 들어온 부드러운 사람 고기를 표범들은 실로 맛있게 찢어 먹은 것이다.

다음날 진왕 정은 의원을 불러 미약(媚藥) 제조를 명했다. 이화라는 동녀의 넋을 기린다는 명분이 붙었다. 중국 고방(古方)의 약물 비법 가운데 「시황동녀단(始皇童女丹)」이 있고 보면 시황제의 아방궁 역시 도원경임엔 의심의 여지가 없다.


**비방.  해구신환(海狗腎丸)**
**— 정력을 보강하고 음위를 다스림 —**

해구는 물개과에 딸린 바다 짐승이다. 몸빛깔은 나이에 따라 다른 데 사지는 짧으며 오리발처럼 지느러미가 모양으로 되어 있어 헤엄을 치기에 용이하다. 수컷의 잠지를 해구신(海狗腎)이라 하는데 이것은 강장제로 유명하다. 해구신의 주성분은 단백질로 영양가 면에서는 낮다. 그러나 이것을 먹으면 틀림없이 정력이 강해진다는 믿음을 사람들에게 주고 있다.

고방에 의하면 해구신은 발정기의 것이 대단히 효험이 있는 것으로 알려져 있다. 그 시기가 지나면 약효는 현저하게 떨어지기 때문이다. 『본초습유(本草拾遺)』에 '해구신은 성의 무능력과 신경쇠약·심복통·중악(中惡)·사기(邪氣)·허약 등을 다스린다. 그러나 한방의 고서적들은 거의 오로칠상(五勞七傷)과 음위(陰痿)·힘이 약한 것과 신허(腎虛)를 다스린다'고 소개한다.

「해구신환」은 정력이 부족한 사람들에게 쓴다. 보통 육종용을 섞어 가루를 내어 그것을 오동씨 크기만큼으로 환을 만들어 먹는다. 또는 가루를 낸 해구신을 찹쌀과 함께 술을 빚어 먹기도 한다. 다른 방법으로는 해구신을 술에 담가 하루가 지나면 종이에 싸서 굽는다. 그 냄새가 향기로우면 짓찧어 은그릇 속에 넣고 달여 약으로 쓴다.

## 비방. 인삼고(人蔘膏)
### — 원기를 돕고 허약함을 다스림 —

인삼은 오가피과에 딸린 다년생 풀이다. 산에서 자생한 것은 산삼(山蔘)이고 밭에서 재배한 것이 가삼(家蔘)이다. 한방에서는 자양강장제로 아주 귀하게 쓰인다.

인삼이 문헌에 기록된 것은 기원전 2백년으로 중국의 진(秦)나라 시대부터이다. 후한 헌제 건안 연간에 장중경(張仲景)이 지은 『상한론』 가운데 인삼을 배합한 21가지의 처방이 기록되어 있기 때문이다. 그런가하면 양나라 때 도홍경(陶弘景)이라는 이가 주(註)를 단『명의별록』에는 우리나라의 백제 무령왕 12년에 양무제에게 인삼을 보냈다는 기록이 있다.

본래 인삼은 산초(山草)다. 이것을 얻기 위하여 중국인들은 동진하기 시작하여 고려 때에 장백산록(長白山麓)에서 자연생을 채취하여 약효의 우수성을 알게 되었다. 이후로 끝없이 인삼 채취를 이유로 몰려들게 되어 삼국시대를 거쳐 고려말에 이르기까지 1천 6백년이나 도채(盜採)해 갔던 것이다. 이렇게 되어 자연생 인삼의 씨가 마르게 되자 그때부터 경작에 눈을 뜨게 되어 개성·금산·풍기 지방 등에서 재배하기 시작한 것이다. 인삼은 조제법에 따라 다음과 같이 나뉜다.

첫째는 백삼(白蔘). 뿌리를 채취하여 물로 씻은 후 수염 뿌리의 외피를 떼어내고 건조한 것이다.

둘째는 홍삼(紅蔘). 채취한 뿌리의 우수한 것을 골라 수염 뿌리와 피부를 버리지 않고 그대로 증기에 넣고 130도 이하의 증기로써 2시간 이내에 증열(蒸熱)한 것이다.

셋째는 피부백산(皮付白蔘). 채취한 물로 씻어 말린 것

넷째는 수삼(水蔘). 일명 토근(土根)이라 하여 채취한 그대로의 생근(生根)

다섯째는 삼수(蔘鬚). 흔히 수염인삼이라 말하는 데 인삼을 조제할 때에 떼어낸 세근(細根). 주로 인삼차 등에 쓰인다.

여섯째는 산인삼(山人蔘). 산중에서 희소하게 발견되는 자연생. 수백년이 된 것도 있다.

인삼의 약효를 살펴보면 한마디로 만병통치약이다. 즉, 원기를

돕는 명약이다. 인삼은 오장을 보하고 정신을 평정하며 혼백을 안정시킨다. 사기를 없애며 눈을 맑게 하고 오래 먹으면 몸이 가벼워진다. 고방에서는 인삼이 오로칠상(五勞七傷)과 허손담약(虛損痰弱)을 다스리며, 구토를 그치게 하고 속을 보하며 신(神;맥)을 지킨다고 하였다.

「인삼고」는 원기를 돕는데 특효가 있다. 재료는 인삼 10냥이다. 먼저 인삼을 잘게 썰어 물 1되에 담가 하룻 동안을 둔다. 그것을 그릇이나 돌그릇에 넣고 뽕나무 불로 천천이 달인다. 다시 즙을 고약처럼 달인 후 한번에 한 숟가락씩 먹는다.

폐가 허하여 자주 기침이 날 때에도 처방한다. 인삼 가루 2냥, 녹각교(鹿角膠)를 구워 가루로 낸 것 1냥을 한번에 3돈씩 박하탕 한잔에 넣어 기침이 나을 때까지 따뜻하게 복용하면 좋다. 그런가하면 성행위를 하고 난 다음 몹시 피곤할 때에는 인삼 7돈, 진피 1돈을 달여 식전에 따뜻하게 먹는다.

### 비방. 속미분환식(粟米粉丸食)
#### — 위장 허약과 구토를 다스림 —

좁쌀의 성질은 짜고 미한(微寒)하여 독이 없다. 생쌀은 소화가 어렵고 익은 것은 기(氣)가 체하여 먹으면 막히고 충이 생한다는 것이다. 그러므로 위가 냉한 사람이 좁쌀을 많이 먹는 것은 마땅하지 않다.

『명의별록(名醫別錄)』에는 좁쌀이 신기(腎氣)를 기르고 비위의 속열을 없애며 기를 늘린다고 하였다. 그런가하면 묵은 좁쌀은 위의 열과 소갈을 다스리고 소변을 이롭게 한다고 했다. 그런가하면 손사막은 『천금방』에서 좁쌀을 구토하는 데에 특효약으로 꼽고 있다. 구토가 심할 때에는 좁쌀 가루를 식초에 타서 먹으면 즉시 효과가 난다고 하였다.

다음은 『식의심경(食醫心鏡)』에 나오는 「속미분환식(粟米粉丸食)」의 처방이다.

준비할 것은 좁쌀 반 되와 식초, 소금 약간이다.

좁쌀을 깨끗이 씻어 말린다. 바싹 마르면 빻아서 가루로 낸다. 가루를 풀로 환을 만드는 데 크기는 밤알(栗) 정도이다. 환을 먹을 때마다 7~8개씩 물에 삶아 소금에 담가 두었다가 대략 10여 분이 지나 먹으면 된다. 이 처방은 위장병에 특히 좋다.

## 6. 화청지(華淸池)의 탕개주경(湯開酒莖)

양옥환(양귀비)은 재녀를 산출한다는 촉(蜀)의 사천성 출신이다. 그녀가 황제(玄宗)의 사랑을 받기 시작하자 일족들은 모두 영달을 꾀했으며, 종조형 양쇠(楊釗)에게 국충(國忠)이란 이름을 하사할 정도로 은총을 내리었다. 한 사람의 여자로 인해 가문이 일어나고, 모든 척족들이 영화를 누린 탓에 민간 사람들은 그녀를 두고 이렇게 말했다.

남불봉후여작비(男不封侯女作妃)
군간여각시문미(君看女却是門楣)

위의 글에서 '문미'라고 하는 것은 문의 윗설주를 가리킨다. 그것이 얼마나 호화롭고 높은가에 따라 가문의 위상을 나타내고 보니, 양씨 집안의 양옥환이야말로 사내보다 훨씬 집안을 부요하게 일으켰다는 뜻이다.

당나라의 유명한 시인 백낙천은 「장한가(長恨歌)」에서 애달픈 사랑을 노래한다. 「장한가」는 이야기 체(體)인 낭만적인 시다. 제1단은 객관적인 서술, 제2단은 현종의 주관적인 애정을 독백 형식으로 읊고, 제3단은 신비적인 영계 방문과 옥진의 말로 꾸며져 있다.

그녀는 본디 촉주의 사호(司戶) 양현담의 딸이었다. 일찍 부모를 여의고 숙부인 하남 부사 양현교의 집안에서 자라났다.

훗날 그녀가 수왕(壽王) 이모(李瑁)의 비가 되어 궁에 들어왔을 때는 현종이 다스리는 궁안은 사치와 애욕으로 물들어 있었다. 당시 황제를 모시던 고시종은 양옥환이 절세의 가인이라는 소문을 듣고 단정루(端正樓)의 화청지(華淸池)에서 몸을 씻게 하였다. 그것은 황제로 하여금 그녀의 몸을 감상케 하려는 속셈이었다. 이 부분을 백낙천은 「장한가」에서 노래한다.

봄철 추위에 화청지에서 목욕할 것을 허락하시니
온천물은 매끄러워 흰 살결 부드럽게 씻어 주고
시녀가 부축해 일으키니 귀비의 몸 연약하여 힘이 없으나
이때가 비로소 천자의 은총을 받기 시작할 때라


춘한사욕화청지(春寒賜浴華淸池)
온천수활세응지(溫泉水滑洗凝脂)
시아부기교무력(侍兒扶起嬌無力)
시시신승은택시(始是新承恩澤時)


위의 시구에서 보는 바처럼 양옥환이 여산(驪山) 화청궁의 욕장에서 목욕하고 나면 황제는 그녀를 곧 연꽃 방장(房帳)이 드리

워진 침실로 들어가 은총을 내리었다.

당시 완성된 몇몇의 방술서에는 금기 항목을 만들고 '목욕을 갓 끝낸 후에 방사를 치르면 피부와 머리칼이 마르지 않은 탓에 태어난 아이가 기단(氣短)하여 제 명대로 살지 못한다'고 하였다. 그러나 남녀간의 방사에 있어서는 이 상태가 성적인 교감이 원활하게 이루어진다고 보는 성의학자들이 많다.

요즘 들어 우리들이 외국영화를 보게 되면 백합이나 장미꽃을 욕조 안에 띄우는 것을 볼 수 있다. 그렇게 함으로써 피부에 좋은 향기를 배게 하고, 한편으론 혈행(血行)이 좋아져 성욕을 자극할 수 있다. 이를 '탕개주경'이라 한다.

현종은 탕안에서 갓 나온 양옥환의 몸을 즐기기 위해 화청지의 벽을 대리석으로 둘러치고, 바닥을 금은으로 꾸며 고아한 흥취를 돋구었다. 그 옛날 한나라 때 성제가 비연(飛燕)과 합덕(合德) 자매를 향수를 떨어뜨린 탕 안에 넣고, 갓 올라온 두 미녀를 사랑해 주었다는 기록이 눈에 들어온다. 어디 그뿐인가. 당나귀 젖을 욕탕 안에 넣고 미인의 살결이 더 부드러워지기를 바랬다. 이렇게 하는 이유가 뭔가. 그것은 '경국의 미인'은 함부로 구할 수 없기 때문이었다.

### 비방. 백출고(白尤膏)
### ― 몸을 보하고 설사를 그치게 함―

출(尤)이란 삽주다. 곳곳에 있으므로 채취하는 데엔 어려움이 없다. 삽주는 11월~12월에 채취한 것이 지고(脂膏)가 많고 달다고 하였다. 여린 잎을 먹는데 여간 향긋하지 않다. 삽주에는 두 종류가 있다.

백출(白朮)은 잎이 크고 털이 있으며 갈라졌다. 뿌리는 달고 기름(膏)이 적으므로 환(丸)이나 산(散)으로 만들어 먹는다. 또한 적출(赤朮)은 잎이 가늘고 째지지도 않았다. 뿌리는 작고 쓰며 기름이 많다. 그러므로 달여 쓴다.

손사막은 『천금방』에서 삽주의 효능을 이렇게 그리고 있다.

<땀이 그치지 않는 데엔 백출을 가루로 만들어 하루에 두 번 한 숟가락씩 먹는다>

그런가하면 「백출고」라는 게 있다. 이것은 몸을 보하는 데에 가장 좋으며 오래 동안 계속된 설사를 멈추게 하는 효능이 있다.

재료는 백출 10냥이다.

먼저 백출을 썰어 물 1되에 달여 반량으로 졸인다. 그 즙을 다시 연한 불로 천천히 끓인다. 그것이 고약처럼 되직하게 되면 멈춘다. 이것을 그릇에 넣어 두고 매회 2~3숟가락씩 꿀탕으로 복용한다. 『천금방』의 처방이다.

## 비방. 대두연고환(大頭煙膏丸)
### ― 허한(虛汗) · 도한(盜汗)을 다스림 ―

콩나물순을 대두황권(大豆黃卷)이라 한다. 이것을 내는 방법은 흑두를 물에 담가 두었다가 꺼낸 다음 돗자리를 펴고 그 위에 습기가 있는 축축한 돗자리를 덮어 발아(發芽) 시킨다. 다음으로는 껍질을 골라 버리고 응달에서 말린다. 이것을 달여 마시면 수종(水腫)에 효과가 있으며, 삶아 먹으면 신장병을 비롯하여 해열제와 강장제로 이용된다. 잦은 방사로 인하여 허리에 통증이 올 때에는 콩 2되를 물에 불려 볶은 후 뜨거운 것을 자루에 넣어 허리에 붙이면 효험이 있다. 콩이 식으면 다시 뜨거운 것으로 갈아붙인다. 강장강정으로 애용되는「대두연고환」의 주재료는 콩이다.
즉 콩 5되와 돼지기름을 준비한다. 만드는 법은 콩을 갈아 가루로
낸다. 그것을 돼지기름에 개어 환을 오동나무 열매 크기만큼으로
만들어 한번 복용에 50알씩을 데운 술로 먹는다. 살찐 사람은 먹
지 않는 것이 좋다. 식중독과 약중독을 다스리는 비방으로「흑두
감초탕(黑豆甘草湯)」이 있다. 재료는 검정콩 5돈과 감초 5돈이다.
만드는 법은 물 3홉에 넣고 달여 2홉이 될 때까지 졸인다. 그것을
한번에 마신다. 이 비방은 온복을 하거나 차게 마셔도 상관없다.
식중독이나 약중독에 효과가 높다.

## 비방. 총주탕(葱酒湯)
### ― 허로(虛勞;피로)에 특효―

　파는 두 종류가 있다. 하나는 겨울엔 자라지 않고 땅위로 나온
부분이 말라 휴면(休眠) 하는 여름파형(型)과 다른 하나는 겨울에
도 발육을 계속하여 휴면을 하지 않는 겨울파형이다.
　『소공(蘇恭)』에 파는 여러 종류가 있다고 하였다. 산파(山葱)는
각총(茖葱)이라 하고, 병을 치료하는 데 쓰는 것은 호총(胡葱)이
라 한다. 그런가하면 이렇게도 써 있다. 사람이 먹는 파는 두 종
류가 있다. 첫째는 동총(凍葱)으로 겨울이 지나도 얼지 않으며,
다른 하나는 한총(漢葱)으로 겨울엔 잎이 마르고 식용이며 약용
으로 사용한다는 것이다. 『맹선(孟詵)』에는 ‘파는 마땅히 겨울에
먹는다. 지나치게 먹는 것은 좋지 않다. 왜냐하면 수염과 머리털
에 지장을 주기 때문’이라 하였다.
　옛부터 경상도 지방에 내려오는 파전(葱煎)이라는 유명한 음식
이 있다. 이 파전은 1년 내내 맛이 한결같은 것은 결코 아니다. 그

진미는 1월부터 3월까지인데 그 이유는 파의 싹이 파릇파릇 돋아
나기 시작할 때가 가장 좋기 때문이다.『천금방』에 의하면 파잎
은 오장을 이롭게 하고 시력을 좋게 한다고 쓰여 있다. 급한 피로
가 왔을 때에 큰 파 흰줄기를 짓찧어 독한 술 한잔에 넣었다가 잠
시후 마시면 효험을 보는 데 이것이 「총주탕」이다.


## 7. 수정궁(水晶宮)의 향비(香妃)


청나라 시대의 제도는 거의가 명대(明代)의 것을 그대로 답습
하는 경우가 많았다. 그렇게 본다면 내명부의 궁녀들 역시 명나
라의 제도를 본받아 그만큼의 후궁을 두었다는 계산이 나온다.

당대에 쇼킹한 스캔들을 일으킨 황제가 현종이라면 청대에는
단연 건륭제(乾隆帝)다. 본시 청조는 만주족 출신이다. 그렇기 때
문에 궁에 들어올 수 있는 처녀는 나이 열둘이 되면 호적이 깨끗
한 지를 조사 받는다. 이른바 만주 수녀(滿州秀女)라 부르는 만주
팔기(八旗;친위 부대)의 처녀들이다.

그녀들이 일단 궁에 들어와 생활을 익히면 황제는 그 중에서
황비를 간택했다.

건륭제가 총애하였던 여인은 향비(香妃)였다.『동경몽화록(東
京夢華錄)』에 의하면, 살갗에서 아름다운 향내를 풍기는 이 여인
은 사내에게 정욕을 불러일으킬만큼 선정적이라고 기록해 놓았
다. 더구나 용모까지 절색이었고 보면 호색한 건륭제가 얼마나
그녀에게 정신을 빼앗겼는지는 두말할 나위가 없다. 그러나 이
여인(향비)은 자기의 모국(이슬람)을 멸망시킨 원한으로 황제가
잠깐 자리를 비운 사이 자살해 버렸다.

건륭제는 수양제의 미루를 흉내내어 미혼각(迷魂閣)이라는 성

전용의 궁전을 건축했다. 그 안을 다시 치장하여 수정궁을 만들고, 사방 벽에는 대리석으로, 회랑(回廊)에는 요염한 모습의 나녀상을 수없이 조각했다. 정원은 어두침침하게 꾸며 낮의 분위기도 한밤중처럼 연출하여 여인들을 껴안을 때 분위기가 낯설지 않게 한 것이다.

건륭제가 미혼각에서 즐긴 놀이는 무척 음탕했다고 씌어 있다. 그렇지만 무엇을 어떻게 했을 지에 대해서는 구구한 해설이 없다. 다만 역사 기록에는,

「북경에는 이양(梨孃)이란 처녀가 있었는데, 건륭제는 이 처녀를 납치해 와 미혼각에서 온갖 황음한 놀이를 일삼았다.」고 씌어 있다. 그러다 보니 좋지 않은 소문은 조금씩 부풀려 황후의 귀에까지 흘러들었다. 어느 날 황후는 시종들을 거느리고 미혼각에 들어와 그녀를 발가벗겨 거꾸로 매단 후, 은밀한 곳에 기름을 뿌리고 불을 질러 태워 죽였다. 그후 미혼각은 폐쇄되었다. 이것을 질투로 볼 수 있지만 원인을 따진다면 건륭제의 무분별한 황음한 색도 놀이 때문이었다. 이러한 '미약취궁(媚藥醉宮)'이야말로 도원경의 경지가 아니고 무엇이겠는가?

## 비방. 군달산(莙蓬散)
### ― 치루하혈(痔漏下血)을 다스림 ―

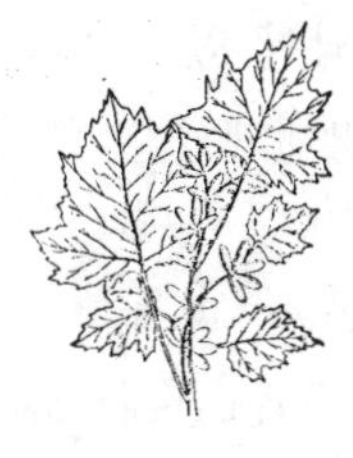

근대(莙蓬)는 명아주과에 딸린 다년생 풀이다. 잎은 긴 난형(卵形)으로 다육성(多肉性)이며 밋밋하다. 우리나라에서는 여름 채소로써 재배된다.

근대가 민간요법에서는 약용으로 이용된 것을

찾아볼 수 없으나 옛날부터 우리의 선현들이 끓여먹은 근대국은 위장을 보한다고 전해 온다.

『본초습유(本草拾遺)』에 근대는 짓찧어 즙을 먹으면 냉열한 이질을 다스리고 출혈을 그치게 하며 새로운 살을 돋아 나게 한다고 하였다. 그러므로 모든 짐승에게 물려 피가 흐를 때에는 근대를 붙이면 즉시 낫는다. 어디 그뿐인가. 근대는 달여서 탕을 마시면 위를 트이게 하고 심격(心隔)을 통하여 부인에게 이로운 것으로 설명되기도 한다.

고방에는 「군달산」이라는 것이 있다. 이것은 치루하혈(痔漏下血)에 큰 효험이 있다.

근대씨와 형개씨·상치씨·순무씨·무우씨·파씨 등을 등분한다. 큰 붕어 한 마리를 비늘과 내장을 버리고 뱃속에 넣어 봉하고 그릇에 넣어 볶는다. 이것을 분말하여 매회 2돈씩을 미음으로 1일 2회 복용한다.

## 비방. 당근즙(唐根汁)
### ─ 원기회복과 신장염에 효과 ─

당근이 동양에 퍼진 것은 중국의 원(元)나라 초로 알려져 있다. 운남을 경유하여 중국의 북부에 전하고 그곳을 중심으로 우리나라에는 약 4백여년 전에 들어왔다.

당근은 채소 가운데 비타민A가 다량으로 함유되어 있다. 따라서 동물의 간과 맞먹기 때문에 간을 싫어하는 사람에게는 당근이 가장 좋다.

기록에 의하면 옛부터 장수를 누리는 마을의 사람들은 당근과 호박을 상식하였다고 알려져 왔다. 그러나 당근은 지나치게 많이 먹으면 황달에 걸리는 것처럼 피부가 노랗게 되는 것에 조심하여야 한다. 이때는 중지하면 곧 정상으로 돌아온다.

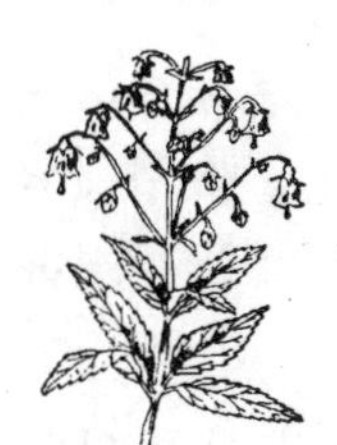

한방에서는 당근이 홍역을 비롯하여 빈혈·저혈압·야맹증 등에 좋다고 한다. 홍역 초기의 열이 높고 식욕이 없을 때에 당근과 올방개 뿌리를 삶은 국물을 마시면 쉽게 회복 된다.

시간에 쫓긴 샐러리맨들은 「당근즙」을 마시는 것이 좋다. 당근 1개와 사과 1개를 껍질채 강판에 갈아 즙을 낸 다음 꿀을 조금 넣어 매일 아침 한잔씩 마시면 원기가 나며 몸이 더워진다. 당근씨를 1일량 12그램, 물 3홉에 달여 3회로 나누어 먹으면 신장염을 비롯하여 수종(水腫)에 효과가 있다.

## 비방. 감과환(甘瓜丸)
### — 고약한 입 냄새를 제거함 —

참외는 여름에만 먹었던 예전과는 달리 지금은 하우스 재배가 원만하여 언제든지 맛 볼 수 있는 식물이다.『천금방』에는 참외를 많이 먹으면 황달을 일으키고 사람으로 하여금 허(虛)하고 살을 빠지게 하며 잊어먹기를 잘하며, 특히 각기병을 앓은 사람에게는 크게 해롭다고 하였다.

『신농본초경』에는 참외의 약용이 되는 부분을 참외꼭지라 밝히고 있다. 씁쓰레한 이 맛이 여러 질환을 다스린다는 것이다. 즉, 전신부종·기침·충독 등이 그것이다.

『본초강목』에는 참외씨가 폐를 맑게 하고 장을 활발하게 하며 속을 부드럽게 만든다고 하였다. 그런데 몇 가지 경고의 문구도 눈에 띈다. 이를테면 5월에 물에 잠긴 참외를 먹으면 냉병을 얻는

데 종신토록 낮지 않으니 주의하라는 것이다. 또 9월에 서리를 맞은 것을 먹으면 겨울에 한열병이 되고 기름과 떡과 함께 먹으면 병을 유발한다고 하였다.

많은 사람을 만나야 하는 비즈니스맨들. 이들은 술과 담배로 상당한 구취(口臭)를 풍긴다. 이렇듯 입에서 나는 냄새를 제거하는 데 「감과환」을 애용한다.

참외 씨를 분말하여 꿀에 버무려 환을 만들어 매일 아침 양치질 후에 1알씩 먹는다.

## 비방. 백국화식(白菊花食)
### — 머리의 어지러움증을 다스림 —

국화는 지금까지 전해지는 여러 가지의 풍습이 있다. 가을에 국화로 술을 빚어 먹는 것을 불로장생주(不老長生酒)라 하는 데

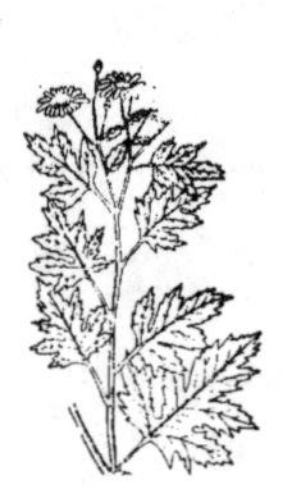

가을에 꽃을 따서 말려 벼겟속에 두면 두통이 사라진다. 그런가하면 봄의 여린 싹은 나물로 데쳐 먹고 여름에는 잎을 따 화전(花煎)으로 지져먹은 것은 여타의 기록으로 볼 수 있는 아름다운 풍습이다.

흰국화를 이용하여 만든 「백국차」는 능히 열을 물리치는 효험이 있다고 설명하는데, 국화주(菊花酒)는 강장주로도 유명하다. 국화주를 만드는 방법은 두화(頭花) 15~20그램 가량을 물 5홉에 달여 냉각한다. 여기에 술 1.8리터, 누룩 4.5리터, 설탕 0.75킬로그램, 감국 12~15그램과 물 2.7리터를 넣어 잘 섞은 다음 밀폐하여 4일 남짓을 두었다가 여과하면 국화주가 된다. 이러한 국화주는 강장주로 널리 알려져 있다. 『진장기(陳藏器)』에는 「백국화식」이 전한다.

　이것은 머리가 어지러운 것을 다스리는 비방이다. 재료는 백국화 2근, 복령 1근이다. 9월 9일 중양절에 흰국화 2근을 따서 복령과 함께 짓찧어 분말로 만든다. 그것을 먹을 때마다 3돈씩을 데운 술에 타서 하루 3회 복용한다

# 제3장
# 정력을 증강시키는 술

술은 쌀과 누룩으로 담근 음료의 총칭이다. 중국에서는 술의 기원을 우왕(禹王)의 딸 의적(儀狄)으로 시작된다고 밝힌다. 의적이 기장(粱)으로 빚은 술을 부왕에게 바쳤다는 것과, 두강(杜康)이 완전한 술을 만들었다는 내용이 그것이다. 그래서 술의 다른 이름이 두강(杜康)이다. 그런데『본초연의(本草衍義)』에는 다른 시각을 나타낸다. 구종석(寇宗奭)은 두강의 설을 부정하고 우왕 이전인 황제 헌원씨 때에 이미 주장(酒醬)이『황제내경소문』에 기록되어 있음을 증거로 내밀었다. 그러므로 술의 시작은 황제(黃帝)라는 점을 내세웠다. 자연발생적으로 우연히 만들어진 술이 신주(神酒)다. 물론 이때의 술은 과실주였을 것이다. 그러므로 원숭이가 과일이 발효된 술을 먹고 취했다는 원주(猿酒)의 전설 등이 이것을 증명하고 있는 것이다.

## 1. 이백(李白)의 시주 풍류(詩酒風流)

『천금방』에는 다음의 기록들을 남기고 있다. 중국인들의 풍류는 참으로 맛갈지다고 했다.. 흠뻑 술에 취했다 깨어났을 때의 몽롱한 의식 속에서 꾀꼬리 울음소리라도 들으며 따스한 봄날의 유한한 기분에 젖어 지난밤 서산으로 넘어가 버린 달이 돌아오기를 기다리는 이백(李白)의 풍류는 이름하여 시주 풍류(詩酒風流)다. 그가 쓴 「춘일취기언지(春日醉起言志)」는 혼돈된 의식을 허무의 세계로 이끌어 일체의 감정을 잊게 한다.

　　세상을 산다는 것이 대몽(大夢)과 같거니(胡世若大夢)
　　어찌 삶을 수고롭게 하랴(胡爲勞其生)

　사람이 산다는 것은 마치 꿈을 꾸고 있는 것 같다고 했다. 인생은 무상(無常)한데 무슨 연유로 짧은 생명을 괴롭힐 것인가. 그런 연유로 이백은 어느 봄날 하릴없이 당(堂) 앞의 기둥에 잠들어 있었다. 얼마 후에 잠에서 깨어 바라보니 뜰앞 꽃 사이에서 새 한 마리가 지저귀고 있다. 지금 시간이 얼마나 되었을까를 생각하니 꾀꼬리 울음이 말해 주는 듯 들려 온다.
　유한하기만 한 봄의 정취. 자신도 모르게 흘러나오는 모든 시름을 잊으려고 허리에 찬 술병을 당기니 벌써 바닥난지 오래라는 말이다. 이백의 「산중답속인(山中答俗人)」을 음미해 보자.

　　나에게 묻기를 어인 일로 푸른 산에 사는고 하니
　　웃으며 대답치 않으니 마음 역시 한가롭다
　　도화유수는 의연히 가 버리지만
　　인간 세상 아닌 곳에 별천지가 있노라

　위시에서 '소이부답심자한'은 자신의 심경을 속인들에게 이해시킬 수 없으므로 미소로 대답할 뿐이라는 뜻이다. '도화유수완연

거'는 때가 봄철이라 떠내려가는 복숭아꽃의 풍정이 그 옛날 도화원을 보는 듯하다는 의미다. 그러나 위시의 속내는 더 깊다. '신선 놀음에 도끼 자루 썩는 줄 모른다'는 난가산(爛柯山)의 전설. 『술이기(述異記)』에 의하면 진(晉)나라 때 왕질이라는 사람이 우연히 산중에 들어갔다가 두 동자가 두는 바둑 구경하고 나왔는데 순식간에 100년의 세월이 지나가 버린 것이다. 그런 이유로 석실산이라는 본래의 이름을 버리고「도끼 자루가 썩는다」는 '난가산'이라는 새 이름을 갖게 되었다. 왕질이 산에 들어갔다가 나온 단 하룻밤 사이. 세월은 100년이 흘러 어느새 양나라로 변해 있었다. 이 당시 신안군 태수로 임방(任昉)이란 이가 부임해 왔는데 그는 평생을 근검하게 살았고, 손수 난가의 전설을 기록하여 후세에 전했다. 그가 병으로 죽음에 임했을 때 유언하기를,

"내가 그 동안 모은 것은 도화미(桃花米) 20석이나 그것 또한 신안에서 난 것이니 고향으로 가져가지 말라."

도화미란 벌겋게 색이 바랜 쌀이다. 임방이 낚싯줄을 드리우고 시속을 떠난 풍류에 빠져 있는 모습을 이백은「산중답속인」에서 그려냈다. 이를테면 '도화유수'는 임방에 대한 사모의 글로 보아야 옳은 일이다.

## '고방. 구기자주(枸杞子酒)

### — 간허(肝虛)로 눈물이 흐르는 것을 다스림 —

재료는 생구기자 열매 5되, 술 2말(斗). 만드는 법은 구기자를 짓찧어 헝겊자루에 넣고 끈으로 졸라매 술독에 담가 밀봉한다. 주의할 것은 공기가 통하면 안 된다는 것. 2주일이 지나면 개봉을 하지만 본방은 오래둘수록 좋다. 구기자주를 마시면 살이 찌고

안색이 좋아진다<본초비요(本草備要)>.

### 고방. 구기주(枸杞酒)
#### ― 허약한 것을 보하고 양기를 늘림 ―

재료는 구기자·쌀·누룩·생지황(生地黃). 재료의 양은 술을 빚는 양에 따른다. 만드는 법은 구기 열매를 짓찧어 즙을 만든다. 이 즙에 찐쌀과 누룩을 넣어 양조한다. 생지황은 들어가거나 안 들어가도 무방하다. 다만 넣게 될 때에는 지황을 자루에 넣어 끈으로 매어 즙에 담근다. 시일은 약 1개월이 지나면 된다. 이 역시 오래둘수록 좋다. 능히 냉풍(冷風)을 없애고 정력을 강하게 한다 <본초비요(本草備要)>.

### 고방. 구기주(枸杞酒)
#### ― 정기를 늘리며 허리와 다리의 힘을 강하게 함 ―

구기 열매 1백그램, 잎·줄기 30그램, 지골피(地骨皮;구기뿌리) 20그램, 소주 1.8리터.

만드는 법은 재료를 소주에 넣어 독에 담가 밀봉해 둔다. 절대 설탕 등의 당분은 넣지 않는 것이 좋다. 반드시 넣어야 한다면 꿀을 컵 분량만 사용한다. 술이 익는 기일은 약 2개월이다. 물론 오래 두어도 무방하다<본초비요(本草備要)>.

### 고방. 강주(薑酒)
#### ― 반신 중풍 등을 다스림 ―

생강을 술에 담가 뜨겁게 하여 마신다. 또는 생강즙에 누룩을 풀어 술을 담가 마신다. 편풍(偏風;반신중풍)이나 중독 또는 심한 냉통을 다스린다<경험방(經驗方)>.


## 고방. 국화주(菊花酒)
### ― 두풍을 다스리고 귀와 눈을 밝게 함 ―

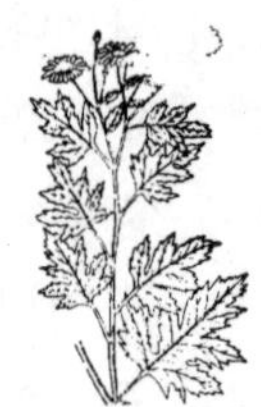

감국(甘菊) 꽃을 달여 즙을 내어 쌀누룩을 넣고 빚는다. 또는 지황·당귀·구기 등을 넣으면 더욱 좋다. 국화주는 위비(痿痺)를 없애며 모든 병을 사라지게 한다. 특히 백국화주(白菊花酒)는 머리가 지근거리며 어지럽고 심란한 것을 다스린다. 준비할 재료는 흰국화꽃, 여린 싹(苗). 만드는 법은 국화꽃 1근을 술 1되에 담가 밀봉해 둔다. 이른 여름에 흰 국화꽃의 여린 싹을 거두어 응달에 말려 가루로 낸다. 그것을 술로 한숟가락씩을 먹으면 낫는다<보제방(普濟方)>.


## 고방. 거승주(苣勝酒)
### ― 풍허로 인한 허리의 통증을 다스림 ―

재료는 검은깨 2되·율무쌀 2되·생지황 반 근.

검은깨(苣勝)를 고소한 냄새가 나도록 볶는다. 여기에 율무쌀(薏苡仁) 2되, 생지황(生地黃) 반근을 함께 자루에 넣어 술에 담갔다가 마신다<천금방(千金方)>.


## 고방. 귤주(橘酒)
### ― 피로회복·동맥경화·각기병을 다스림 ―

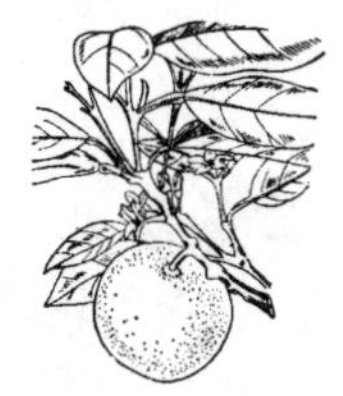

재료는 귤을 약 1킬로그램 정도 준비한다. 여기에 보통크기의 레먼 4개, 설탕 200~300그램, 술 1.8리터. 만드는 법은 귤을 깨끗이 씻어 물기를 뺀다. 껍질을 벗기고 이것을 두 쪽으로 나누어 넣는다. 레먼 역시 껍질을 벗기고 속 알갱이만을 서너 조각으로 썰어 넣는다. 귤껍질은 5개분 가량만을 넣고 일주일이 지난 뒤에 이것만 건져낸다(이때는 먼저 시음해 본다. 쓴맛이나 껍질의 향내가 풍겨나는가의 확인이 필요하다). 설탕은 맛을 보면서 적당히 넣는다. 1개월이 지나 귤과 레먼을 건져 가제로 짜서 버리면 마시기에 좋은 귤주가 된다<경험방(經驗方)>.

## 고방. 남등주(南藤酒)

### ― 풍허를 내쫓고 냉기를 다스림 ―

이 처방은 특히 비통(痺痛)을 다스리고 허리와 다리의 힘을 강하시킨다. 석남등(石南藤;마가목덩굴)을 달여 즙을 낸 다음 쌀누룩을 섞어 술을 빚는다<경험방(經驗方)>.

## 고방. 녹용주(鹿茸酒)

### ― 몸이 허약하여 음경이 일어나지 못함을 다스림 ―

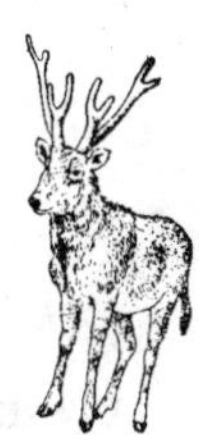

재료는 어린 녹용 1냥, 산약말(山藥末;마가루) 1냥. 만드는 법은 녹용의 털을 벗기고 조각으로 썬다. 마가루와 함께 준비한 자루에 넣어 술독에 잠근다. 일주일이 지나 술을 하루에 한잔씩 마신다. 녹용을 불에 말려 환을 만들어 복용한다<보제방(普濟方)>.

### 고방. 도피주(桃皮酒)

**— 수종을 다스리고 소변을 이롭게 한다 —**

복숭아나무 껍질을 달여 즙을 내 차좁쌀과 누룩으로 술을 빚는다. 능히 수종을 다스리고 소변을 이롭게 한다<천금방(千金方)>.

### 2. 두자미(杜子美)의 발백풍류(髮白風流)

두자미의 이름은 보(甫)다. 그가 소릉(少陵)에 살았으므로 그것으로 호를 삼았다. 시선(詩仙) 이태백에 대하여 그를 시성(詩聖)이라 불릴 만큼 중국에서 가장 뛰어난 시인이다. 그는 풍족한 생활을 누린 이태백과는 달리 항상 고생길에 있었다. 그의 시「증위팔처사(贈衛八處士)」의 내용을 음미해 본다.

아무리 친한 사이라도 얼굴을 보지 못하면 마치 삼여상(參與商;두 별은 서로 반대쪽에 떨어져 있음)과 같은 처지인데 이 밤은 얼마나 좋으냐 하는 내용이다. 이렇게 오랜만에 만나 술잔 기울이며 상대방을 바라보니 어느새 머리가 히끗히끗 해졌다.

옛친구들을 찾아가 보았더니 벌써 고인이 된 자가 많았다. 황망히 듣고 놀라 그 이름을 불러도 대답이 없으니 벌써 무상한 인생은 20년이 흘렀다는 탄식이다. 이제 내일 작별하면 언제 또 만날지 모른다는 정감이 어린 시편이다.

### 고방. 당귀주(當歸酒)

**— 혈맥을 화하고 근골을 굳게 함 —**

모든 통증을 그치게 하며 여성들이 먹었을 때는 월경을 고르게 한다. 당귀를 삶아 즙을 낸 다음, 쌀과 누룩을 넣고 술을 빚는다.

하루에 한잔씩 마신다<경험방(經驗方)>.


### 고방. 도소주(屠蘇酒)
#### — 아침에 마시면 열이 심히 오르는 것을 다스린다 —

재료는 이깔나무(赤木)·계심(桂心)을 각각 7돈7푼으로 한다. 방풍(防風) 1냥·청미래덩굴 5돈, 조피(川椒)·도라지(桔梗)·대황(大黃) 각 5돈7푼, 오두(烏頭) 2돈 5푼, 팥 14알을 자루에 넣어 우물 속에 하룻밤 넣어둔다. 아침에 꺼내 술 속에 넣어 끓여 마신다. 약 찌꺼기는 우물 속에 넣고 이 물을 마시면 일생 동안 병이 없다<화타방(華陀方)>.


### 고방. 두림주(豆淋酒)
#### — 나쁜 피를 없애며 중풍을 다스림 —

검은콩(黑豆)을 심히 볶아 술에 담갔다가 뜨겁게 하여 마신다. 이것은 나쁜 피는 물론 남자의 중독이나 음독불통, 소변에 피가 섞이어 나오는 것을 다스린다<천금방(千金方)>.


### 고방. 딸기주(酒)
#### — 입맛이 살아 돌고 피부가 고와짐 —

재료는 딸기 1킬로그램·설탕은 500~600그램. 다음엔 소주를 1.8리터 준비한다.

딸기는 상처가 나지 않게 물에 잘 씻어 꼭지를 딴다. 너무 익은 것보다는 위쪽이 빨갛고 아래쪽으로 갈수록 붉은 것이 좋다. 즉, 완전히 익은 것보다는 신맛이 약간 도는 것이 술을 담기에는 적격이다. 그런가하면 다음과 같은 방법도 있다.

딸기를 약 1킬로 그램·레먼 5개·설탕 400그램 또는 꿀을 1컵 정도. 소주 1.8리터.

딸기는 신선한 것을 골라 깨끗이 씻고 꼭지를 딴다. 당연히 물기를 빼고, 레먼은 5개를 껍질을 벗기고 썰어 넣는다. 설탕을 넣고 나중에 소주를 붓는다. 1개월쯤이 지나 열매를 건져낸다. 이러한 딸기술은 한겨울에 기온이 낮을 때 빚는 것이 좋다<경험방(經驗方)>.

### 고방. 레먼주(酒)

**— 피로회복과 기분을 상쾌하게 함 —**

재료는 레먼 약 1킬로 그램(이것은 보통 크기의 10개 가량). 설탕은 200~300그램. 소주는 1.8리터를 준비한다.

먼저 레먼을 물로 깨끗이 씻는다. 껍질을 벗기고 4쪽 남짓으로 썰어 그릇에 넣는다. 레먼 껍질은 향을 살리기 위해 2개 분량을 넣는다. 껍질은 오래 두면 쓴맛이 나기 때문에 금방 건어낸다. 1개월쯤이 지나 열매를 건어내어 헝겊으로 짠다<경험방(經驗方)>.

### 고방. 마인주(麻仁酒)

**— 골수에 바람이 들어 일어난 통증을 다스림 —**

먼저 삼씨(大麻仁)를 향내가 나도록 볶은 다음 자루에 넣어 술을 빚어 마신다. 골수풍독(骨髓風毒)을 물리칠 수 있다<경험방(經驗方)>.

### 고방. 매실주(梅實酒)

**— 설사와 신경통에 특효하다 —**

종기통을 비롯하여 류머치스·신경통 등에는 매실주를 수건에 적시어 찜질하면 아주 효과가 높다. 그런가하면 폐렴이나 기관지염 등으로 기침이 심할 때에는 같은 방법으로 찜질을 하면 효과가 있다. 재료는 매실 1킬로그램, 설탕 700그램 남짓. 소주 1.8리터 등이다. 매실은 상하지 않은 신선한 것으로 준비한다. 물기를 깨끗이 뺀 다음주둥이가 큰 병에 넣고 술과 설탕을 넣는다. 이렇게 두어 1개월이 지나면 마실 수 있으나 적어도 1년쯤이 지나야 빛깔도 아름답고 매실주 다운 묘미가 살아난다. 술을 빚는 시기는 아무래도 6월 중순에서부터 하순까지다<경험방(經驗方)>.

## 고방. 무술주(戊戌酒)

### — 양기를 보한다 —

누런 개고기를 한 마리 죽처럼 삶아 여기에 쌀누룩을 넣고 술을 빚어 마신다. 원래 허약한 사람들의 양기를 채우는 특효한 술이다<양노서(養老書)>.

## 고방. 밀주(蜜酒)

### — 풍진(風疹)·풍선(風癬)을 다스림 —

재료는 꿀 1근, 참쌀밥 1근, 밀가루누룩 5냥 등이다. 재료를 물 5되에 섞어 큰 병에 넣고 밀봉한다. 일주일이 지나면 술이 된다<손진인(孫眞人)>.

## 고방. 복령주(茯笭酒)

### — 두풍과 어지럼증을 다스림 —

복령가루를 쌀 누룩과 함께 술을 빚어 마신다. 이것은 요슬(腰膝)을 덮게 하고 오로칠상(五勞七傷)을 다스린다. 남자들에게 아주 좋은 술이다<천금방(千金方)>.

### 3. 수양제(隋煬帝)의 탄화와주(呑花臥酒)

「운선잡기(雲仙雜記)」에 의하면, '탄화와주란 꽃을 좋아하고 술을 좋아하는 풍류의 기질'이라는 설명이 붙어 있다.

수양제를 굳이 '탄화와주'의 주인공으로 내세운 것은 많은 미인을 섭렵하고 황음한 놀이판을 벌인 데에 연유를 찾을 수 있다 할지 모르지만, 그것보다는 풍류를 좋아하는 그의 괴이한 습벽(習癖)에 있다는 표현이 한층 어울린다.

수양제는 술과 여인을 좋아했다. 역대 황제들 치고 그러지 않는 이가 있을까만은 어찌되었건 수양제의 주색(酒色)은 상당한 수준이 있었던 것으로 풀이된다.

중국인들은 좀더 고상한 문자를 쓴다. 좋은 술은 청주 종사(靑州從事), 나쁜 술은 평원독우(平原督郵)라 부른다. 이러한 명칭의 유래는 평원에 격현(鬲縣)이 있고, 청주에 제현(齊縣)이 있는데, 좋은 술은 배꼽(臍)에까지 내려가고 나쁜 술은 가슴(膈)에서 오르락내리락 하기 때문이다.

수양제는 청주종사를 마시며 황하로부터 양자강을 잇는 수로에 배를 띄우고 풍류를 즐겼다. 배의 이름은 용선(龍船)이었다. 길이는 6백미터, 높이는 14미터였다. 상갑판에는 천자가 거처하는 집회소를 두었고, 중갑판은 두겹으로 나누어 백관과 후궁들이 머무를 수 있는 120개의 선실을 만들었다.

수양제는 이곳에서 수조 최고의 어의인 양상선(楊上善)이 만든 『소녀경』의 체위를 시험하고, 『천금방』의 비방으로 몸을 추스르며 여인의 몸을 탐했다.

어디 그뿐이랴. 동경성 서쪽에 황제 개인용 유원지(西苑)를 만들고 그 주위를 90킬로 남짓 에워쌌으며 중앙에는 5킬로 정도 솟아오르게 하여 삼신산을 만들었다. 이것은 지상의 황제로서 뿐만이 아니라 신선으로서 선녀와 유희를 즐기고 싶다는 발상이었다. 탄화와주는 그런 놀이였다.

### 고방. 복사주(蝮蛇酒)
#### — 악창과 악풍 등을 다스림 —

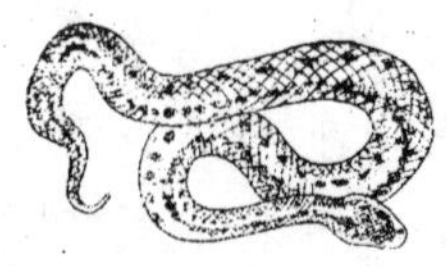

살아있는 살모사 1마리와 순주(醇酒) 1말을 독에 넣어 봉한 후 땅에 묻는다. 1년이 경과하면 꺼낸다. 뱀은 이미 물로 변해 있다. 매회 몇잔 씩을 스스로의 양에 맞도록 마신다<화타방(華陀方)>.

### 고방. 백엽주(柏葉酒)
#### — 급성관절염을 다스린다 —

측백나무잎(柏葉)을 달여 즙을 낸 다음에 쌀과 누룩을 넣고 술을 빚어 마신다<경험방(經驗方)>.

### 고방. 백부주(百部酒)
#### — 급·만성 기침을 다스림 —

파부초뿌리(百部)를 썰어 볶은 다음 포대에 넣고 술을 빚는다. 이것을 자주 마신다<경험방(經驗方)>.

## 고방. 사삼주(沙蔘酒)

### — 강장제(強壯劑) —

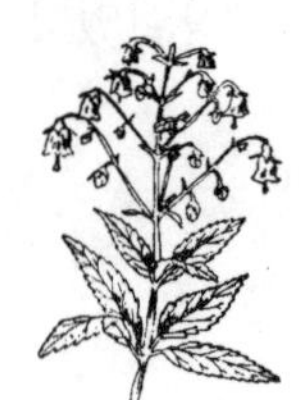

사삼은 더덕이다. 더덕을 물에 불려 양념을 발라 구우면 그 맛이 일품이다. 더덕은 건위제일 뿐만 아니라 강장 식품으로도 널리 알려져 있다. 폐와 비와 신장을 튼튼히 해줄 뿐 아니라, 옛날부터 민간에서는 물을 마시고 체하면 더덕을 먹으면 아주 효과가 있다고 하였다. 보통 2월과 8월에 채취하여 말려 쓰는 데 뿌리가 희고 굵으며 쭉 뻗어야 좋다.

『본초강목』에 의하면, 더덕은 폐화(肺火)를 맑게 하고 오랜 기침과 폐결핵을 다스린다고 하였다. 허를 보하고 또한 모든 악창·옴·소양증 등을 다스린다. 더덕을 이용하여 강장제로 사용하는 것이 「사삼주(沙蔘酒;더덕술)」이다.

말린 더덕이나 생더덕이든 어느 것이든 간에 그것을 잘게 썰어 술항아리에 담근다. 더덕 양의 3배 가량의 소주를 붓고 서늘한 곳에 두어 숙성시킨다. 뚜껑은 공기가 통하지 않도록 밀봉한다. 더덕술이 제맛을 내려면 보통 3개월은 두어야 한다. 이만큼의 시일이 지나면 더덕을 건져내고 헝겊으로 걸러 술병에 담는다.

바로 이 술이 장(腸)을 편히 하고 강장제로서 효험이 있으며 특히 담(痰)이 많은 사람에게 좋다.

## 고방. 서여주(薯蕷酒)

### — 모든 풍과 어지러움증을 다스림 —

마(薯蕷) 가루와 쌀누룩과 함께 술을 빚는다. 이것은 모든 풍과

어지럼움증을 다스리는데 사내의 정수(精髓)를 늘리고 비위를 장
(壯)하게 한다<경험방(經驗方)>.

## 고방. 상심주 (桑椹酒)
### — 오장을 보하고 귀와 눈을 밝게 함 —

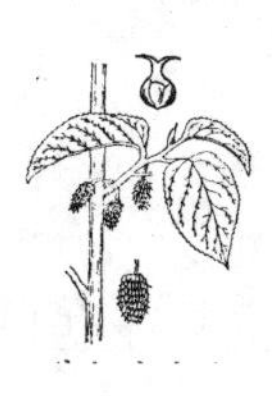

재료는 오디(桑椹;뽕나무열매)즙 2되, 설탕 5냥, 소
주 5되이다.

오디는 신선하고 잘 익은 것을 취한다. 하룻 동안을
응달에서 말린 후 헝겊 자루에 짜서 즙을 낸다. 즙
을 술에 넣어 밀봉해 1개월쯤 둔다. 오래 둘수록 맛
이 더욱 좋다<본초비요(本草備要)>

## 고방. 사근주 (莎根酒)
### — 방광통과 우울증을 다스림 —

잔디 뿌리(莎根) 1근을 썰어서 볶는다. 그것을 포대에 넣어 술
을 담근다. 사근주는 술을 담은 지 하룻 만에 마신다<천금방(千金
方)>.

## 고방. 송액주 (松液酒)
### — 모든 풍비와 각기를 다스림 —

소나무 밑둥치를 째어 그릇을 놓고 진액을 취한다. 진액 1근과
찹쌀 5말을 술로 빚어 마신다. 모든 풍비(風痺)와 각기에 효험이
있다<경험방(經驗方)>.

### 고방. 송절주(松節酒)

#### — 냉풍과 허약과 근육통을 다스림 —

송절(松節)을 삶아 즙을 낸 다음 쌀 누룩을 넣어 술을 빚는다. 다른 방법으로는 솔잎을 달여 즙을 내는 것도 같다. 이것은 냉풍을 비롯하여 허약·근육통·각기 등에 효험이 있다<(경험방(經驗方)>.

### 고방. 신국주(神麴酒)

#### — 요통을 다스린다 —

신국을 붉게 태워 술에 넣어 마신다. 요통에 아주 효과가 높다<보제방(普濟方)>.

### 고방. 슈학주(愈栖酒)

#### — 모든 학질을 다스린다 —

4월 8일에 쌀 5되와 누룩 반근을 가루로 만들어 함께 물에 담는다. 이것을 초(醋) 5되로 달여 3되로 졸인다. 그것을 식힌 후 누룩 2근을 넣어 하룻밤이 지나면 흰거품이 뜬다. 이것을 자주 온복한다<제민요술(濟民要術)>

### 4. 필탁(畢卓)의 어가목적(漁歌牧笛)

술(酒)이라는 것은 물(氵) 곁에 병(酉)을 곁들인 글자다. 이것은 술병에 들어 있는 물이니 곧 술을 뜻한다. 그래서 옛사람들은 술과 안주를 이를 때엔 백주황계(白酒黃鷄)란 말을 즐겨 썼다. 흰 술과 누런 닭이라는 뜻이다.

풍류놀이의 하나인 어가 목적은 어부가 부르는 구슬픈 노랫소리와 목동이 불어 대는 절절한 피리 소리라는 뜻이다. 그러나 이것을 뒤바꿔 놓으면 그런 소리를 듣고 심상의 날개를 접은 체 자기만의 시간을 갖고자 하는 꿈꾸는 풍경과 같다 할 수 있다.

필탁은 진나라 때 사람으로 이부랑(吏部郞)에 소속된 인물이다. 그는 평소 술을 즐겨 마셨다. 후세의 시인 · 묵객들이 말하는 것처럼, 그는 차망우물(此忘憂物)의 입장을 고수했던 것으로 풀이된다. 즉, 술을 통해 시름을 잊고자 했다는 뜻이다.

그가 근무한 이부청엔 양조소(釀造所)가 있었다. 술이 잘 익으면 양온소에 보관시켜 왔기 때문에 언제나 은은하게 술 냄새가 진동했다. 그 은은하기 만한 술 냄새에 이끌려 깊은 밤 몰래 들어가 도음(盜飮) 하다 그곳을 지키는 관원에게 붙잡혀 구속되었다.

아침이 와서 죄인을 바라보니 상관인 필탁이었다. 이부에서는 이 일을 덮어두고 필탁으로 하여금 맘껏 술을 마실 수 있도록 배려해 주었다. 사흘을 그곳에서 보낸 필탁은 주흥이 도도한 낮으로 밖으로 나오더니 혼잣말처럼 중얼거렸다.

"곡식을 수백섬 실을 만한 배에 잔뜩 술을 싣고 계절마다 생기는 감미를 고루 구하여, 왼손에는 게 발목을 들고 오른손엔 술잔을 들고 물위에 떠서 인생을 보냈으면 좋겠다."

『사문 유취(事文類聚)』에는 필탁의 말을 인용하고 난 후, '이것이라면 인생은 족하다(便足了人生矣)'라고 뒷수쇄를 채웠다.

그가 배에 술을 싣고 정처 없이 떠가며 술잔을 기울이고 싶다는 것은, 단지 술에 취하고 싶다는 의미는 아니었다. 바닷가에 가면 애절한 어부의 노랫소리와 건너 산자락을 휘돌아 오는 목동들의 피리 소리도 필탁이 꿈 꾸어 온 풍류의 한 가닥이었을 것이다. 술기가 오르면 흥얼흥얼 한 자락 노래를 부르는 취후광창(醉後狂

唱)에 젖었을 것이다.

### 고방. 우슬주[牛膝酒]
#### — 근골을 강하게 하고 허손을 보함 —
이외에도 우슬주는 오래 된 학질을 제거하는 효험이 있으며 위비(痿痺)를 다스린다

쇠무릎지기(牛膝)를 달여 즙을 낸 다음에, 누룩을 넣어 술을 빚는다. 또는 썰어서 포대에 넣어 술을 담가 마신다<민간방(民間方)>.

### 고방. 오가피주[五加皮酒]
#### — 근골을 튼튼히 하며 정수를 채움 —
땅두릅나무의 껍질(五加皮) 물에 씻어 달여 즙을 만든다. 거기에 쌀누룩으로 술을 빚어 마신다. 오가피를 썰어 자루에 넣어 술에 담가 마시기도 한다. 모든 풍습과 위비(痿痺)도 없앤다<민간방(民間方)>.

### 고방. 오가피주[五加皮酒]
#### — 근골을 튼튼히 하며 정수(精髓)를 채운다 —

두릅 나무과에 속하는 나무는 전세계에 63종이나 된다고 『진장기(陳藏器)』에서 밝히고 있다. 우리나라에는 두릅나무와 땅두릅나무 등의 10여가지가 있는데, 이 나무의 여린 순이나 잎은 무쳐 먹는다. 그런가하면 한방에서는 두릅나무의 껍질을 벗겨 말린 것을 총목피(楤木皮)라 부르며 겉껍질은 회향색으로 가시가 있으며 내부는 황백색이다.

당뇨병에는 두릅나무 뿌리 껍질을 하루에 15그램씩 달여 먹는
데, 가시가 많은 부분을 쓰는 것이 약효가 뿌리 쪽보다 뛰어나다
는 경험자의 말이 있다. 줄기의 겉껍질의 절구(切口)에서 투명한
액이 흘러나오지만 뿌리 쪽에서는 그런 것이 나오지 않기 때문이
다. 고방에 의하면 노정공(魯定公)의 모친이 오가주(五加酒)를 마
시고 장수하였으며 많은 사람들이 이 술의 효험으로 방사를 하는
데 피로함을 몰랐다는 것이다. 복용을 어찌 하는 가에 따라 백세
의 수(壽)를 보장한다고 하였다.
「오가피주」는 근골을 튼실히 하며 정수(精髓)를 채운다. 먼저
오가피를 씻어 쪼개어 뼈를 버리고 달여 나온 즙에 누룩과 쌀을
버무려 술을 빚어 마신다. 또는 당귀·우슬(牛膝)·지유(地楡) 등
을 섞기도 한다

### 고방. 양고주(羊羔酒)
#### — 원기를 보하고 비위를 튼튼히 한다 —
먼저 찹쌀 한 섬을 찐다. 양고기 7근, 누룩 14냥, 향인(杏仁) 1
근을 함께 푹 삶는다. 여기에 찹쌀밥을 섞어 목향(木香) 1냥을 넣
어 술을 빚는다. 특히 주의하여야 할 것은 물끼가 들어가면 안된
다는 점이다. 10일이 지나면 잘 익는다. 다르게는 양고기 5근을
쪄 술에 담가 하루를 보내고 거기에 배(梨) 7개를 넣고 함께 짓찧
어서 즙을 내 쌀누룩을 넣고 술을 빚는다<경험방(經驗方)>.

### 고방. 의이인주(薏苡仁酒)
#### — 풍습을 없애고 근골을 강하게 함 —
양질의 율무쌀가루를 구한다. 쌀누룩으로 술을 빚는다. 혹은 자

루에 넣어 술로 삶아 복용하기도 한다. 근골을 튼튼히 하고 비위를 강하게 한다<민간방(民間方)>.

### 고방. 수방주(牛蒡酒)

#### — 허리와 다리를 이롭게 함 —

우방이란 우엉이뿌리다. 모든 풍독을 다스리고 허리와 다리를 튼튼하게 한다. 우엉이 뿌리를 썰어 술에 담갔다가 마신다<민간방(民間方)>.

### 고방. 인삼주(人蔘酒)

#### — 내장을 보하고 기를 늘린다 —

인삼가루를 쌀누룩과 함께 하여 술을 빚는다. 오장육부를 보하고 모든 허를 다스린다<민간방(民間方)>.

### 고방. 여정피주(女貞皮酒)

#### — 풍허를 다스리고 정력을 증강시킴 —

광나무껍질(女貞皮)을 썰어 술에 담갔다가 마신다. 이것은 풍허를 다스리고 허리와 관절의 치료에 효험이 있다<민간방(民間方)>.

### 고방. 슈주(蓼酒)

#### — 오래 마시면 귀와 눈이 밝아짐 —

여뀌(蓼)를 달여 즙을 낸다. 여기에 쌀누룩을 넣어 술을 빚는다. 오래 마시면 귀와 눈이 밝아진다<민간방(民間方)>

## 고방. 슈즙주(蓼汁酒)

### — 위장이 허함을 다스림 —

만드는 법은 8월 3일에 여뀌(蓼)를 채취하여 햇볕에 말린다. 여뀌 60줌 가량을 6말(斗)의 물로 삶아 1말을 취한다. 즙에 쌀밥과 누룩을 넣어 술을 빚는다. 술이 익으면 매일 마신다. 이것을 10일 마시면 눈이 밝아지고 기가 모인다<경험방(經驗方)>.

## 고방. 슈즙주(蓼汁酒)

### — 위장이 냉하고 음식을 못 먹을 때 —

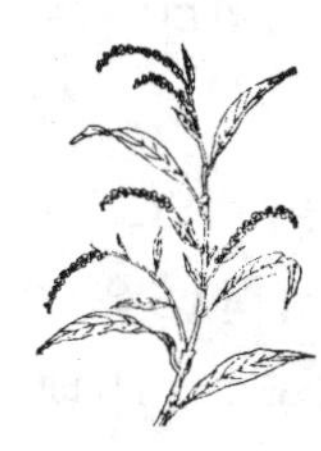

여뀌(蓼)는 종류가 여러 가지나 사람이 먹는 것은 세 종류가 있다. 하나는 푸른 여뀌(靑蓼)로 인가에서 상용한다. 잎은 둥글고 뾰족하며 둥글다. 또 하나는 붉은 여뀌(赤蓼)인데 서로 비슷하지만 붉은 색이다. 나머지 하나가 향료(香蓼)로 이것은 맵지 않아서 먹기가 좋다.

여뀌가 예전에는 소채의 일종으로 식용되어 왔다. 요즘에는 산나물의 일종으로서 먹는 정도다. 잎은 맵기 때문에 조미료로 쓰이는 데 음식으로 만들어 내는 여뀌누룩이라는 것도 있다. 이것은 찹쌀을 여뀌의 즙에 담가 하루가 지난 뒤 건져내 밀가루를 반죽하여 만든다. 이름을 요국(蓼麴)이라 한다.

손사막은 『천금방』에서 「요즙주」를 소개한다. 이것은 위장이 냉하고 음식을 먹지 못하며 귀와 눈이 총명하지 못한 것을 다스린다고 쓰여 있다.

만드는 법은 8월 3일에 여뀌를 채취하여 햇볕에 말린다. 다음에는 여뀌 60줌을 6말의 물에 삶아 1말이 될 때를 기다린다. 그렇게 만들어진 즙에 쌀밥과 누룩을 넣어 술을 빚는다. 술이 익으면 매일 마시는데 10여일 후엔 눈이 밝아지고 기가 크게 흥성함을 느낄 수 있다.

## 고방. 준순주(逡巡酒)

### — 허를 보하고 기를 늘림 —

3월 3일에 복숭아꽃 3냥 3돈을 채취한다. 그것을 음지에서 말린다. 5월 5일에는 타래붓꽃(馬藺) 5냥 5돈을 따서 음지에 말린다. 6월 6일에는 참깨꽃 6냥 6돈을 따서 음지에서 말린다. 9월 9일에는 누런 감국(甘菊)을 9냥 9돈을 따서 음지에서 말린다. 12월 8일 물 3말에 넣고 춘분을 기다린다.

복숭아씨알맹이(桃仁) 49알을 취하여 피첨(皮尖)을 버리고 흰 누룩 10근과 꽃을 화합하여 누룩을 만들어 종이에 싸 49일을 지낸다. 다음으로는 찹쌀 1되, 물 1병, 누룩 1환(丸), 밀국수 1괴(塊)를 넣어 봉하여 오래 두면 양조가 된다. 너무 맑으면 누룩 1환(丸)을 더 넣는다<천금방(千金方)>.

## 5. 유백수(劉白隋)의 인산지수(仁山智水)

어진 자는 산을 좋아하고 지혜로운 자는 물을 좋아한다. 그러나 다시 살펴보면 어진 자나 지혜로운 자나 산과 물을 좋아하는 것은 어쩔 수 없는 일인 것 같다.

술을 좋아한다고 해서 모두 술꾼이고 주정뱅이는 아니다. 술이란 본시 광음수(狂飮水)이니 이 역시 물의 한 종류인 것만은 틀림

없다. 고구려 때에 살수를 막아 수십만 수나라 병사들을 물 속에 장사지낸 을지문덕이나, 고려 때의 명장인 강감찬의 수공(水攻)은 모두 물이 무기로 둔갑할 수 있었기 때문이었다. 그렇다면 술은 어떤가? 과연 무기가 될 수 있는가.

『남사(南史)』에 주유병(酒猶兵)이라는 말이 있다. '술은 무기와 같으니 경계하지 않으면 도리어 몸을 해치게 된다'는 뜻이다.

유백수는 진나라 때의 사람으로 하동에서 살았는데 술을 몹시 잘 만들었다. 그가 만든 술은 특별한 명칭은 없었지만 한 번 마시면 이틀이고 사흘이고 깨어나지를 못했다.

어느 날 청주자사 모홍빈이라는 이가 임지로 떠난다는 말을 듣고 유백수는 술병을 들고 찾아갔다.

"가시는 길은 험하여 도적의 무리가 들끓습니다. 그러니 이 술을 가지고 가신다면 요긴하게 쓰실 것입니다."

내키지 않은 일이었지만 모홍빈은 그 술을 가지고 떠났다. 그는 취임하기도 전에 도둑을 만나 가지고 있는 모든 것을 빼앗겼다. 이때 도둑들은 모홍빈의 행랑에 든 술을 빼앗아 먹고 그 길로 잠에 빠져 버렸다. 모홍빈은 급히 관아에 기별하여 도둑을 모두 결박 지었다.


## 고방. 지황주 (地黃酒)
### ─ 허약과 근골이 튼튼한 것을 다스림 ─

이것은 복통을 다스리며 백발을 검게 한다는 효능도 포함되어 있다. 양질의 생지황을 짓찧어 즙을 낸다. 그것을 쌀누룩과 함께 그릇에 넣고 밀봉한다.

일주일 정도가 지나 개봉하면 속에 녹즙(綠汁)이 있다. 이것의 이름이 정영(精英)이다. 이것부터 마신다. 다음에는 걸러낸 후 즙은 저장한다. 우슬즙(牛膝汁)을 넣으면 더욱 효과가 있다<천금방(千金方)>.


## 고방.  죽엽주(竹葉酒)
### — 모든 풍열을 다스린다 —

솜댓잎(淡竹葉)을 달여 즙을 낸다. 그것에 누룩을 넣어 술을 빚어 마신다. 이 술은 모든 풍열을 다스린다. 심신을 지극히 맑게 한다<경험방(經驗方)>.


## 고방135.  지골주(地骨酒)
### — 근골을 튼튼히 하고 정수(精髓)를 보함 —

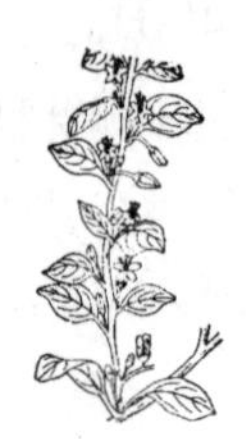

구기자는 구기자 나무의 열매다. 이 나무의 특징은 불노장수·강정·보신(補腎)에 효험이 있는 탓에, 『포박자』에는 천장(天精)으로, 『명의별록』에는 지선자(地仙子) 또는 서왕모장(西王母杖)이라고 불린다. 식용으로 보면 구기자 여린 잎은 쪄 먹기도 하는데 된장국에 넣거나 나물로 만들어 먹기도 한다. 구기자는 구기채(枸杞菜)라 하여 강장제로 약용된다.

이시진은 이렇게 말한다. 구기 뿌리와 열매는 가용으로 복식(服食)한다. 서하의 여자들은 구기를 먹는 법을 알고, 뿌리·줄기·잎·꽃·열매를 함께 채취하여 이용한다고 했다. 구기자는 오래 전부터 민간약으로도 각광을 받아왔다. 『본초비요』에는 이렇게 설명한다.

<구기자는 폐를 윤하고 간을 맑게 한다. 신(腎)을 자양하고 기

를 돕는다. 허로를 보하고 근골(筋骨)을 굳게 한다. 풍을 제거하고 눈을 밝게 한다>

『선전(仙傳)』에 전하는 얘기는 다음 같다. 기씨현에 한 노인이 있었는데 구기를 먹고 수(數)가 백세가 넘었다. 그런데도 걸을 때에는 몸놀림이 빠르고 하얀 머리털이 검어지고 빠진 이가 다시 돋았으며 양사(陽事;남녀의 성생활)가 왕성하였다. 이 약은 성이 평하다. 심복하면 능히 사기를 없애고 눈을 밝게 하며 몸을 가볍게 한다. 봄에 구기잎을 채취한 것을 천정초(天精草)라 하고, 여름에 꽃을 채취한 것을 장생초(長生草)라 하며, 가을에 열매를 채취한 것을 구기자(枸杞子)라 하며 겨울에 뿌리를 캔 것을 지골피(地骨皮)라 한다. 이것들은 응달에 말려서 하룻밤이 지나 쓴다>

약재의 효능을 높이기 위해서는 주야로 49일 동안 햇빛의 정기인 일정(日精)과 달빛의 정기인 월화(月華)의 기를 취하여, 약재가 마르기를 기다려 가루를 낸다. 이것을 꿀에 개어 1개의 크기를 탄환 모양으로 만들어 맹물을 끓인 백비탕(白沸湯)으로 복용한다. 단맛이 나는 것일수록 몸에 이롭다.

일찍이 노자(老子)는 사람은 하늘로부터 1백세의 수명을 부여받는다고 하였다. 그러나 양생에 힘쓰는 사람은 1천세까지 살 수 있는데, 마음에 허욕이 찬 것을 버리고 스스로 바라지 않으며 구기(枸杞)를 먹으면 뱃속에 화하고 정을 더하게 된다.

고방에는 구기전(枸杞煎)이 소개된다. 허로(虛勞)를 다스리고 몸을 가볍게 하며 기를 늘린다. 재료는 구기 5근으로 봄과 여름에는 줄기와 잎을 쓰고, 가을과 겨울에는 뿌리와 열매를 쓴다. 먼저 물 1말에 넣고 달여 반량으로 졸인다. 다시 물엿같이 될 때까지 달인다. 그것을 매일 아침 술로써 복용하는 데 이 비방은 어떤 종기도 생기지를 않게 한다. 그런가하면 「지골주」가 있다. 이것은 근골을 튼튼히 하며 정수를 보하며 능히 장수할 수 있도록 도움을 준다. 재료는 구기근·생지황·감국화를 각각 1근으로 한다. 만드는 법은 함께 짓찧어서 물 1석에 넣고 달여 즙 5말을 취한다. 여기에 찹쌀 5말로 밥을 지어 누룩을 섞어 독에 넣어 술이 익기를 기다린다. 익으면 매일 3잔씩 마신다.

### 고빵. 지여주(枳茹酒)
— 중풍으로 몸이 굳어진 것을 다스림 —

입과 눈이 돌아간 증세에는 탱자껍질을 술에 담갔다가 마시면 효험이 있다<경험방(經驗方)>

### 고빵. 잠사주(蠶砂酒)
— 모든 근육의 부자연스러움을 다스림 —

누에똥(蠶砂)을 누르게 볶아 자루에 넣고 술을 빚어 마신다. 근육이 마비되는 등의 부자연스러움을 다스린다<경험방(經驗方)>.

### 고빵. 천문동주(天門冬酒)
— 오장을 윤택하게 함 —

겨울철에 천문동의 심(心)을 버리고 사용한다. 삶아서 즙으로 낸후 쌀누룩과 함께 빚는다. 처음으로 익은 것은 신맛이 나지만 그 다음 것은 맛이 좋다. 오래 마시면 오장을 윤활하게 하고 오로칠상(五勞七傷)·악질(惡疾) 등을 다스린다<천금방(千金方)>.

## 6. 유자후(柳子厚)의 풍월지선생(風月之先生)

풍월지선생이란, 음풍농월의 시가에 능한 사람을 뜻한다. 이에 대한 풍류 남아를 꼽으라면 아무래도 하동 태생인 유자후에 비점을 찍을 수 있다. 그의 시에는 청담한 멋이 있어서 도연명의 유파에 속하고 문장은 한유와 함께 당대(唐代)의 이대 고문가(二代古文家)로서 손색이 없다. 다음은 그의 「어옹(漁翁)」이라는 시의 전편이다.

　어옹은 밤에 서암 기슭에 배를 대어 자고
　새벽엔 맑은 상수를 길어 초죽으로 밥을 지었네
　연기는 사라지고 해는 솟아도 사람 그림자는 보이지 않고
　노젖는 소리 강물 위에 번지니 산과 물이 푸르렀다
　중류로 내려가 하늘 저쪽을 바라보니
　바위 위엔 무심한 구름만 오락가락 하네

위의 시에는 어옹의 동작이 시시각각 변화하는 자연의 움직임과 일치하고 있음을 볼 수 있다. 특히 '애내일성산수록(欸乃一聲山水綠)'은 정중동(靜中動)과 동중정(動中靜)의 경치를 포착하게 되어 흥미롭다. 전체적으로 여름날 아침 상강의 풍경을 잘 묘사하고 있음을 볼 수 있다. 아무래도 도연명류의 사경(寫景)에 뛰어난 시인임을 알 수 있는 대목이다.

### 고방. 창포주(菖蒲酒)
#### ― 36풍(風)과 12비(痺)를 다스림 ―

석창포를 삶아 즙을 낸 다음 쌀누룩을 넣고 술을 빚는다. 이것은 혈맥을 통하고 골위(骨痿)를 다스린다. 오래 마시면 귀와 눈이 총명해진다<화타방(華陀方)>.

### 고방. 출주[朮酒]
#### — 모든 풍습과 근골의 병을 다스림 —

삽근 30근을 준비한다. 껍질을 벗기고 짓찧어서 물 2섬에 담가 30일간이 지나 즙을 취한다. 이슬을 하룻밤 적신 다음 살누룩을 넣어 술을 빚는다<손진인(孫眞人)>.

### 고방48. 통초주[通草酒]
#### — 오장의 기를 늘리고 12경맥을 통함 —

통초(通草)를 달여 즙을 낸다. 그것을 쌀누룩과 함께 술을 빚어 마신다. 12경맥과 삼초(三焦)를 이롭게 한다<천금방(千金方)>.

### 고방. 황정주[黃精酒]
#### — 근골을 튼튼히 하고 정수를 늘림 —

죽대뿌리(黃精)·삽주(蒼朮)을 각기 4근, 구기뿌리·측백나무잎 각각 5근, 천문동 3근을 함께 삶아 즙 2섬을 낸다. 누룩 10근과 참쌀 1섬과 함께 양조한다. 황정주는 백발을 검게 하며 폐병을 다스리는 효험도 있다<경험방(經驗方)>

### 고방. 회향주[茴香酒]
#### — 신기통(腎氣痛)·심복통(心腹痛)을 다스림 —

회향을 술에 담가 달여 마신다<손진인(孫眞人)>

# 제4장 강정비약(强精秘藥)

## 비방. 팽조미각방(彭祖麋角方)
### ―방사를 해도 피로하지 않음―

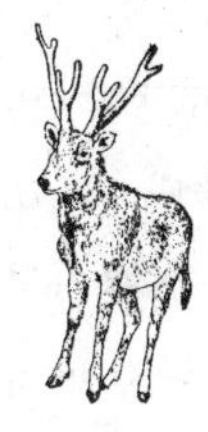 녹용은 타락죽으로 굽거나 불로 찌거나 볶는 등의 여러 방법이 있다. 이러한 녹용을 가장 얻기 어려운 것은 상하지 않은 것이나 피가 나지 않은 것인데 그 효력에 피속에 있기 때문이다. 이것은 붉은가지같은 것이 상품(上品)으로 가자용(茄子茸)이라 칭한다. 사실 이것은 채취하기가 여란 어렵다. 동지에는 고라니의 뿔이 떨어지고 하지에는 사슴 뿔이 떨어진다. 음양의 상반이 이와 같다는 것이다. 『의학입문』에는 녹각으로 술을 만들어 먹으면 허로(虛勞)와 풍을 다스린다고 하였다. 또 태(胎)를 안정시키고 기를 내리는데 사슴은 전체가 사람에게 유리한 것으로 알려져 있다. 그런데 여기에서 말하는 미각은 어떤 것인가? 그것은 중국의 북부에서 자생하는 적록(赤鹿)의 뿔을 가리킨다.

뿔은 해마다 뿔갈이를 하며 봄의 발정기 때에 다시 돋아난다.

이 수사슴은 한 마리가 보통 3백마리의 암컷을 거느린다. 보통 교미하는 시각은 수분 간격인데 3백마리를 순식간에 수정시키는 능력이 있다. 이때 잘라낸 어린 뿔이 흔히 말하는 녹용이고, 발정기가 지나면 뿔이 자라면서 굳어지는 데 이것이 미각이다. 세상 사람들에게 '선인(仙人)'으로 알려진 팽조(彭祖)는 스스로 수백년을 살아오면서 나름대로의 비방을 전하였다. 「팽조미각방」이다.

육종용을 비롯하여 석종유와 사상자·원지·속단·산약·녹용 등을 각각 3냥으로하여 가루낸다. 그것을 한숟가락씩 하루에 2번 복용한다.

### 비방. 독계산(禿鷄散)
### ―오로칠상으로 인한 성교불능을 다스림―

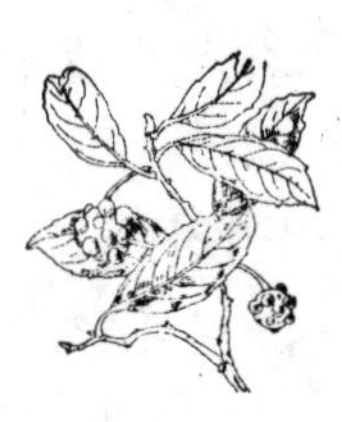

오미자(五味子)에는 특이한 방향과 신맛이 있다. 잘 익은 열매는 맛이 무척이나 좋다. 흔히 아이들이 산에 가서 따먹는 열매이다. 오래전부터 황실에서는 신허백탁(腎虛白濁)에는 오미자를 이용한 처방법을 사용했다. 즉, 오미자 1냥을 붉게 볶아 가루로 낸다. 그것을 초와 풀로 환을 만들어 오동씨 크기만큼으로 만들어 한 번에 30알씩을 복용한다.

손사막은 『천금방』에서 말한다.

<오미자가 붉게 익었을 때에 따서 찐 후에 갈아 즙을 낸다. 그것을 끓여 고약같이 되면 시고 달다. 여기에 꿀을 넣어 그릇에 보관한다. 이것을 폐가 허한(虛寒)한 사람은 탕에 풀어서 때때로 마신다.>

「독계산」은 오미자를 주재료로 하는 비방이다. 여기에는 다음

같은 일화가 전해온다. 촉군의 태수 여경대(呂敬大)라는 자가 나이 70이 가깝도록 슬하에 자식이 없었다. 이미 몸은 노쇠하여 기력이 쇠한 탓에 후사를 볼 수 없었다. 이때 천하를 떠돌던 약장수의 권고로 약을 지어 장복했는데 기력은 백배하여 70이 넘은 후에도 슬하에 아들을 셋이나 두었고, 또한 여경대의 정력이 샘솟듯 절륜하여 부인은 견디다 못해 앉은뱅이가 돼버렸다. 여경대는 홧김에 이 약을 마당에 던져버렸다.

이때 수탉이 이 알약을 쪼아먹고 암탉을 올라탔는데 며칠 동안이나 내려올 줄을 몰랐다. 이로인해 암탉의 볏을 찍어 대머리로 만들어 버렸다는 일화가 전한다.

「독계산」은 오미자를 비롯하여 육종용·토사자·원지를 각각 3푼중으로 하고 사상자를 4푼중으로하여 함께 가루로 낸다. 이것을 하루에 세 번, 한 번에 한숟가락씩을 공복에 술로 복용한다.

### 비방. 신기환(神氣丸)
#### —남성의 오로칠상을 다스림—

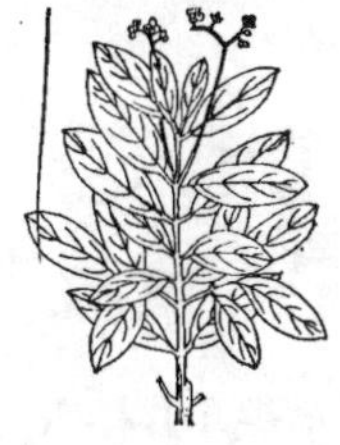

이 비방은 남자의 힘이 오랫동안 무력한 상태에 있는 것을 다스린다. 이렇게 되면 음경은 당연히 가렵고 냉습해진다. 소변은 맥없이 잦아지고 때로는 붉게 나온다. 이러한 증세에는 당연히 음경을 굳고 딱딱하게 해주는 힘이 필요하게 되는데 한마디로 기력을 충만하게 만들어 준다.

「신기환」은 오미자를 비롯하여 육종용·토사자·사상자·원지·속단·두중을 같은 양으로하여 가루낸 다음 그것을 꿀로 개어 오동씨 크기만큼의 환을 만들어 매일 식전에 5개씩 복용한다.

효험이 없으면 3알 정도를 더 복용한다. 이렇게 한달을 먹으면 기력이 충만해지고 50일이 지나면 발기불능이 치료된다.

## 비방. 사시복령산(四時茯苓散)
### —불로장생의 명약—

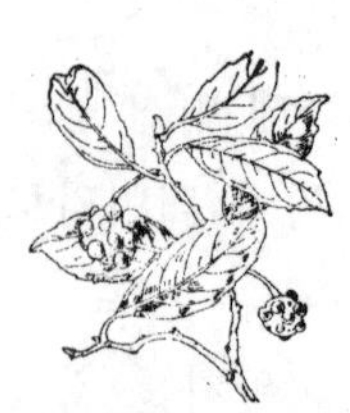

복령이란 소나무 뿌리에 기생하는 버섯이다. 이러한 복령을 이용하여 비방을 만들어 일년 내내 먹을 수 있다. 아주 오래 전에 선인이나 도인들은 이 비방을 이용하여 항상 젊음을 유지해 왔다는 기록이 전한다.

「사시복령산」은 백복령을 비롯하여 백자인·우슬·산약·석종유·토사자·오미자·산수유·건지황·운모분·속단·택사·천웅·육종용·석곡·두중·원지·감국화·석창포·천문동·사상자·석위 등을 같은 분량으로하여 가루로 낸다. 이것을 한 번에 한 숟가락씩을 술로 복용한다. 30일이면 치료되며 1백일 이상이면 더욱 강건해진다.

## 비방. 익다산(益多散)
### —정력이 절륜하고 환골탈태함—

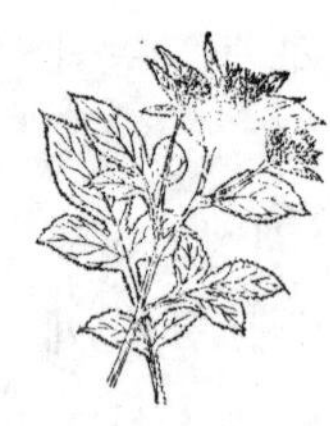

삽주(尤)는 엉거시과에 딸린 숙근초(宿根草)다. 도홍경(陶弘景)은 말하기를 삽주는 11월~12월에 채취한 것이 좋다. 지고(脂膏)가 많고 달다. 그 여린 잎은 가히 먹는다. 향기가 좋고 맛도 좋다. 삽주에는 두 종류가 있다. 백출은 잎이 크고 털이 있으며 째졌다. 또한 뿌리는 달고 기름이 적다. 가히 환이나 산으로 만들어 쓴다. 또한 적출(赤朮)은 잎이 가늘고 째지지 않았다. 뿌리는 작고 쓰며 기름이 많다.

이러한 삽주를 주재료로 하는 「익다산」은 어떤 노인이 청년으로 뒤바뀌는 환골탈태의 비방이다. 후한 때에 한 여인이 관청을 찾아가 자신이 살인하였음을 이실직고하여 세상에 밝혀진 것이다. 여인의 남편은 70이 넘어 기력이 쇠하자 이름 있는 도사를 찾아가 비방을 일어받아 약재를 만들었다. 그런데 약이 완성되기도 전에 남편은 세상을 떠났다. 그로부터 얼마후에 도사가 약을 가져오자 여인은 그것을 집에서 부리는 곱추 하인에게 주었다. 그런데 신기한 것은 곱추인 하인은 이 약을 먹고 허리가 펴지더니 하녀 2명을 상관하여 슬하에 자식을 여럿 두게 되었다. 어느날 여인이 그 하인을 불러들여 상관하였는데 그 정력이 절륜하여 가히 천하무적이었다.

어느날 제정신이 돌아와 여인은 하인을 살해하였다. 그것은 이미 세상을 떠난 남편에 대한 죄책감 때문이었다. 이렇게 되어 세상에 알려진 처방이 「익다산」이다.

백출을 2냥으로하여 생지황 10냥, 계심 한 자(尺), 감초 구운 것 5냥, 건칠 5냥 등이다. 이상을 기루로 만들어 식후에 술로 한숟가락씩 먹는다.


## 비방. 제중비방(濟衆秘方)
### —사내의 힘을 강건하게 함—


이것은 유관법사(流觀法師)가 쓴 처방집이다. 흔히 세상에 알려지기로는 노봉방(露蜂房)이라 하는 데, 그것은 나무 등의 가지에 만들어진 말벌의 집을 빗대어 이름짓는 것이기 때문이다. 이러한 말벌의 집을 채취하여 무거운 물건으로 눌러놓으면 편편해진다. 이렇게 하룻밤을 지낸 뒤에 비단 주머니에 넣어 긴 장대 끝에 매달아 1백일 동안을 그늘에 말린다.

이것을 사용하는 방법은 주머니에서 꺼내어 엽전 여섯 잎 정도를 깨끗한 토기에 넣어 눌린다. 안에 든 것은 까맣게 타들어 가다가 나중엔 하얗게 재만 남는다. 이것을 꺼내 반은 술에 타서 마시고 나머지 반은 음경에 바른 후에 관계를 가진다.

### 비방. 장양단(壯陽丹)
### —양기부족을 다스림—

낙양에 사는 장씨 성을 쓰는 거부가 어느날 도인에게서 일러받은 비전 처방. 본래 이 처방의 출전은 『석실비록(石室秘錄)』으로 밝혀지긴 했으나 본래는 황실의 비전 처방이다.

장씨 성의 부호가 이 처방을 얻게 된 것은 일개 밤손님(도둑) 덕분이었다. 그 밤손님은 어느 날 비전 처방을 장씨 성의 부호에게 가져다 주었다. 이름은 「장양단」이다.

약재는 숙지황(熟地黃) 4냥·파극(巴戟)·파고지(破古紙) 각각 2냥·음양곽(陰陽藿) 1냥·상표초(桑螵蛸)·양기석(陽起石) 각각 5돈중이다. 이 처방은 양기부족증이나 성교불능증을 다스린다. 위의 약제들을 가루로 내어 꿀로 오동씨 크기로 환을 지어 한 번에 30개씩을 복용한다.

### 비방. 독계환(禿鷄丸)

## —오로칠상으로 인한 음위(陰萎)를 다스림—

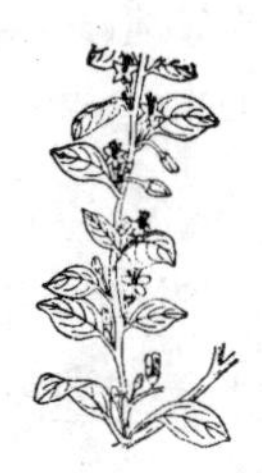당나라 때에 천금공주가 즐겨 애용했던 처방이다. 당시의 태후는 측천무후였다. 천금공주는 길거리에서 약을 파는 풍소보라는 약장사를 자신의 집으로 불러들여 그 효능을 시험해 보고 어머니인 측천무후에게 상납하게 된다. 참으로 이상한 당대의 법도는 어떤 물건이든 일단 그것이 지닌 가치를 시험해 보고 진상하는 것이 순서였기 때문이다. 천금공주는 병이 든 어머니를 위하여 애지중지하던 독계환의 처방을 내놓는다.

"참으로 황감한 말씀이오나 신첩의 생각은 그렇습니다. 태후마마의 병은 음양의 부조화로 인한 것임이 분명합니다. 그러므로 근자에 여식이 구한 묘약을 헌상하여 태후마마의 병증을 다스릴까 합니다."

천금공주가 말한 참으로 신묘하다는 처방은 이런 것이었다. 육종용을 비롯하여 토사자·사상자·오미자·두중·구기자·원지·파극천·연자 등을 각각 2냥중으로하고, 침향·당목향을 각각 5돈중으로 하고 인삼과 지실을 각각 2돈중으로 한다. 이것을 가루내어 꿀로 환을 만들어 한 번에 30개씩을 데운 술로 하루에 세 번 복용한다.

천금공주가 말하는 것처럼, 이 약재는 그 옛날 서왕모나 진나라 때의 서복이 봉래산을 찾아가 구해보려는 선약도 이 약처럼 신묘하지는 못하다고 큰소리를 칠만큼 효험이 대단하다는 단서가 붙어 있다.


비방. 우선단(遇仙丹)

## —선녀를 만나 황홀함을 갖게 되는 비약—

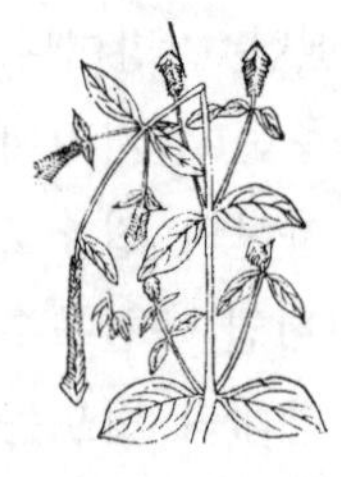

담헌(曇獻)이라는 중은 제(齊)나라 무성제(武成帝) 때에 중국에 들어와 약관의 나이에 상륜사(相輪寺)의 주지가 되었다. 제나라는 다섯 임금이 28년만에 망하였는데 일찍이 어느 역사서에서 볼 수 없을 만큼 참으로 황음무도한 무법천지였다. 어느 때인가 무성제가 변복을 하고 궁밖으로 나아가 지나가던 여인에게 지금의 황제가 어떤 사람이냐고 물었다. 여인은 조금도 망설이지 않고 대꾸했다.

"황제라는 작자는 미친놈이오!"

이렇게 대답한 탓에 여인은 목숨을 잃었다. 그만큼 무법하고 어지러운 천하였다. 이러한 무성제 때에 천하에 둘도 없는 요물이 궁안에 있었는데 바로 호태후(胡太后)였다. 그녀는 상륜사의 주지로 담헌이라는 위인이 왔다는 말을 듣고 그를 궁안으로 끌어들여 온갖 요상한 짓을 자행하였다. 「우선단」은 이 무렵에 등장한다. 약재를 살펴보면 정향·사상자·백복령·감송향·백반·산수유·육종용·자초화 등을 각각 1돈중으로 하고, 세신·사향을 5푼중으로 한다.

이러한 약재들을 곱게 가루로 내어 오동씨 크기로 환을 지어 한 번 관계를 가질 때마다 그것을 여인네의 은밀한 곳에 밀어넣는다. 약단은 자연스럽게 녹게 되는데 이때에 몸안에 상쾌한 느낌을 서로에게 전하게 되어 마치 남자는 선녀와 관계를 하고 있는 것이라는 착각을 불러일으키기에 족하다.

### 비방. 용호단(龍虎丹)

## —남자의 힘을 강하게 하는 비약—

풍소보(馮小寶)는 당나라 때의 인물이다. 그는 길거리에서 약을 팔며 능숙하게 창봉술을 펼쳤다. 그가 천금공주 눈에 들기 전엔 항상 곱추 처녀와 함께 거리에서 약을 팔았는데 여기에는 이유가 있었다. 사람들은 소곤거렸다.

"저 처녀 말일세. 바로 이태사(李太史)의 고명딸이라지 뭔가. 시집을 갔다가 쫓겨왔는데 거리의 약장수인 저 자를 따라 나섰다는 게야. 가문 좋겠다, 재물은 죽을 때까지 써도 남는다는 집안에서 무슨 연유로 약장수를 따라나섰는 지 알 수 없단 말일세. 참으로 모를 일이야."

비교적 이태사의 딸을 아는 늙수구레한 사내가 낮은 어투로 소곤거렸다.

"저 약장수가 워낙 색을 밝힌 탓에 처녀의 허리가 휘어졌다네. 그게 용호단(龍虎丹)이라는 단약이야. 저 처녀는 얼마 전까지만 해도 사지 육신이 멀쩡했거든. 부친과 동문수학한 어느 학사님 아드님에게 시집을 갔는데,혼인한 지 두 달만에 서방님께서 휑하니 저승길로 떠나버렸지 뭔가. 병명은 괴이하게 신허(腎虛)라는 것이야."

다시말해 지나치게 색을 밝혀 명이 끊겼다는 것이다. 결국 아들을 죽였다고 믿은 집안에서는 며느리를 친정으로 되돌려 보냈는데, 친정 부모가 자조지종을 묻자 사연이 해괴했다. 혼인을 하고 서너 달인가 되었을 때에 길거리를 걸어가고 있는데 창봉술을 능숙하게 펼치며 약을 파는 약장수를 만났다는 것이다.

"에헤헤헤, 이 대나무 통안엔 사내의 방사를 돕는 비약이 1백 알이 있습니다. 또한 이쪽에 있는 조그만 통안에는 아녀자에게 도움이 되는 선단(仙丹)이 들어 있습니다. 부부 사이의 금슬을 원만하게 해주는 것으로 한 번 일을 치를 때마다 한 알씩 사용하면 됩니다."

약장수의 말을 듣고 두 종류의 약을 구해온 부부는 그날로 실험해 보았다. 아주 효험이 있었다. 그래서인지 그 다음날에도 사용하였고 또 그 다음날에도 써 보았다. 그런데 하루하루 날이 갈수록 약단의 수효가 늘어났다. 며칠 동안은 한알이면 족하던 것이 일주일이 지나면서 세 알이나 다섯 알이 필요하게 되었다. 이렇게 되자 약의 독성으로 남편은 세상을 떠나게 되었다는 것이다. 그러나 평소 약단을 사용한 습관을 버리지 못하고 약장수를 따라다니며 지나치게 단약긍 사용한 것이 화근이 되어 허리가 굽은 곱추로 변한 것이다. 이러한 용호단(龍虎丹)은 몰약을 비롯하여 백반과 필징가를 각각 등분으로하여 곱게 가루를 낸다. 그것을 꿀로 오동씨 크기만큼의 환을 만들어 방사를 치를 때마다 여인네의 은밀한 곳에 넣어 사용한다. 그러나 반드시 한 알만을 사용해야 한다.

## 비방. 신선기양탕(神仙起陽湯)
### —정력퇴화를 바로잡는다—

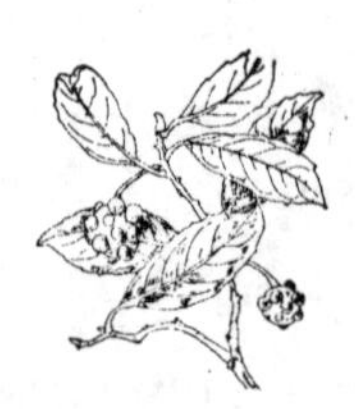

이 약에 대해서는 흥미로운 예화가 전한다. 황실의 곁가지인 어느 옹주 집안에는 밤이 오면 낮은 한숨소리가 어둠 속에 젖어들었다. 그런가 하면 휘영청 달이 떠오를 때에는 아예 울음소리가 새어나온 탓에 종복들은 구구절절 사연을 헤아리기에 바빴다. 이렇게 몇날이 흐른 뒤, 종복들이 내린 결론은 옹주의 남편인 부마도위의 기력이 너무 형편없다는 것이었다. 그런 탓에 밤이면 홀로 한숨 짓거나 소리 죽여 흐느낀다는 것이었다. 그러던 어느날 황실을 출입하는 도인 한 사람이 찾아들었다. 그는 옹주에에 아주 특별한 선물을 내놓았다. 이른바 사내의 힘을 강건하게 하고 정력의 퇴화를 막는다는 「신선기양탕」이라는 비약이었다.

이 약재는 파극천을 비롯하여 백출을 각각 1냥으로 하고 숙지황과 산수유·오미자·육계·원지·인삼·백자인을 각각 1냥으로 한다.

이 약재들을 물로 달여서 5첩만 먹으면 기력이 동하여 시들은 사내의 몸에 생기가 일어나고 그 다음에 5첩을 먹으면 완전히 정력을 회복시킨다. 이 약을 먹고 나서 집안의 종복들은 옹주를 '곡비(哭妃)'라고 소곤거렸다. 본시 중국에는 전문적으로 우는 여인이 있었다. 이름하여 곡비(哭婢)다. 이들은 사람이 죽으면 상갓집이나 장례집에 가서 큰 소리로 울어주고 그 대가를 받는다. 그것이 곡비다. 그런데 옹주는 성행위를 통하여 울음을 터뜨렸으므로 종복들은 곡비라 부른 것이다.

## 비방. 갱생환(更生丸)
### —오로칠상으로 원기가 쇠한 것을 다스림—

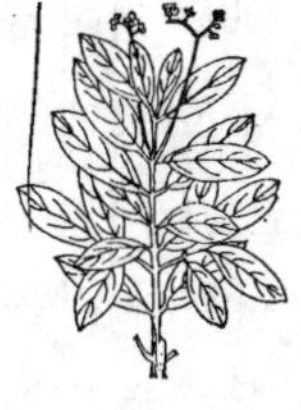

원나라 때에는 '초야권'이라는 것이 있었다. 특히 원순제(元順帝) 때에 서역에서 들어온 양련진가(楊璉眞伽)라는 괴승이 유난히 득세하였는데 그는 샘솟듯 넘치는 정력으로 수많은 부녀자들에게 해악을 끼친 인물이다.

당시의 법에는 처녀가 시집을 가게 되면 라마승들이 머물고 있는 영내로 들어가 하룻밤을 보내게 된다. 이것은 형식적인 것이고, 처녀의 자색이 반반하면 몇날 며칠이고 밖으로 내보내지 않아 혼례가 연기되는 일이 벌어졌다. 그렇다면 초야권이란 무엇인가를 살펴볼 필요가 있다.

라마승들이 머물고 있는 영내에 혼기를 앞둔 처녀들이 어디에 있는 지를 관장이 조사한다. 일단 혼처가 정해지면 처녀로 하여금 들어오게하여 하룻밤을 지내게 하는 데, 이때 관계하여 붉은 피가 묻은 천조각을 결혼등록증과 교부하여 집으로 돌려보냈다. 이러한 천 조각 이름이 원홍(原紅)이다.

영내에 사는 처녀들이 봄이나 가을철 등에 혼례를 치르기에 적당한 시기에는 많은 처녀들이 찾아들기 마련이다. 그러므로 어떤 때에는 생각보다 많은 처녀들을 만나야 하기 때문에 사내의 힘이 강해야 하는 것은 어쩔 수 없었다. 그러므로 대개의 라마승들은 갱생환(更生丸)이라는 환약을 만들어 복용했다.

이 단약의 효능을 살펴보면, 무엇보다 남자들의 오로칠상(五勞七傷)을 다스리는 데 효험이 크다는 것이다. 증세를 살펴보면 다음과 같다.

첫째는 음한(陰汗)이다. 이것은 음부에 땀기가 흐르는 것을 가리킨다. 둘째는 음쇠(陰衰)다. 발기력이 부족하여 자꾸만 음경이 위축되는 것을 말한다. 셋째는 정청(精淸)이다. 자꾸만 정액이 묽어지는 것을 말한다. 넷째는 정소(精少)다. 자꾸만 정액이 적어지는 것을 가리킨다. 다섯째는 음하습(陰下濕)이다. 음낭 아래에서 습기가 차고 냄새가 나는 것을 뜻한다. 여섯째가 소변삽(小便澁)이다. 소변이 자주 마렵고, 또한 소변을 보았는데도 시원치 않은 것을 가리킨다. 일곱째가 음위(陰萎)다. 이른바 성교불능증이다.

특히 라마승들이 몸을 많이 쓰는 봄에는 사계절 어느 때나 신험한 효과를 기대할 수 있는 '사시의 신약'인 백복령(白茯苓)을 근간으로 갱생환을 처방하여 복용하였다.

백복령·석창포·산수유·천화분·토사자·우슬·적석지·건지황(2배)·세신·방풍·산약·속단·사상자·백자인·파극천·천웅·석곡·두중·육종용 등의 약재들을 가루로 낸 뒤에 오동씨 크기 정도로 환약을 만든다. 한 번에 3개씩 하루에 3번 복용한다.

## 비방. 신기환(腎氣丸)
### —남자의 오로칠상을 다스림—

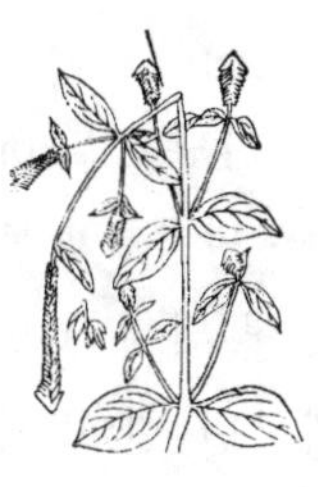

『녹험방』이라는 책에 의하면 양련진가는 다른 사람과는 달리 은밀하게 만들어 먹는 약단이 더 있었다는 것이다. 그것이 사내의 힘을 더욱 굳건하게 만들어 준다는 신기환(腎氣丸)이라는 것이었다. 양련진가가 어느날 측근으로부터 묘한 말을 듣게 되었다. 아주 오래 전에 음탕하기 이를 데없는 호태후(胡太后)가 세상을 떠나자 서둘러 묻어버렸는데, 그녀의 음행을 모르는 세상 사람들은 태후의 능이다보니 무덤 안에 값비싼 물건이 많이 있을 것으로 추측했다. 측근이 말했다.

"이곳에서 십여리를 가면 호태후의 무덤이 있답니다. 무덤은 당대의 명풍수가 좋은 땅을 골라 썼다 했으므로 천하에 둘도 없는 명당으로 알려졌습니다. 사실 그런 것은 중요하지 않습죠. 무덤 안에는 값비싼 보물들이 많이 있다는 풍문입니다."

양련진가는 그곳으로 자신을 안내해 달라고 했다. 은밀히 길을 떠나 무덤에 이르자 익숙하게 파들어갔다. 이거은 여우가 굴을 파듯 측면에서 파들어간 것이다.

이윽고 좁은 통로가 나타나자 서둘로 안으로 들어가 관뚜껑을 열었다. 그런데 호태후가 세상을 떠난 지 7백년이 지났는데 살아 있는 사람처럼 어느 한곳도 상한 곳이 없었다. 양련진가는 엉뚱한 욕심이 생겨 시체를 껴안고 나뒹굴었다. 그런데 갑자기 시체가 '아!' 하는 탄성을 몰아쉰 것이다.

"이것은 요물이다! 내 언젠가 그런 책을 읽은 적이 있지.이승에 한이 많으면 시체가 썩질 않는다 했지. 그 시체는 사내의 정액을 받으면 살아난다는데 정말인 모양이야."

양련진가는 가져간 곡갱이러 시체를 박살내 버렸다. 그러나 양려진가는 시독(屍毒)이 몸에 올라 얼마후 죽고 말았다. 이러한 양련진가가 은밀하게 애용한 것이 「신기환」이었다.

약재를 살펴보면 육종용을 비롯하여 산수유를 각각 1냥으로 하고,   건지황·원지·사상자·두중·산약·오미자·방풍·백복령·우슬·토사자 등이다. 이러한 약재들을 가루로 낸 뒤에 꿀로 오동씨 크기 만큼의 환을 만들어 낮에 2번, 저녁에 1번 한 번에 20알씩을 복용한다.

남자가 잠자리에 들었을 때에 헛배가 부르고 답답하거나 식욕이 없으며 무언가 가슴에 걸려 있는 듯한 느낌이 강할 때에 복용한다. 이 환약은 마음을 편하게 해주며 오장을 강건하게 해준다. 정력을 강화시킬 것은 너무나 당연하다.


비방. 목밀녀(木蜜女)
—사내의 정력을 강화시킨다—

이 처방은 황실 뿐만이 아니라 사대부 집안에서 널리 쓰였던 것으로, 특히 후손이 귀한 집안에서는 아예 어린 처녀들을 구해 와 뒷방에 머물고 한 후 '목밀녀(木蜜女)'로 애용했다. 즉, 사내를 모른 몸으로 이제 곧 초조(初潮;첫번째 경도)가 시작되는 처녀의 은밀한 곳에 잘 익은 대추를 숨겨놓는다.

물론 소변을 볼 때에도 결코 빼놓아서는 안된다. 이렇게 하면 소변이 통과할 때마다 처녀의 음기가 배어들어, 그 대추를 사내가 먹으면 기력이 백배한다는 믿음 때문이다. 보기에 따라서는 무척 황당하고 허망하기 짝이 없는 이 수법은 그 근원을 찾아 올라가면 서왕모라는 여신선이 서주 목왕이 기력이 떨어지자 손수 몸안에 목밀을 집어넣었다가 그것을 먹게하여 기력을 회복시켰다고 전하는 처방이다.

이러한 연유로 중국의 고전이나 황실의 서적에는 잊지않고 처방법이 등장한다.

## 비방. 원지환(遠志丸)
### —칠상으로 인한 발기불능을 다스림—

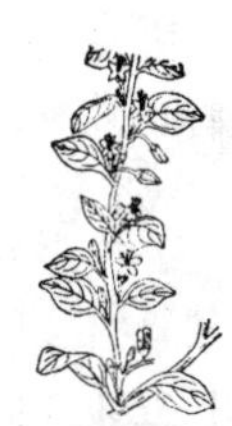

원나라 순제 때에는 민간과는 별도로 궁안에 라마승들이 많았다. 그들은 무시로 궁안을 드나들며 부녀자를 농락하는 폐해를 저질렀다. 어느날 평장사 조세연(趙世延)의 집에 연회가 열렸는데 원순제는 마음에 드는 여인을 궁으로 데려가기 위해 호시탐탐 기회를 노리는 중이었다. 그러나 막상 마음에 드는 여인이 없자 연회를 집어치우고 궁으로 돌아왔다. 이때 궁안에 들어온 라마승 '하마'가 은밀하게 지껄였다.

"폐하께서 금상의 높은 자리에 있다고는 하나 이것은 한때의 영화에 불과합니다. 옛기록에 의하면 황제(黃帝) 헌원(軒轅)은 1만3천이나 되는 여인들을 거느리고 골고루 사랑을 퍼부었으며, 팽조는 방중술을 터득하여 1천년이나 살았다고 하옵니다. 만일 폐하께서 그와 같은 재주를 익히신다면 날마다 즐거움을 누리실 뿐만 아니라 하늘에 오르시어 영원히 죽지 않은 법을 깨우치실 것입니다."

이 방면에 일가견이 있는 원순제가 코웃음쳤다. 어색(漁色)이라면 남달리 일가견이 있는 자부심 때문이었다.

"지금 경은 뭔가 잘못 생각하고 있어요. 그동안 짐은 환희불을 집중적으로 연구하여 방사의 틀을 삼고 있지 않은가. 여느 사내라 한들 짐보다 능한 기술이 있겠는가."

"지금까지 폐하께서 익히신 기술은 한결같이 남자만이 즐거움을 누리는 기술입니다. 그러나 소신이 말씀 드릴 수 있는 기술은 방사를 통하여 남녀가 함께 즐거움을 누릴 수 있습니다. 남자만 느낄 수 있는 즐거움은 절름발이라고 할 수 있습니다."

"그렇다면 경은 그 방법을 말하라."

"폐하, 남녀가 함께 즐거움을 누리는 비결은 장중(藏中)에 깊이 감춰 둔 야광주의 빛과 같습니다. 이러한 빛은 너무 깊숙히 있으므로 어느 누구도 쉽게 구경할 수가 없습니다. 오로지 폐하 한 사람을 위하여 이 법을 말씀 드리겠습니다."

하마는 곧 가린진이라는 라마승을 불러들였다. 그는 자신이 익힌 쌍수법(雙修法)이라는 것을 설명했다. 이 법이 중국의 고대 비전인『소녀경』에 나오는 구법(九法)이라는 것으로, 쌍수법에서는 이것을 구세(九勢)로 표현했다. 이 수법을 사용할 때엔 민간의 처녀들을 잡아들여 채보추첨(採補抽添)이라는 놀이로 이용하였는데, 이것은 남자의 부족한 정기를 여인에게서 채취하여 장수를 누린다는 라마교의 행법이었다. 이러한 행법과 병행하여 복용하는 것이 「원지환」이다.

속단을 10냥, 산약을 5냥, 원지 5냥, 사상자 5냥, 육종용 7냥이다. 이러한 다섯 가지 약재를 가루로 내어 참새알로 반죽하여 녹두 크기로 환을 만들어 아침에 5개를 먹고 하루에 2번 복용한다. 라마교에서 은밀히 꺼내놓은 것처럼, 1백일이면 1치가 길어나고 2백일이며 2치가 길어난다. 남자의 칠상(七傷)을 치료한다.

## 비방. 녹각산(鹿角散)
### —오로칠상으로 인한 발기불능을 다스림—

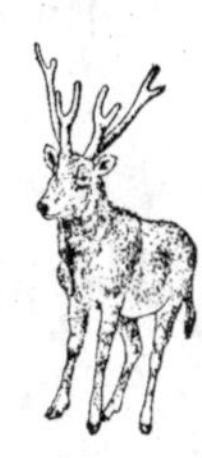

학자는 글을 쓴다. 그런가하면 학자가 기거하는 정자의 이름이 그럴듯하면 그곳에는 시인 묵객이 모여든다. 아름다운 호수나 용이 깃들인 곳이면 신령하게 생각할 것은 너무 당연하다. 이와 마찬가지로 어떤 도관(道觀)이라는 것도 그곳에서 도를 닦는 도인의 술법이 영험하다면 시주를 강요하지 않더라도 많은 시주금이 들어오기 마련이다.

보련관(寶蓮觀)이라는 도관은 세상에 알려지기 10여년 전에는 그저 황량곳에 세워진 낡은 도관에 불과했다. 이러한 도관이 위용을 갖추려면 아무래도 돈이 있어야 했는데 도관을 중수하는 비용이 만만치 않은 탓에 그곳을 찾는 참배객들은 아무래도 부담이 될 수밖에 없었다. 그런데도 이 도관이 세상에 이름을 날리며 우뚝 선 것은 바로 사내들의 기력을 회복시키고 아이가 없는 여인에게 수태가 된다는 「녹각산」 처방 때문이었다.

이곳에는 수태신선당(受胎神仙堂)이 있는데 대략 서른 개의 작은 방으로 나뉘어 있다. 방마다 수태를 점지해 준다는 역대 선인들의 소상이 놓여 있고, 누구든 외부에서 출입하지 못하도록 밖에서 문을 잠갔다. 이곳에서 며칠 동안 머물고 나온 여인들은 한결같이 이런 말을 한다는 것이었다.

"내가 그곳에서 얼핏 잠이 들었는데 꿈에 신선이 찾아와 나의 가슴으로 뛰어들잖아. 그런가하면 어린아이의 모습으로 찾아와 내 젖을 빨았거든."

물론 나중에는 사음(邪淫)한 장소로 밝혀지긴 했으나 당시에는 이러한 효험이 모두 「녹각산」의 처방 때문으로 알려졌다. 약재는 녹각과 백자인·토사자·사상자·차전자·원지·오미자·육종용을 각각 5냥으로하여 가루로 낸 후에 그것을 꿀로 버무려 오동씨 크기 정도로 먹는다. 또는 가루약으로 먹을 때는 반숟가락씩을 하루에 3번 내복한다.

## 비방. 단계방(丹溪方)
### —허한 기력으로 생겨난 몽설(夢泄)을 다스림—

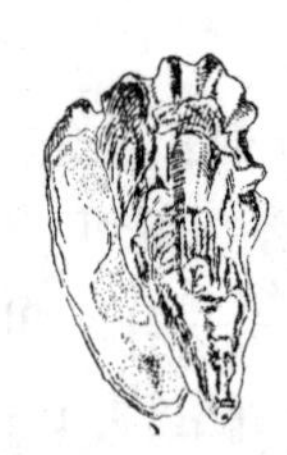

굴조개(牡蠣)는 한결같이 돌에 붙어 산다. 마치 방에 붙은 모습과 흡사하다. 그 방과 같은 모습이 여방(蠣房)이다. 진안(晉安) 사람들은 부르기를 '호보(蠔莆)'라 한다. 처음에 나는 것은 주먹돌만 하고 점점 길어지면 1자에서 2자에 이른다. 이러한 모려는 병후의 피로 등으로 식은땀이 나는 사람들은 계속적으로 이삼일 동안 먹으면 대개 낫는다. 특히 황달에 걸렸을 때에는 껍데기를 삶은 즙으로 목욕을 하면 낫는다. 왕호고(王好古)

는 말한다. <굴조개(모려)는 족소음(足少陰)에 들어간다. 연견제
(軟堅劑)로 하는 데 시호를 쓰면 빨아내는 데 능히 협하의 굳은
살을 없애버린다. 지황을 만들어 쓰면 능히 정(精)을 늘리고 좋지
못한 짓을 없앤다.>

「단계방」은 몽설(夢泄)을 다스린다. 굴조개 가루를 초와 풀로
환을 만들어 30알씩을 미음으로 먹는다.


## 비방. 곽색우슬환(郭索牛膝丸)
### ─황달을 다스림─

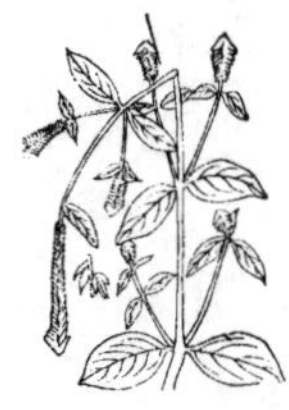

게(蟹)는 산후의 위경련과 혈이 나오지 않은 데 술
을 서서 먹는다. 근골이 상한 데에는 생게를 짓찧
어서 볶은 다음에 덮는다. 그런가하면 큰 게는 열
기를 푼다. 또 소아의 뱃속이 더부룩한 병에는 삶
아서 먹인다. 이시진은 말한다.

<모든 게는 성이 냉하다. 또한 심한 독도 없다. 소금에 절인 것
이 가장 좋다. 신선한 게를 생강과 초를 써서 버무려 순주(醇酒)
로써 많이 먹으면 위장을 상하게 하고 복통과 토리(吐唎)를 한
다.>

「곽색우슬환」은 황달을 다스린다. 게를 적당히 태워서 분말로
만든다. 그것을 술과 풀로 환을 만들어 오동씨 크기 만큼의 환을
만들어 한 번에 50알씩을 먹는다. 하루에 두 번 먹는다.


## 비방. 신수분(神守粉)
### ─토혈이 그치지 않을 때─

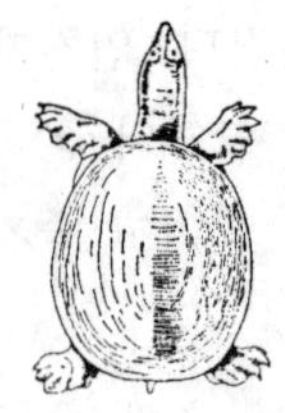

자라는 갑충(甲蟲)이다. 물에 살고 육지에서도 산다. 거북이와 같은 종류다. 귀가 없고 눈으로 듣는다. 모두 암컷이며 수놈은 없다. 이 녀석들은 뱀을 비롯하여 거북이와 짝이 된다는 것이다. 식용적인 면에서 자라를 살펴보면 다음과 같다.

<자라의 살은 질이 좋은 단백질이다. 맛이 좋아서 보신제로 애용하는데 몸이 허약한 사람의 회복 음식으로 가장 좋다. 자라는 5~6년이 지나면 물에서 나와 물의 모래사장에 알을 낳는다. 크기는 2센티 가량으로 맛이 무척 좋다.

「신수분」은 토혈이 그치지 않을 때에 내리는 처방이다. 별갑을 비롯하여 조개껍데기 가루를 각 1냥으로 하여 함께 불에 누르도록 볶는다. 숙지황 1냥을 말려 분말로하여 섞은 다음 한 번에 2돈씩 식후에 복용한다.

## 비방. 신고산(神殺散)
### —허랭으로 인해 방사가 어려울 때—

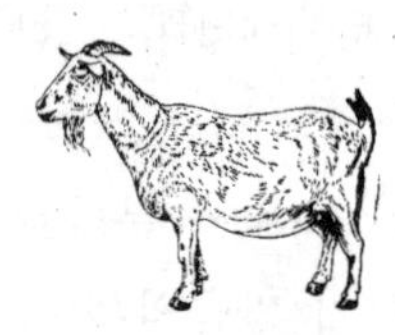

염소는 소과에 딸린 반추하는 가축 동물이다. 도홍경은 이렇게 말했다.

<양에는 서너 종이 있다. 약에 들어가는 것은 청색인 고양(羖羊;검은 암양)이 뛰어나다. 그 다음에 오양(烏羊)이다. 오랑캐양과 뿔없는 양은 가히 먹는데 그친다. 약에는 미치지 못하기 때문이다.>

옛서적에 의하면 양이 가축이 된 것은 지금으로부터 3천5백년 전의 이란의 유목민족에 의해서라고 밝혔다. 그런가하면 다른 기록에는 기원전 3천년 경에 이미 메소포타미아 인들은 양을 시육

했던 것으로 알려져 있다. 양이나 염소의 교미는 다른 동물과는 달리 극히 짧은 순간에 이루어진다. 그런가하면 자주 반복하는 특성이 있다.『일화본초(日華本草)』에 의하면, '염소고기는 위를 열어주고 튼튼해지며 힘이 난다. 염소의 대가리와 족은 뇌혈·두현을 다스린다. 염소기름은 얼굴에 검은 점을 없앤다. 염소젖은 대장을 이롭게 한다. 소아의 경간을 다스린다'고 하였다.

「신고산」은 허랭으로 인하여 방사가 불가능한 것을 다스린다. 염소 콩팥 1개를 삶아서 식힌다. 그것을 썰어 쌀가루 6냥으로 버무리고 우유가루로 볶아 공복에 먹는다.

## 비방. 오골계산(烏骨鷄散)
### ─보음보양과 풍병에 특효─

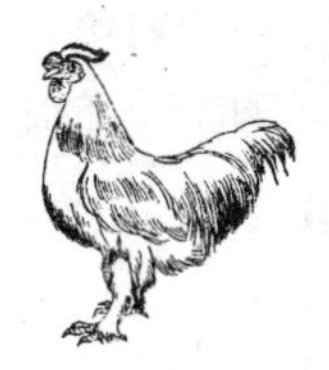

오골계는 닭의 일종으로 뼈가 가마귀 빛깔이며 대개 피부도 검고 체질도 허약하다. 이러한 오골계의 특징은 첫째, 볏(鷄冠)이 딸기 모양으로 같으며 이지러지고 불규칙하게 생겼다. 둘째 눈알 전체가 까맣다. 셋째, 피부의 살과 뼈가 검은 색이다. 넷째, 털색은 백색과 흑색·혹은 반색(斑色)이며 발목 위에까지 털이 덮여 있다. 다섯째, 상투를 튼 것 같은 관모와 머리와 눈 언저리·뺨 등이 검정색이다. 여섯째, 혈액의 빛깔은 암흑색이다. 일곱째, 혀가 검정색이다. 바로 이런 조건이 충족된 오골계여야만 약효가 뛰어나다.

역사적으로 보면 오골계는 오래 전부터 궁중에서 보약으로 사용하기 위해 사육해왔다. 민간에서도 사대부 집안에서 사육하였으며, 특히 민간에서는 이 약의 효용에 대해 아는 바가 없었다.

다시 말해 황실과 사대부 집안을 제외하고는 오골계가 약닭으로 사용하는 이유를 몰랐다는 것이다.

「오골계산」은 보음보양과 산후의 풍병을 다스린다. 재료는 오골계를 큰 것으로 1마리, 인삼 1냥, 당귀와 천궁 3돈, 율무쌀 1홉, 부자 구운 것 2돈 등이다. 먼저 오골계의 피를 목에서 빼내어 한 잔 마신다.

다음으로 물 4~5되에 오골계와 함께 재료로 넣고 연한 불로 천천이 끓인다. 율무쌀은 단단하므로 하루 쯤 물에 담가 놓았다가 사용한다. 이것을 2~3일간에 먹는다.

## 비방. 역마신작환(驛馬神雀丸)
### —하체가 허한 것을 다스림—

참새는 그 고기를 오얏과 함께 먹으면 좋지 않다. 그런가하면 모든 간(肝)과 먹는 것은 각각 다르다. 임신한 여성이 참새고기와 술을 함께 마시면 태어나는 아이가 음란해진다. 또한 참새고기와 콩장을 먹으면 아이의 얼굴에 주근깨가 생긴다.

『일화본초(日華本草)』에 의하면 '참새고기는 양기를 장하게 하고 기를 늘린다. 허리와 무릎을 따뜻하게 하고 소변을 고르게 한다'고 하였다.

『명의별록』에 의하면, 참새알은 기미가 시고 온하며 독이 없기를 강하게 한다. 5월에 취하는데 기를 내리고 남자의 음경불기(陰莖不起)를 강하게 한다. 열이 많아지며 정액이 많아진다.

「역마신작환」은 하체가 허약한 것을 다스린다. 사상자와 함께 볶아 고약처럼 만든 후 환을 만들어 먹는다.

## 비방. 인삼대조방(人蔘大棗方)
### —허로칠상(虛勞七傷)을 다스림—

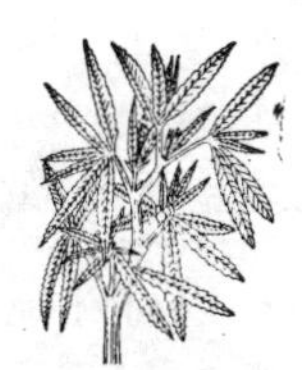

인삼은 오갈피과에 속하는 다년생풀이다. 인삼이 문헌에 기록된 것은 기원전 2백년 중국의 진(秦)나라 시대로 알려져 있다. 후한의 헌제 때에 장중경이 쓴 『상한론』이라는 책에 기록되어 있는데, 도홍경의 『명의별록』에는 백제의 무령왕 때에 양무제에게 인삼을 보냈다는 기록이 있다. 그런가하면『원소진주낭(元素珍珠囊)』이라는 옛서적에는 다음과 같이 쓰여 있다.

<인삼은 폐와 위의 양기 부족과 폐기허촉(肺氣虛促)·단기(短氣)·소기(小氣) 등을 다스린다. 내장을 보하고 속을 완만하게 하며 오장에 스며든 화사(火邪)를 다스린다.>

인삼은 비위가 허약하고 전연 식욕을 늬지 못할 때에도 처방한다. 즉, 생강 반근을 짓찧어서 즙을 낸 후에, 인삼가루를 4냥·꿀 10냥을 은그릇에 넣어 달인다. 그것을 고약같이 만들어 한 번에 한숟가락씩 미음에 타서 먹는다. 허로칠상을 다스리는「인삼대조탕」은 인삼 1냥에 대추 5개를 두 공기의 물을 넣고 달인다. 그것이 1공기로 졸아들면 마신다.

## 비방. 구자환(韭子丸)
### —신허(腎虛)로 인한 몽설을 다스림—

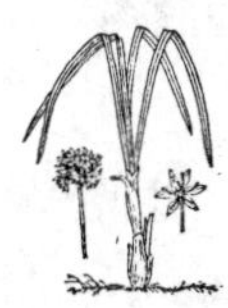

부추는 나름대로의 매운 맛이 있다. 흔히 말하기를 그것이 부추의 특수성이다. 그것을 삶아 먹어도 대변에는 타는 듯한 흔적이 나타난다. 고방에서는 다음과 같이 설명한다.

　<부추의 뿌리가 분토(糞土)에서 나지 않은 것은 가장 사람에게 이로움이 없다. 일찍이 공자께서 말씀하시기를 '때가 아니면 먹지 않아야할 것이 부추다'라고 하였다.>

　그런가하면 이시진은 이렇게 말한다.

　<부추의 잎은 열하고 뿌리는 온하다. 그 효과는 서로 같다. 생 것은 맵고 혈을 흩어버리며 익으면 달고 속을 보한다. 다리의 족음경(足陰經)에 들어간다. 그러므로 간에 좋은 채소이다. 그러나 심장병에도 마땅히 먹는다.>

　「구자환」은 부추씨 여러 되를 초에 삶아 볶는다. 이것을 가루로 내어 꿀물로 오동씨 크기로 환을 만들어 한 번에 30알씩을 데운 술로 먹는다.


## 비방. 연화복령산(蓮花茯苓散)
### —기가 허하여 유정이 되는 증세를 다스림—

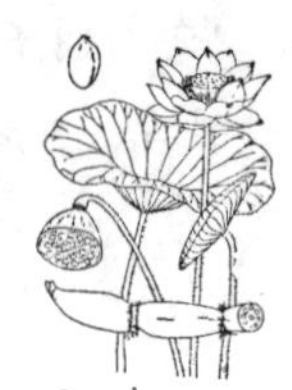

연은 높은 온도와 수분을 좋아한다. 적당한 온도는 25도에서 30도다. 『집설』에는 이렇게 설명하고 있다. 연씨를 심는 것은 더디 나고 연싹을 심는 것은 가장 쉽게 자란다. 그 싹은 진흙속에서 자라 뿌리를 이루는 데 한 발(丈)이 넘는다. 5~6월의 어린 때에 물에 잠긴 것을 취하여 소채로 먹는다. 그러므로 세상에서는 이것을 우사채(藕絲菜)라 부른다. 마디는 두 줄기에서 나는데 그 하나가 우하가 되며, 그 잎이 물 위에 닿는다.

　이러한 연의 약용적인 면을 살펴보면 실제적으로 거의 전부라 할 수 있다. 생연뿌리는 즙을 내어 마시는데 폐결핵을 비롯하여 객혈을 하는 등에 효험이 크다. 그래서인지 『신농본초』에도 이런 설명이 붙어 있다.

<연실은 신(神;맥)을 기른다. 기력을 늘리고 모든 병을 제거한다. 오래 먹으면 몸이 가벼워지고 늙음을 견딘다. 또한 주림을 멀리하고 장수를 보장한다.>

고방의 종합적인 처방을 이용하여 황실의 궁인들이 애용하는 면면을 살펴보면 다음과 같다.

첫째, 악성 신장염에는 연절(蓮節) 2돈과 쑥 2돈을 달여 복용한다.

둘째, 객혈을 비롯하여 모든 기침에는 연절을 썰어 복용한다.

셋째, 종기에 연잎을 태워 밥에 버무려 붙인다.

넷째, 야뇨증에는 연잎 1돈, 감초 2돈을 하루 양으로하여 달여 마신다.

다섯째, 대하증과 통경에 연잎을 달여 마신다.

여섯째, 재채기에는 연씨를 태워 물에 타서 먹는다.

일곱째, 모든 치질에 연잎과 무화과 잎을 같은 양으로하여 달여 마신다.

「연화복령산」은 기가 허하여 유정(遺精)이 되는 증세를 다스린다. 연실을 비롯하여 백복령을 등분하여 가루로 낸 후에 한 번에 2돈씩을 백탕으로 먹는다.


## 비방. 해상방(海上方)
### ―신허로 인한 요통을 다스림―


두중(杜仲)은 중국이 원산으로 높이는 20미터쯤 자란다. 『명의별록』에는 사중(思仲)으로도 적혀 있다. 두중은 차나 음식으로도 많이 먹는다. 특히 궁안에서는 차잎을 끓여 음복하는데 백 가지 병을 다스리는 효험이 있는 것으로 알려져 있다. 고방에서는 다음과 같은 특징을 열거하고 있다.

<두중의 껍데기는 다리의 산통으로 땅을 밟을 수 없는 것을 다스린다. 또한 두중의 껍데기는 신장의 허로와 허리의 등이 굽은 것을 다스린다.>

이러한 두중을 이용하여 만든 처방으로「해상방」이 있다. 능히 신허로 인한 요통을 다스리는데, 두중의 껍데기를 누르게 볶아 1근을 10등분한다. 이것을 매일밤 1봉지씩을 물 한 되로 졸여 즙을 취하고 양콩팥(羊腎) 3~4개를 썰어넣고 다시 펄펄 끓인다. 그것을 소금을 쳐서 공복에 먹는다.

## 비방. 주후방(肘後方)
### —남자 음종과 여자의 음창을 다스림—

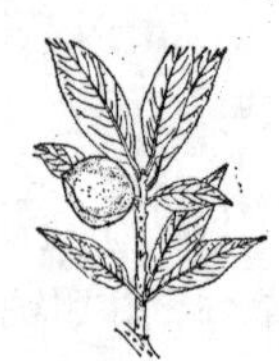

복숭아는 복숭아 나무의 열매로 그 씨는 도인(桃仁)이다.『명의별록』에서 도홍경은 이렇게 말한다. '도인은 기침과 천식을 그치게 하고 굳은 것을 사라져버리게 하며 나쁜 피를 없앤다. 월경을 통하게 하고 가슴이 답답한 증세를 사로잡는다'고 하였다.『본초강목』에는 이렇게 기술되어 있다.『본초비요』에는 이렇게 쓰여 있다.

<도인은 혈분(血分)의 약이다. 쓴 것은 혈체를 내리고 단 것은 맑은 피를 생하게 한다.>

이시진은 말한다.

<복숭아 꽃은 성이 설(泄)하여 아래로 내린다. 대장에 이로우

며 심히 쾌(快)하다. 기가 실한 사람의 병에 쓰는 것은 물을 마시고 종만적체(腫滿積滯), 대소변이 폐색(閉塞)한 것을 다스린다. 즉, 효험은 있으나 해로움은 없다. 만약 오래 먹으면 사람의 음혈을 소모하고 원기를 손(損)한다.>

「주후방」은 남자의 음종과 여자의 음창을 다스린다. 도인을 볶아 분말로 만들어 술로 한 숟가락씩 1일 2번 복용하고 짓찧어서 환부에 붙인다. 그런가하면 여인의 음창에는 도인을 짓찧어 그것을 솜으로 싸서 질 안에 넣는다.

### 비방. 백병비방(百病秘方)
#### —위가 냉하여 회임을 못할 때—

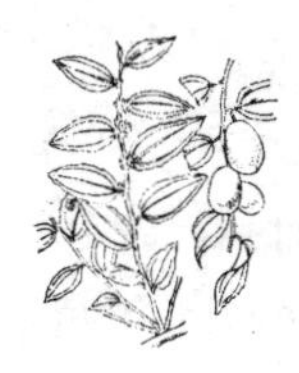

대추는 궁안 뿐만이 아니라 민간에서도 좋은 약재로 사용되고 있음을 볼 수 있다. 한방에서는 대추의 성질이 온(溫)하므로 일르 완화의 목적으로 모든 약에 배합하여 사용한다.『신농본초경』에 이르기를, '대추는 심복이 사기를 다스린다. 속을 평하게 하고 비기(脾氣)를 기르며 위기(胃氣)를 통한다. 잎은 능히 땀을 내게 한다'고 했다. 또한『명의별록』에도, '대추는 속을 보하고 기를 늘린다. 지(志;精)를 굳게 하고 힘을 강하게 한다. 잡다한 번민을 없애고 속이 막힌 것을 다스린다'는 것이다.

『신선전』에는 대추를 방약으로 사용하고 있음도 설명하고 있다. 껍질은 이롭고 속살은 허를 보한다는 설명도 붙여 놓았다. 이러한 대추를 이용한 「백병비방」은 위가 냉하여 회임하지 못하는 것을 다스린다. 대추 1근을 씨를 빼고 정향(丁香) 10알과 함께 물에 푹 삶는다. 다음에 정향은 건져내고 대추와 즙을 함께 공복에 먹는다. 이렇게 하루에 2번 일주일을 복용한다.


## 비방. 수신산(嗽神散)
### —음경이 발기하지 못함을 다스림—

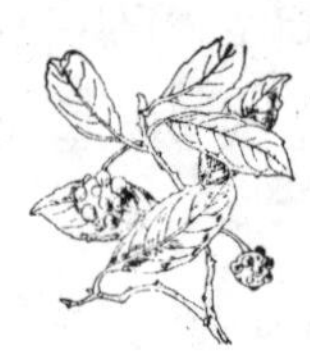

「수신산」은 오미자를 주재료로 처방한다. 『약성본초』에 의하면 오미자는 속을 다스리고 기를 내린다. 구역을 그치게 하며 허로(虛勞)를 보하는데 사람으로 하여금 몸을 윤택하게 한다. 이러한 오미자에는 특이한 방향과 신맛이 있다. 그러나 잘 익은 열매는 맛이 좋으므로 오미자를 이용하여 술을 만들거나 화채를 짓거나 국을 끓이기도 한다. 약용적인 면에서 살펴보더라도 그 효험은 크다. 『본초비요』에는 오미자가 폐기와 신수(神水;정액)를 자양한다고 쓰여 있다. 기를 늘리며 능히 분비물을 생하는데, 허를 보하고 눈을 밝게 한다고 덧붙인다. 「수신산」은 음경이 발기하지 못하는 양사불기(陽事不起)에 내리는 처방이다. 오미자를 가루로 만들어 술로 한 숟가락씩을 먹는다. 하루에 3번 복용하는 데 1백일을 먹으면 능히 효험을 볼 수 있다.


## 비방. 안두환(上頭丸)
### —성욕의 과로 인한 유정을 다스림—

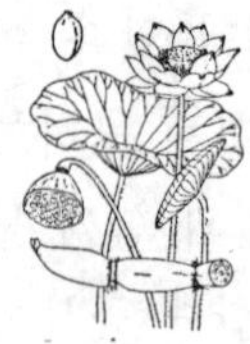

수련과(睡蓮科)에 딸린 1년생 풀인 가시연(芡實)은 못이나 늪에 자생한다. 이것을 8월에 채취하여 사용한다. 이시진은 말한다.
<가시연 줄기는 3월에 나고 잎은 물에 퍼진다. 크

기는 연잎만 하고 주름 무늬가 있다. 잎 앞면은 푸르고 뒷면은 붉다. 줄기의 잎은 가시가 있다. 그 줄기 길이는 한발 남짓하다. 속에는 구멍이 있고 실같은 것이 있다. 여린 잎은 껍질을 벗겨 가히 먹는다. 5~6월에 붉은꽃이 나오고 꽃은 해를 향하여 핀다. 이러한 가시연은 한방에서는 진통・강장약으로 사용하는데 일반적으로 가루를 내어 만들어 먹는 것이 효험이 있다.>

『신농본초경』에는 가시연에 대해 이렇게 풀어놓는다.

<가시연은 습비・허리・척추・무릎통을 다스린다. 속을 보하고 폭질(暴疾)을 없앤다. 정기를 이익하고 정력을 강하게 한다. 그러므로 귀와 눈이 총명하다.>

이러한 가시연을 이용한 처방이 「안두환」으로 성욕의 과로로 인한 유정(遺精) 증세를 다스린다. 재료는 가시연을 비롯하여 백복령・연육을 각 2냥으로 하고 대추 10개를 준비한다. 「안두환」을 만드는 방법은, 먼저 가시연과 백복령・연육 등을 가루로 만든다. 다음으론 대추를 쪄서 가루와 함께 환을 오동씨 크기로 만든다. 이것을 한 번에 30알씩을 공복에 소금탕으로 복용한다.


## 비방. 천정주(天精酒)
### ―오로칠상으로 인한 신허를 다스림―

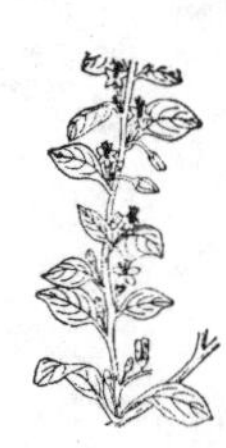

천정이란 구기자를 가리킨다. 그만큼 남녀의 정기를 다스리는 데에 이로움을 준다는 뜻이다. 구기자나무의 특징은 한 해에 잎도 두 번 돋고 꽃도 두 번 피며 열매도 두 번 열린다는 것이다.

오래전부터 한방에서는 잎과 근피를 강장제・폐・신장의 허열을 없애는 데 응용하였다. 하루에 용량 16

그램 가량을 달여 마신다. 열매는 옛날부터 유명한 강장·강정제로 전해오고 있다. 이러한 이러한 구기주는 민간에서도 즐겨 애용하는 데, 특히 천정부라고 했을 때는 특별한 비법으로 사용하였음을 나타낸다.「천정주」는 신허의 요통을 다스리는 데 탁월하다. 구기뿌리와 두중·비해(萆薢)를 각각 1근으로하여 술 3말에 담가 독에 넣고 밀봉한다. 하루 분량씩을 달여 마신다.

# 천 금 방 (千金方)

2026년 01월 20일 재판인쇄
2026년 01월 30일 재판발행

**지은이**｜양 상 선 · 손 사 막
**엮 해**｜여 설 하
**펴낸이**｜최 원 준

**펴낸곳**｜태 을 출 판 사
서울특별시 중구 다산로 38길 59(동아빌딩내)
**등 록**｜1973. 1. 10(제1-10호)



■ **주문 및 연락처**
우편번호 ０４５８４
서울특별시 중구 다산로 38길 59(동아빌딩내)
전화 : (02)2237-5577  팩스 : (02)2233-6166

ISBN 978-89-493-0714-5     13510